Lage- und Richtungsbezeichnungen

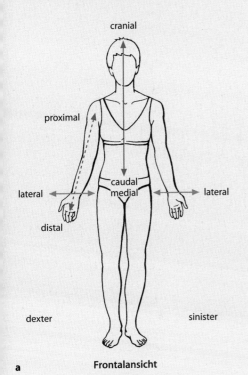

a Frontalansicht

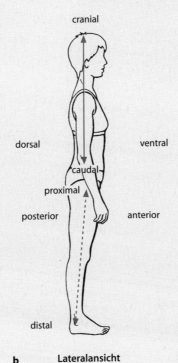

b Lateralansicht

Lage- und Richtungsbezeichnungen
am menschlichen Körper. **a** Frontalansicht, **b** Lateralansicht

anterior	vorne, nach vorn zu
kaudal	fußwärts
kranial	kopfwärts
dexter	rechts (vom Patienten aus)
distal	von der Rumpfmitte entfernt
dorsal	rückenwärts
externus	außen, äußerer
inferior	unten, nach unten zu
internus	innen, innerer
lateral	zur Seite hin
medial	zur Mitte hin
palmar	hohlhandwärts
peripher	am Rand des Körpers
plantar	fußsohlenwärts
posterior	hinten, nach hinten zu
profundus	in der Tiefe
proximal	an Extremitäten näher zur Rumpf-mitte gelegen
radial	zur Daumenseite hin
sinister	links (vom Patienten aus)
superficialis	oberflächlich
superior	oben
ulnar	zur Kleinfingerseite hin
ventral	bauchwärts
volar	hohlhandwärts
zentral	zur Körpermitte hin

Dietmar Wottke

Die große orthopädische Rückenschule

Theorie, Praxis, Didaktik

Mit 306 Abbildungen in 375 Einzeldarstellungen
und 18 Tabellen

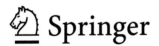 Springer

Dietmar Wottke
staatl. Gepr. Krankengymnast und Sportlehrer
Hahnemannstraße 1
84489 Burghausen
email: d.wottke@t-online.de
Tel: 08677–5878

ISBN 3-540-20467-9
Springer Medizin Verlag Heidelberg

Bibliografische Information Der Deutschen Bibliothek
Die Deutsche Bibliothek verzeichnet diese Publikation in der Deutschen Nationalbibliografie; detaillierte bibliografi-sche Daten sind im Internet über <http://dnb.ddb.de> abrufbar.

Springer Medizin Verlag.
Ein Unternehmen von Springer Science+Business Media
springer.de
© Springer-Verlag Berlin Heidelberg 2004
Printed in Italy

Planung/Lektorat: Antje Lenzen, Heidelberg
Desk Editing: Ulrike Niesel, Heidelberg
Anatomische Zeichnungen: Dr. med. Katja Dalkowski, Buckenhof und Bernard Zimmerman, Kraichtal
Technische Zeichnungen: Günther Hippmann, Nürnberg
Herstellung: Isolde Scherich, Heidelberg
Layout: deblik Berlin
Umschlaggestaltung: deblik Berlin

SPIN: 10926956
Satz: medionet AG, Berlin

Gedruckt auf säurefreiem Papier 22/3160/is – 5 4 3 2 1 0

Vorwort

Rückenschmerzen haben in der heutigen Zeit eine enorme volkswirtschaftliche und klinische Bedeutung angenommen. Der Prävention wird in der aktuellen Sozialgesetzgebung ein besonderer Stellenwert eingeräumt. Die »Rückenschule« ist aus dem Kanon der Präventionskurse nicht mehr wegzudenken und hat eine wichtige Aufgabe zu erfüllen.

Mit diesem Buch wird dem Trainer, Therapeuten und Rückenschullehrer ein Werk an die Hand gegeben, das unter Berücksichtigung der Komplexität der Thematik alle Kernbereiche zur Planung und Durchführung der präventiven und orthopädisch-rehabilitativen Rückenschule darstellt. Ein Hauptanliegen war es, neben den Themen selbst auch das nötige Hintergrundwissen im erforderlichen Umfang zu vermitteln, denn der kompetente Rückenschullehrer darf, wie übrigens jeder andere Therapeut auch, nicht nur vertraut sein mit dem »Was«, sondern vielmehr auch mit dem »Warum«.

Drei wichtige Zielvorgaben sollten dabei erfüllt werden:

1. Umfassende Abhandlung sämtlicher rückenschulrelevanter medizinischer, gymnastischer und didaktischer Sachverhalte.
2. Ausführliche und dennoch leicht verständliche Darstellung der Themen und reichhaltige Bebilderung der Sachverhalte.
3. Praxisbezug und leichte Umsetzbarkeit der Inhalte durch unzählige Hinweise und Tipps, die sich in meiner langjährigen Erfahrung als Rückenschullehrer und Referent in der Ausbildung von Rückenschullehrern angesammelt haben.

Dieser Intention folgt der logische Aufbau des Buches.

Im ersten medizinischen Teil (▶ **Kap. 1 und 2**) werden zunächst die anatomischen, physiologischen und biomechanischen Gegebenheiten der Wirbelsäule und der Bandscheiben beschrieben. Es folgt die ausführliche Darstellung der Wirbelsäulenerkrankungen (▶ **Kap. 3**). Danach werden dem Leser die Vorgehensweise bei der klinischen und apparativen Diagnose vorgestellt (▶ **Kap. 4**). Anschließend erhält er einen umfassenden Überblick zu den aktuellen konservativen und operativen Therapiemöglichkeiten.

Der ausführliche gymnastischen Teil (▶ **Kap. 5–8**) beschäftigt sich zunächst mit der richtigen wirbelsäulenfreundlichen Haltung in Beruf, im Alltag und beim Sport.

Es folgt die Darstellung der erforderlichen Muskeleigendehnungen der relevanten tonischen Muskulatur. Einen breiten Platz nehmen die anschließenden Mobilisationsübungen mit differenzierter Darstellung für die gesamte Wirbelsäule und der einzelnen Wirbelsäulenabschnitte ein. Bei der Vielzahl von Kräftigungsübungen für alle wichtigen Muskelgruppen steht die Beschreibung der richtigen Ausführung im Vordergrund. In zahlreichen Hinweisen kommen wichtige Zusatzinformationen zur Sprache und der Leser wird für zu erwartende Fehler sensibilisiert.

Die Darstellung der wichtigsten Entspannungstechniken (PME, Autogenes Training, »Reise durch den Körper« etc.) schließt diesen Teil ab.

Der letzte Teil dieses Buches befasst sich zunächst mit organisatorischen Aspekten von Rückenkursen (▶ **Kap. 9**). Es werden wichtige Grundlagen wie Teilnehmerkreis, Gruppengefüge und Veranstalter erörtert und die für die Eigenorganisation so wichtigen steuerlichen, rechtlichen und kalkulatorischen Fragen beantwortet. Möglichkeiten von Werbemaßnahmen und die Vordrucke für notwendige Formulare lassen auch Detailfragen nicht unbeantwortet.

Im Kapitel »Didaktik« (▶ **Kap. 10**) wird dem pädagogisch nicht vorgebildeten Leser das Rüstzeug für den effektiven Unterricht mitgegeben. Lehrerverhalten, Lernzielkontrolle, Medieneinsatz und lernpsychologische Grundlagen werden hier ebenso besprochen wie die Planung einer einzelnen Unterrichtseinheit und die Stoffverteilung über eine 6-wöchige Kursdauer. Möglichkeiten der Aufwärmgymnastik, Kommunikationsspiele und methodische Übungsreihen geben weitere wertvolle Anregungen für einen effektiven und motivierenden Unterricht.

Dietmar Wottke
Burghausen, März 2004

Danksagung

An dieser Stelle möchte ich mich bedanken bei Frau Marga Botsch und Frau Antje Lenzen für die angenehme und jederzeit kompetente Verlagsbetreuung während der gesamten Erstellungsphase, bei Frau Dr. med. Katja Dalkowski und Herrn Bernard Zimmerman für die Graphikarbeiten. Besonders dankbar bin ich Frau Dr. Gabriele Seelmann-Eggebert für das Lektorat und den stilistischen Feinschliff. Dank auch an die vielen unbenannten MitarbeiterInnen im Verlag für die gelungene Umsetzung.

Den LeserInnen wünsche ich viel Freude bei der Lektüre und Anregungen für den Unterricht. Über kritische Rückmeldungen und Verbesserungsvorschläge würde ich mich freuen.

Inhalt

1	Einführung	1
1.1	Rückenschmerz – ein gesellschaftliches und volkswirtschaftliches Problem	2
1.2	Chronifizierung von Rückenbeschwerden	2
1.3	Entstehung der »Rückenschule«	3
2	Die Wirbelsäule: Anatomie, Physiologie, Biomechanik	5
2.1	Anatomische Übersicht	7
2.2	Das Verspannungssystem der Wirbelsäule	7
2.3	Die Wirbelsäule als Achsenorgan und Schutz des Rückenmarks	8
2.4	Physiologische Schwingungen der Wirbelsäule	9
2.5	Funktionseinheiten der Wirbelsäule	11
2.6	Bewegungsmöglichkeiten der Wirbelsäule	11
2.7	Der Wirbel	13
2.8	Die einzelnen Wirbelsäulenabschnitte	15
2.8.1	Die Halswirbelsäule	15
2.8.2	Die Brustwirbelsäule	16
2.8.3	Die Lendenwirbelsäule	18
2.8.4	Das Kreuzbein	19
2.8.5	Das Steißbein	21
2.9	Der Bandapparat	21
2.9.1	Bänder der Wirbelsäule	22
2.9.2	Bänder der Kopfgelenke	24
2.9.3	Bänder des Beckens	24
2.10	Die Bandscheibe	25
2.10.1	Aufbau der Bandscheibe	26
	Nucleus pulposus	26
	Anulus fibrosus	27
2.10.2	Ernährung der Bandscheibe	27
	Das osmotische System der Bandscheibe	27
	Druckabhängige Flüssigkeitsverschiebung	28
	Medizinische Bedeutung	29
2.10.3	Biomechanik der Bandscheibe	30
	Symmetrische Belastung	31
	Asymmetrische Belastung	31
2.11	Willkürliches (somatisches) Nervensystem	31
2.11.1	Funktionell anatomische Übersicht des Rückenmarks	32
	Plexusbildung der Nerven	33
	Topographische Besonderheiten	34
2.11.2	Einbettung des Rückenmarks im Wirbelkanal	35
2.11.3	Rückenmarkssegment	36
	Innervation der Haut	36
	Innervation der Muskulatur	37
2.11.4	Feinaufbau des Rückenmarks	37
	Graue Substanz	38
	Weiße Substanz	38
2.11.5	Reflexbogen	39
2.12	Muskulatur	39
2.12.1	Muskelfasertypen	39
2.12.2	Autochthone Rückenmuskulatur	42
	Medialer Trakt, Schrägsystem	43
	Medialer Trakt, Geradsystem	44
	Lateraler Trakt, Schrägsystem	45
	Lateraler Trakt, Geradsystem	46
	Kurze Nackenmuskeln	47
2.12.3	Prävertebrale Halsmuskulatur	47
2.12.4	Muskulatur des Schultergürtels	48
	M. trapezius (Kapuzenmuskel)	48
	M. levator scapulae (Schulterblattheber)	49
	Mm. rhomboidei (Rautenmuskeln)	49
2.12.5	Rumpf-Oberarm-Muskulatur	50
	M. latissimus dorsi (breiter Rückenmuskel)	50
	M. pectoralis major (großer Brustmuskel)	51
2.12.6	Bauchwandmuskulatur	51
	M. rectus abdominis (gerader Bauchmuskel)	52
	M. pyramidalis (Pyramidenmuskel)	52
	M. obliquus internus abdominis (innerer schräger Bauchmuskel)	53
	M. obliquus externus abdominis (äußerer schräger Bauchmuskel)	53

M. transversus abdominis (querer
Bauchmuskel) 53
Funktion der vorderen und seitlichen
Bauchmuskulatur 54
M. quadratus lumborum (viereckiger
Lendenmuskel) 54
2.12.7   Becken-Bein-Muskulatur 55
Flexoren des Hüftgelenks.............. 55
Extensoren des Hüftgelenks 57
Abduktoren des Hüftgelenks........... 59
Adduktoren des Hüftgelenks........... 59
2.12.8   Fussmuskulatur..................... 62

3   Orthopädie............................ 65
3.1   Degeneration der Bandscheibe......... 66
3.1.1   Diskose und Spondylose 66
3.1.2   Spondylarthrose 66
3.1.3   Bandscheibenprotrusion 67
3.1.4   Bandscheibenprolaps 68
3.2   Zervikale Syndrome 69
3.2.1   Vertebragene Zervikalsyndrome 70
Lokales Zervikalsyndrom 70
Zervikobrachiales Syndrom 70
Zervikozephales Syndrom.............. 71
Zervikomedulläres Syndrom............ 72
3.2.2   Posttraumatische Zervikalsyndrome..... 73
3.3   Thorakale Syndrome 75
3.4   Lumbale Syndrome................... 75
3.4.1   Vertebragene Lumbalsyndrome 75
Lokales Lumbalsyndrom 76
Lumbale Wurzelsyndrome.............. 77
3.4.2   Differentialdiagnose.................. 80
Morbus Baastrup..................... 80
Spondylolyse und Spondylolisthese...... 81
Spondylitis......................... 82
Morbus Scheuermann 82
Osteoporose........................ 83
Morbus Bechterew (Spondylarthritis
ankylopoetica)...................... 83
Tumoren........................... 83
Kokzygodynie 84
Skoliose........................... 84
3.5   Extravertebrale Kreuzschmerzen........ 84
Gynäkologische Ursachen 84

Urologische Ursachen................. 85
Innere Krankheiten 85
Gelenkerkrankungen 85
Psychische Störungen................. 86
Weichteilrheumatismus 86

4   Diagnostik 89
4.1   Klinische Diagnostik 90
4.1.1   Funktionsprüfung.................... 90
Halswirbelsäule...................... 90
Brustwirbelsäule..................... 90
Lendenwirbelsäule 90
Brust- und Lendenwirbelsäule zusammen 90
4.1.2   Palpation 91
4.1.3   Reflexprüfung 91
4.1.4   Motorikprüfung 93
4.1.5   Sensibilitätsprüfung 93
4.1.6   Nerven-Provokationstests 93
Lasègue-Zeichen..................... 93
Bragard-Zeichen 94
Pseudo-Lasègue...................... 94
Femoralisdehnschmerz 95
4.2   Apparative Diagnostik 95
4.2.1   Röntgenübersichtsaufnahme............ 95
4.2.2   Myelographie....................... 96
4.2.3   Computertomographie (CT)............ 96
4.2.4   Diskographie 97
4.2.5   Kernspintomographie (NMR, MRI,
MRT) 97
4.2.6   Zusatzuntersuchungen................ 97
Laborwerte, Liquordiagnostik 97
Elektromyographie (EMG) 97
Elektroneurographie (ENG) 97

5   Therapiemöglichkeiten 99
5.1   Schmerzauslöser 100
5.1.1   Primär vertebragene Schmerzauslöser ...100
Schmerzen vom hinteren Längsband.....100
Wurzelschmerz 101
Wirbelgelenkschmerz (Facettensyndrom) 101
5.1.2   Muskelschmerzen 102
5.2   Konservative Therapie 102
Wärme 102
Kälte 102

Massage 103
Elektrotherapie 103
Extensionstherapie 104
Manuelle Therapie 105
5.3 Medikamentöse Therapie 106
5.3.1 Arzneimittel. 106
5.3.2 Infiltrationstherapie 106
Sakralanästhesie 107
Therapeutische Lokalanästhesie (TLA). . . 107
5.4 Invasive und operative Therapie. 107
5.4.1 Operationsindikationen. 107
5.4.2 Minimal-invasive Techniken 108
Wirbelsäulen-Katheter-Therapie 108
Laserbehandlung. 108
Chemonukleolyse 108
Perkutane Nukleotomie. 109
Intradiskale elektrothermale
Therapie (IDET) 109
5.4.3 Operative Techniken. 109
Fensterung. 110
Erweiterte Fensterung 110
Laminektomie 110
Fusionsoperation 111
Künstliche Bandscheibe. 112
5.4.4 Postoperative Beschwerden. 113

6 Rückengerechtes Verhalten 115
6.1 Die richtige Haltung. 116
Was bedeutet »Haltung«? 116
Entstehen der individuellen Haltung. 116
6.2 Die richtige Haltung beim Stehen 117
Die schlechte Haltung beim Stehen 118
Ratschläge fürs Stehen und Gehen. 119
6.3 Die richtige Haltung beim Sitzen 120
6.3.1 Gewohntes Sitzverhalten 120
6.3.2 Verschiedene Sitzhaltungen. 120
Vordere Sitzhaltung 120
Hintere Sitzhaltung. 121
Mittlere (aufrechte) Sitzhaltung 122
Dynamisches Sitzen 123
Richtiges Sitzen am Arbeitsplatz 123
6.3.3 Verschiedene Sitzmöglichkeiten. 124
Autositz. 124
Alternatives Sitzen 124

6.3.4 Entlastungshaltungen im Sitzen 125
6.4 Die richtige Haltung beim Aufstehen
und Hinsetzen vom Stuhl. 127
6.5 Richtige Haltung beim Aufstehen
vom Bett, Hinlegen und Liegen. 128
6.5.1 Falsches und richtiges Aufstehen 128
6.5.2 Richtiges Liegen und Schlafen 128
Entlastende Liegepositionen 130
6.6 Richtige Haltung beim Bücken, Heben
und Tragen. 131
6.6.1 Unterschiedliches Bückverhalten 131
6.6.2 Falsches und richtiges Bücken 132
6.6.3 Richtiges Heben 132
6.6.4 Richtiges Tragen 135
6.7 Richtige Haltung im Alltag 136
Körperpflege 136
Anziehen 136
Bettenmachen 136
Wäschepflege. 136
Küchenarbeit. 138
Staubsaugen. 140
Bodenwischen 140
Gartenarbeit. 140
Kofferraum beladen 141
Handling mit Kleinkindern. 141
Handwerklicher Arbeitsplatz 141
6.8 Rückenschule und Sport 142
6.8.1 Grundsätzliche Aspekte 142
6.8.2 Verschiedene Sportarten 142
Aerobic (»low impact«), Jazzgymnastik,
Tanzen. 143
Aqua-Jogging. 143
Bodybuilding. 143
Golf 143
Jogging 144
Nordic Walking 144
Radfahren. 144
Reiten 145
Schwimmen 145
Skilanglauf. 146
Skilauf alpin. 146
Tennis 147
Tischtennis. 147
Windsurfen 147

7   Funktionsgymnastik..................149
7.1   Dehnungsübungen..................150
7.1.1 Grundlagen.......................150
       Muskuläre Dysbalancen..............150
       Reflektorische und strukturelle
       Bewegungseinschränkungen...........151
       Propriozeption in Muskel
       und Sehne........................152
       Neuromuskuläre Regelkreise..........152
       Dehntechniken....................154
7.1.2 Muskeleigendehnungen.............155
       M. pectoralis major.................155
       M. trapezius (Pars descendens).........156
       M. levator scapulae.................157
       M. iliopsoas......................157
       M. rectus femoris..................158
       Mm. ischiocrurales.................159
       Hüftadduktoren....................160
       Triceps surae.....................160
       M. erector trunci (Pars lumbalis).......161
7.2   Mobilisationsübungen................161
7.2.1 Halswirbelsäule...................162
       Dreidimensionale Mobilisation
       der Halswirbelsäule................162
       Eigenmobilisation des Atlas-Axis-
       Gelenks.........................163
       Eigenmobilisation des Atlantooccipital-
       gelenks.........................163
       Mobilisation in die Retraktion.........163
7.2.2 Gesamtwirbelsäule.................164
       Eigenmobilisation der BWS und LWS
       in die Lateralflexion im Sitz...........164
       Eigenmobilisation der BWS und LWS
       in die Lateralflexion bei gestreckter
       BWS aus der Rutschhalte.............164
       Eigenmobilisation der BWS und LWS
       in die Lateralflexion bei gestreckter
       BWS aus dem Einbeinkniestand........165
       Eigenmobilisation der gesamten WS
       in die Flexion/Extension.............165
       Eigenmobilisation der BWS und LWS
       in die Flexion/Extension mit Rotation....165
       Eigenmobilisation der BWS und LWS
       in die Rotation....................165

       Eigenmobilisation der LWS in die
       Flexion/Extension..................166
7.2.3 Hubfreie Mobilisationen.............167
       Hubfreie Eigenmobilisation
       der gesamten Wirbelsäule in die
       Rotation........................167
       Hubfreie Eigenmobilisation der LWS
       in die Lateralflexion links und rechts.....167
       Hubfreie Eigenmobilisation der LWS
       in die Flexion/Extension.............168
7.3   Kräftigungsübungen................168
7.3.1 Grundlagen.......................168
       Kontraktionsformen der Muskulatur.....168
       Arbeitsweisen der Muskulatur.........169
       Kraftarten........................169
       Trainingsparameter.................170
       Trainingsprinzipien.................171
       Methoden des Krafttrainings..........173
       Wirkung des Ausdauertrainings
       auf die lokale aerobe Muskelausdauer....174
       Praktische Grundsätze des
       Muskeltrainings...................174
7.3.2 Muskelfunktionsüberprüfung..........175
       Kniestreckmuskulatur...............175
       Bauchmuskulatur..................175
       Rückenmuskulatur..................175
       Schultergürtel.....................175
       Gesäßmuskulatur..................176
7.3.3 Training der Bauchmuskulatur..........176
       Statisches Training der Bauchmuskeln...176
       Dynamisches Training der
       Bauchmuskeln....................178
7.3.4 Training der Rückenmuskulatur.........179
       Statisches Training der Rückenmuskeln..179
       Dynamisches Training der
       Rückenmuskeln...................182
7.3.5 Training der Bein- und Gesäßmuskulatur 183
       Statisches Training der Becken-
       Bein-Muskeln.....................183
       Dynamisches Training der Becken-
       Bein-Muskeln.....................184
7.3.6 Übungen zur Stabilisation des Rumpfes..186
       Einzelübungen....................186
       Partnerübungen mit/ohne Gerät........189

7.3.7 Übungen zur Stabilisation
der Halswirbelsäule 191

8 Entspannung 193
8.1 Grundlagen der Entspannung 194
8.2 Entspannung durch Atmung 194
8.3 Reise durch den Körper 195
8.4 Progressive Muskelentspannung
nach Jacobson (PME) 197
8.4.1 Grundverfahren 197
Anspannen 198
Entspannen 198
8.4.2 Abweichungen vom Grundverfahren 198
Entspannungsverfahren mit 7 Muskel-
gruppen 198
Entspannungsverfahren mit 4 Muskel-
gruppen 198
Entspannen durch Vergegenwärtigen 198
Entspannung durch Vergegenwärtigung
mit Zählen 199
Entspannung allein durch Zählen 200
Anleitung zur Erstellung eines
Übungsplans 200
8.5 Autogenes Training 200
8.5.1 Grundzüge des Autogenen Trainings 200
Einstimmung 200
Abfolge von 6 Grundübungen 201
Sich Zurücknehmen 201
8.5.2 Praktische Vorgehensweise beim
Autogenen Training 201
Phantasie- und Märchenreisen 202

9 Organisation 205
9.1 Teilnehmerkreis 206
9.1.1 Präventionsarten 206
Primärprävention 206
Sekundärprävention 206
Tertiärprävention 206
9.1.2 Kontraindikationen 206
9.1.3 Gruppengefüge 207
Alters-, Geschlechts- und Sozialstruktur . . 207
Berufsstruktur 207
9.2 Anzahl der Teilnehmer 208

9.3 Zeitlicher Rahmen 208
9.3.1 Kursdauer 208
9.3.2 Dauer einer Kurseinheit 209
9.4 Räumlichkeiten 209
9.5 Institutionelle Veranstalter 209
9.5.1 Stationäre Rückenschule an einer Klinik . . 209
9.5.2 Karitative Träger 209
9.5.3 Betriebliche Rückenschule 210
9.6 Rückenschulkurse in Eigenorganisation . . 210
9.6.1 Steuerrechtliche Grundlagen 211
Begriffe aus dem Steuerrecht 211
Relevante Paragraphen 212
9.6.2 Gebührenkalkulation 212
9.6.3 Öffentlichkeitsarbeit 213
9.6.4 Wichtige Formulare 213
Anmeldeformular 213
Allgemeine Hinweise 213
Anwesenheitsliste 213
Teilnahmebescheinigung 213
Angaben zum Gesundheitszustand 214
Beurteilungsbogen zum Unterricht 214

10 Didaktik 215
10.1 Allgemeine Didaktik 216
10.1.1 Elemente des Unterrichts 216
10.1.2 Lernziele 216
Systematik der Lernziele 216
Formulierung der Lernziele 218
10.1.3 Lerninhalte 219
10.1.4 Allgemeine Methodik 220
Methodische Maßnahmen 220
Unterrichtsverfahren 222
Methodische Grundsätze 223
10.1.5 Organisationsformen 223
10.1.6 Medien 224
10.2 Lernpsychologische Grundlagen 224
10.3 Struktureller Aufbau einer
Unterrichtseinheit 226
10.3.1 Einleitender Teil 227
10.3.2 Hauptteil 227
10.3.3 Abschließender Teil 227
10.3.4 Feste Unterrichtsbestandteile 228
10.4 Unterrichtsplanung 228
10.4.1 Stundenschema 228

10.4.2 Stunden- und Kursplanung 229
10.5   Hilfen für die Unterrichtspraxis 230
10.5.1 Aufwärmgymnastik und Kommunika-
        tionsspiele 230
        Allgemeine Hinweise 230
        Kennenlernen – Aufwärmen ohne
        Gerät 232
        Kennenlernen – Aufwärmen mit dem
        Reifen 233
        Kennenlernen – Aufwärmen mit
        Gymnastikball und Handtuch 233
        Kennenlernen – Aufwärmen mit dem
        Luftballon 234
        Kennenlernen – Aufwärmen mit einer
        Zeitung 234
10.5.2 Methodische Übungsreihen (MÜR) 235
        MÜR zum Erlernen der richtigen
        Haltung im Sitzen 235
        MÜR zum Erlernen der richtigen
        Haltung im Stehen 237

        MÜR zum Erlernen von richtigem
        Aufstehen und Hinsetzen 238
        MÜR zum Erlernen von richtigem
        Bücken, Heben, Tragen und Abstellen 239
        MÜR zum Erlernen von Hinlegen und
        Aufstehen 240

11   Literatur 243

12   Anhang: Kopiervorlagen für die Praxis 247
        Verbindliche Anmeldung zum Rücken-
        schulkurs 248
        Allgemeine Hinweise 249
        Anwesenheitsliste zum Rückenschulkurs . 250
        Teilnahmebescheinigung 251
        Fragebogen zur Gesundheit 252
        Fragen zum Rückenschulkurs 253

13   Sachverzeichnis 255

Anatomische Nomenklatur

Lateinische Bezeichnungen und Abkürzungen

A., (Aa.)	(Arteria) Arteriae	Schlagader, (Schlagadern)
abd.	Abduktor	Abspreizer
Abd.	Abduktion	Abspreizung
add.	Adduktor	Heranführer
Add.	Adduktion	Heranführung
ant.	anterior, -ius	vorne
art.	articulatio	Gelenk
brev.	brevis, -e	kurz
comm.	communis, -e	gemeinsam
dext.	dexter, -ra, -rum	rechts
dist.	distalis, -e	entfernt
dors.	dorsalis, -e	rückenwärts
ext.	externus, -a, -um	außen
inf.	inferior, -ius	unten
int.	internus, -a, -um	innen
lat.	lateralis, -e	seitlich
Lig., (Ligg.)	Ligamentum, (Ligamenta)	Band, (Bänder)
long.	longus	lang
M., (Mm.)	Musculus, (Musculi)	Muskel, (Muskeln)
maj.	maior, -ius	größer
med.	medialis, -e	der Mitte zu
min.	minor, -us	kleiner
N., (Nn.)	Nervus, (Nervi)	Nerv, (Nerven)
post.	posterior, -ius	hinten
Proc., (Procc.)	Processus, (Processus)	Fortsatz, (Fortsätze)
prof.	profundus, -a, -um	tief
prox.	proximalis, -e	näher am Körper
R., (Rr.)	Ramus, (Rami)	Ast, Zweig, (Äste, Zweige)
sin.	sinister, -tra, -trum	links
sup.	superior, -ius	oben
superfic.	superficialis, -e	oberflächlich
V., (Vv.)	Vena, (Venae)	Vene, (Venen)
ventr.	ventralis, -e	bauchwärts

Lateinische Bezeichnungen und Abkürzungen

A	Ansatz
BW	Brustwirbel
BWK	Brustwirbelkörper
BWS	Brustwirbelsäule
C	Zervikalsegment
DF	Dornfortsatz
F	Funktion
HG	Hüftgelenk
HW	Halswirbel
HWK	Halswirbelkörper
HWS	Halswirbelsäule
I	Innervation
KG	Kniegelenk
L	Lumbalsegment
LW	Lendenwirbel
LWK	Lendenwirbelkörper
LWS	Lendenwirbelsäule
QF	Querfortsatz
S	Sakralsegment
SpG	Sprunggelenk
Th	Thorakalsegment
U	Ursprung
WS	Wirbelsäule

Einführung

1.1   Rückenschmerz – ein gesellschaftliches und volkswirtschaftliches
        Problem   – 2

1.2   Chronifizierung von Rückenbeschwerden   – 2

1.3   Entstehung der »Rückenschule«   – 3

1.1 Rückenschmerz – ein gesellschaftliches und volkswirtschaftliches Problem

Rückenschmerzen sind so alt wie die Menschheit selbst. So beschreibt bereits Hippokrates im 4. Jh. v. Chr. ein Hüftweh am Ende des Steißes, im Mittelalter ist es Sydenham (1624–1689), der eine Lumbago schildert, und im Jahre 1881 erwähnt Forst den Ischiasdehntest nach Lasègue.

Die **veränderten Lebens- und Arbeitsbedingungen** in den letzten Jahrzehnten haben die Ausbreitung der »Dorsopathien« in der heutigen Zeit noch verstärkt. Während im vorigen Jahrhundert noch körperliche Arbeit im Vordergrund stand, ist unser Leben heute von sitzender Tätigkeit und Bewegungsmangel geprägt. Hinzu kommen in zunehmendem Maße psychische und soziale Belastungen. Daraus lässt sich die Tatsache erklären, dass nicht nur ältere Menschen über Rückenschmerzen klagen, sondern diese auch bei jüngeren Männern und Frauen sehr häufig anzutreffen sind (◘ **Abb. 1.1**).

Welche **Dimensionen die Volkskrankheit** »Rückenschmerz« in der heutigen Zeit angenommen hat, kommt durch folgende Zahlen zum Ausdruck: Nach allgemeiner Einschätzung leiden ca. 80 % der Bevölkerung irgendwann in ihrem Leben an Rückenschmerzen, wobei ein Großteil der Rückenschmerzepisoden gar nicht erfasst wird, weil sie wegen ihres milden Verlaufs keiner ärztlichen Behandlung bedürfen. **Frauen sind mit einem Anteil von 62 % häufiger betroffen als Männer mit 56 %.** Abgesehen von dem persönlichen Leid der Betroffenen ist der finanzielle Umfang und somit die volkswirtschaftliche Bedeutung beachtlich: Nach Angaben des Bundesministeriums für Gesundheit in Deutschland fielen im Jahr 1999 über 70 Mio. Krankheitstage wegen Rückenleiden an. Im selben Jahr wurde wegen verminderter Erwerbsfähigkeit rund 11 000 Frauen und 23 000 Männer mit einem Durchschnittsalter von 54 und 55 Jahren Rente gewährt. Die Kosten für ambulante, stationäre und rehabilitative Therapie, Arbeitsausfall und Berentung belaufen sich innerhalb eines Jahres auf rund 15 Mio. Eur für die Unternehmen und auf rund 25 Mio. Eur für die Kostenträger im Gesundheitswesen. 85 % dieser Kosten entfallen auf chronische Rückenschmerzpatienten, die nur den kleinen Anteil von 5–7 % aller Rückenpatienten ausmachen (Gesundheitsberichterstattung des Bundes 2003).

> **❯ Beachte**
> Bei einem Fünftel der Rückenschmerzpatienten führt die Erkrankung zur Frühberentung.

Die Weltgesundheitsorganisation WHO hat die Jahre **2000–2010** zum **Jahrzehnt der Knochen- und Gelenkerkrankungen** (»bone and joint decade«) ernannt.

1.2 Chronifizierung von Rückenbeschwerden

85 % der Rückenschmerzpatienten haben »**unspezifische**« **Schmerzen**, d.h. sie lassen sich nicht auf eine umschrie-

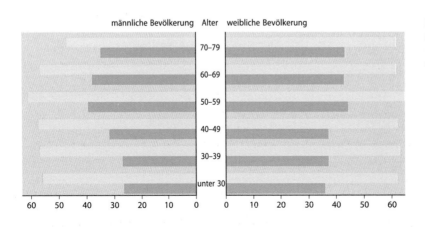

◘ **Abb. 1.1.** Häufigkeit von Rückenschmerzen in Prozent nach Altersklassen in Jahren. (Gesundheitsberichterstattung des Bundes 2003)

männliche Bevölkerung   Alter   weibliche Bevölkerung

70–79
60–69
50–59
40–49
30–39
unter 30

60 50 40 30 20 10 0   0 10 20 30 40 50 60

im letzten Jahr   in den letzten 7 Tagen

bene körperliche Erkrankung bzw. einen biologischen Prozess (z. B. Entzündung) zurückführen. Sie haben **keine anatomische Quelle** (z. B. Nervengewebe, Bandscheibe, Wirbelgelenk, Muskulatur) und treten meist in Verbindung mit anderen Beschwerden (z. B. Kopfschmerzen) auf. Bei längerem Anhalten der Beschwerden können noch eine Vielzahl körperlicher Missempfindungen (z. B. Abgeschlagenheit, schwere Beine u. ä.), Überempfindlichkeit und seelische Störungen hinzukommen.

Die spontane Rückbildungstendenz innerhalb von Tagen bis wenigen Wochen ist mit über 90 % sehr hoch.

❗ Cave
Bei körperlicher Schonung und Inaktivität über 2 – 3 Monate besteht die Gefahr der Chronifizierung.

Chronische Schmerzen sind dadurch charakterisiert, dass sie länger als die üblicherweise zu erwartende Heilungszeit anhalten bzw. wiederkehren. Sie erfüllen nicht mehr die Schutzfunktion des Körpers, sondern haben sich verselbstständigt und sind zu einer eigenständigen Krankheit geworden.

Chronifizierung ist der Prozess, der die Entstehung eines persistierenden oder immer wiederkehrenden Schmerzes beschreibt. Mehrere Mechanismen können dabei eine Rolle spielen:
- Inadäquate Schmerzverarbeitung,
- Vermeidungsverhalten,
- Katastrophieren,
- Ausbildung eines »Schmerzgedächtnisses«.

▶ Beachte
Bei fortgeschrittener Chronifizierung mit langer Krankenstandsdauer und subjektiv starker schmerzbedingter Beeinträchtigung sinken die Erfolgsaussichten therapeutischer Maßnahmen.
Allein aus diesem Grund **gewinnt die Prävention an Bedeutung!**

Inadäquate Schmerzverarbeitung (Coping). Das Erleben und die Vermeidung des Schmerzes wird zum Mittelpunkt des täglichen Lebens. Der Schmerz wird viel intensiver wahrgenommen, und jedes kleine »Zwicken« wird überinterpretiert.

Vermeidungsverhalten. Noch immer herrscht die Meinung vor, bei Rückenschmerzen sei Bettruhe die Therapie der Wahl. Eine gewisse anfängliche Immobilisierung

im akuten Stadium ist in manchen Fällen sicherlich auch angezeigt. Wird die **Schonung** allerdings **über längere Zeit** beibehalten, treten **negative Auswirkungen** in den Vordergrund:
- Entstehung von Muskeldysbalancen,
- Gewöhnung an Bewegungsarmut und Angst vor der Bewegung.

Der Heilungsprozess wird zusätzlich blockiert durch **Begleit- und Folgeerscheinungen** wie:
- Depressivität,
- sozialer Rückzug bis hin zum
- Verlust des Arbeitsplatzes.

Katastrophieren. Damit wird die Neigung und Sorge des Patienten bezeichnet, der Schmerz könne Zeichen einer schweren Erkrankung sein. Jede Empfindung wird ängstlich beobachtet und überbewertet. Leichte Kopfschmerzen nach einem übermäßigen Alkoholgenuss werden dann zu quälenden Schmerzen, wenn mit ihnen die Angst vor einem Hirntumor verbunden wird.

Ausbildung eines »Schmerzgedächtnisses«. Sehr heftige oder wiederholte Schmerzreize führen zu einer strukturellen Veränderung der Nervenzellen in Rückenmark und Zentralnervensystem (ZNS), was eine Erhöhung der Reaktionsbereitschaft der Nervenzelle zur Folge hat. So können Schmerzen ohne äußere Einwirkung entstehen bzw. fortbestehen, wenn die Schmerzursache schon längst nicht mehr vorhanden ist. Der Schmerz wird regelrecht »erlernt«.

1.3   Entstehung der »Rückenschule«

Angesichts der volkswirtschaftlichen Dimension und des individuellen Schicksals der betroffenen Personen war es immer dringlichere Aufgabe der Medizin und der Wissenschaft, Wege aufzuzeigen, wie sich Rückenschmerzen qualitativ und quantitativ reduzieren oder gar vermeiden lassen.

Daraus entstand der Gedanke der »Rückenschule«.

▶ Beachte
Unter Rückenschule versteht man Information, Anleitung und Training zum **gezielten Erwerb eines belastungsreduzierenden, wirbelsäulengerechten Bewegungsverhalten** zur Prävention und Rehabilitation von Wirbelsäu-

lenbeschwerden. Hinzu kommt der **Erwerb der Kompetenz, seine Lebens- und Arbeitsverhältnisse wirbelsäulenfreundlich zu gestalten.**

Viele falsche Verhaltensweisen im Alltag, z.B. beim Sitzen, Heben, Tragen, Bücken, Arbeiten und Sporttreiben, können bei gegebener Veranlagung zu Rückenbeschwerden führen. In der Rückenschule werden diese wirbelsäulenschädigenden Haltungen und Verhaltensweisen modifiziert und durch wirbelsäulenfreundliches Verhalten ersetzt.

Die Rückenschulidee (im englischen Sprachgebrauch »back school«) ist noch nicht sehr alt. Sie nahm ihren Ausgang in Skandinavien, wo sie in den 70er Jahren in der jetzigen Form entwickelt wurde.

Als **wissenschaftliche Grundlage** kann man die Untersuchungsergebnisse des schwedischen Orthopäden Alf Nachemson sehen. Er fand bei seinen Studien in den 60er Jahren den **Zusammenhang zwischen verschiedenen Körperhaltungen** beim Sitzen, Liegen, Stehen und Heben **und dem sich daraus ergebenden Belastungsdruck der Lendenbandscheiben** heraus.

In der Nähe von Stockholm gründete 1969 die Physiotherapeutin Marianne Zachrisson-Forssell die erste Rückenschule und setzte damit den Ausgangspunkt für eine Entwicklung, die über die Entstehung von Rückenschulprogrammen in den USA und Kanada seit Mitte der 80er Jahre zu intensiven Aktivitäten auch im deutschsprachigen Raum geführt hat.

Die **erste Rückenschule in der Bundesrepublik Deutschland** wurde **1984** unter der Leitung von J. Krämer in Bochum gegründet. Ihr folgten Einrichtungen in Münster und 1985 unter der Leitung von C.G. Nentwig und C.H. Ullrich in Mettmann.

Seit 1985 veranstaltet der Arbeitskreis »Degenerative Wirbelsäulenerkrankungen« der Deutschen Gesellschaft für Orthopädie und Traumatologie (DGOT) regelmäßig Tagungen zur wissenschaftlichen Aufarbeitung und Verbreitung dieser Idee.

Seit Ende des Jahres 1991 besteht in der Bundesrepublik Deutschland der Bundesverband der deutschen Rückenschulen (BdR).

Die Herkunft seiner Gründungsmitglieder aus den Bereichen der Orthopädie, Psychologie, Krankengymnastik und Pädagogik gibt einen Hinweis auf das Bestreben, die interdisziplinäre Zusammenarbeit weiter zu fördern.

Die Wirbelsäule: Anatomie, Physiologie, Biomechanik

2.1   Anatomische Übersicht   – 7

2.2   Das Verspannungssystem der Wirbelsäule   – 7

2.3   Die Wirbelsäule als Achsenorgan und Schutz des Rückenmarks   – 8

2.4   Physiologische Schwingungen der Wirbelsäule   – 9

2.5   Funktionseinheiten der Wirbelsäule   – 11

2.6   Bewegungsmöglichkeiten der Wirbelsäule   – 11

2.7   Der Wirbel   – 13

2.8   Die einzelnen Wirbelsäulenabschnitte   – 15
2.8.1   Die Halswirbelsäule   – 15
2.8.2   Die Brustwirbelsäule   – 16
2.8.3   Die Lendenwirbelsäule   – 18
2.8.4   Das Kreuzbein   – 19
2.8.5   Das Steißbein   – 21

2.9   Der Bandapparat   – 21
2.9.1   Bänder der Wirbelsäule   – 22
2.9.2   Bänder der Kopfgelenke   – 24
2.9.3   Bänder des Beckens   – 24

2.10   Die Bandscheibe   – 25
2.10.1 Aufbau der Bandscheibe   – 26
2.10.2 Ernährung der Bandscheibe   – 27
2.10.3 Biomechanik der Bandscheibe   – 30

2.11   **Willkürliches (somatisches) Nervensystem**   – 31

2.11.1   Funktionell anatomische Übersicht des Rückenmarks   – 32

2.11.2   Einbettung des Rückenmarks im Wirbelkanal   – 35

2.11.3   Rückenmarkssegment   – 36

2.11.4   Feinaufbau des Rückenmarks   – 37

2.11.5   Reflexbogen   – 39

2.12   **Muskulatur**   – 39

2.12.1   Muskelfasertypen   – 39

2.12.2   Autochthone Rückenmuskulatur   – 42

2.12.3   Prävertebrale Halsmuskulatur   – 47

2.12.4   Muskulatur des Schultergürtels   – 48

2.12.5   Rumpf-Oberarm-Muskulatur   – 50

2.12.6   Bauchwandmuskulatur   – 51

2.12.7   Becken-Bein-Muskulatur   – 55

2.12.8   Fussmuskulatur   – 62

2.1 Anatomische Übersicht

Die **Wirbelsäule** (Columna vertebralis) ist die tragende und stützende, in sich bewegliche vertikale Achse des menschlichen Körpers. Sie besteht aus 33 – 34 knöchernen Teilstücken, den Wirbeln (Vertebrae), und hat bei durchschnittlicher Größe eine Länge von ca. 75 cm. Sie umgibt schützend das Rückenmark (Medulla spinalis) und trägt Kopf, Schultergürtel und Brustkorb. Der bewegliche Teil (Hals-, Brust- und Lendenwirbelsäule) und der unbeweglichen Teil (Kreuzbein, Steißbein) bilden zusammen eine doppelt S-förmige Schwingung, die kranial mit der Halslordose beginnt und kaudal mit der Sakralkyphose endet (◘ **Abb. 2.1** und **2.5 b**).

Die **Halswirbelsäule** besteht aus 7 Halswirbeln (C1 – C7, Vertebrae cervicales). Der oberste Halswirbel, auf dem der Schädelknochen direkt aufliegt, wird als »Atlas« bezeichnet, der darunter liegende zweite Halswirbel als »Axis«.

Die **Brustwirbelsäule** wird von 12 Brustwirbeln (Th1 – Th12, Vertebrae thoracicae) gebildet, die mit den Rippen verbunden sind.

Fünf massive Lendenwirbel (L1 – L5, Vertebrae lumbales) bilden die **Lendenwirbelsäule**.

Darunter schließt sich das Kreuzbein (**Os sacrum**) an. Die 5 Sakralwirbel sind zu einer einzigen Knochenplatte verschmolzen und somit untereinander nicht beweglich.

Das meist aus 3 – 4 Wirbeln entstandene Steißbein (**Os coccygis**) ist im Regelfall nur rudimentär vorhanden und verknöchert ebenfalls mit zunehmendem Lebensalter.

2.2 Das Verspannungssystem der Wirbelsäule

Die **Wirbelsäule** muss physiologischerweise zwei sich widersprechende mechanische Funktionen erfüllen: **Einerseits muss sie starr, andererseits aber biegsam sein.**

Dies ist nur durch eine spezifische Verspannung möglich, die mit der Takelung eines Schiffes verglichen werden kann (◘ **Abb. 2.2**): Der im Bootsrumpf (Becken) verankerte »Mast« (Wirbelsäule) erhebt sich bis zum Kopf. Er ist auf mehreren Etagen durch Bänder- und Muskelzüge »vertäut«. Er trägt in Schulterhöhe als quere Rahe den Schultergürtel und an seiner Spitze den Kopf. Die »Takelage« (Muskeln und Bänder) verbindet den »Mast« mit seiner basalen Verankerung, dem Becken.

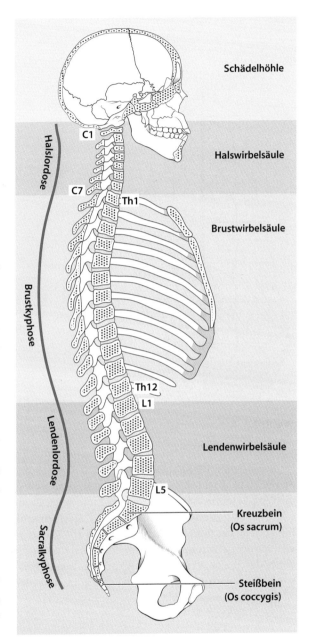

◘ **Abb. 2.1.** Aufbau der Wirbelsäule im Längsschnitt

Ein zweites System von Haltetauen mit dem Schultergürtel als transversale Achse verstärkt die dynamische Verspannung der Wirbelsäule. Bei einem symmetrischen, beidbeinigen Stand halten ausgeglichene Spannkräfte den »Mast« gestreckt in der Senkrechten.

2

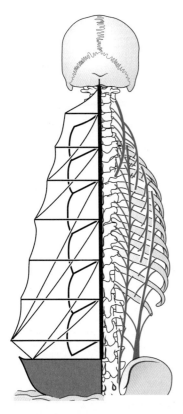

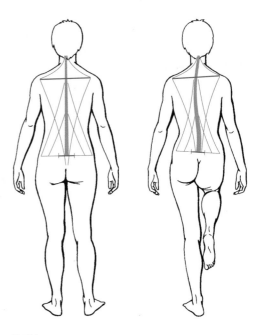

▫ Abb. 2.3. Verspannungssystem der Wirbelsäule

▫ Abb. 2.2. Bootsmastmodell der Wirbelsäule

Beim Gehen (**▫ Abb. 2.3**) kippt das Becken in der Standbeinphase ein wenig zur Spielbeinseite und zwingt die Wirbelsäule in eine wellenförmige Linie in der Frontalebene: Der lumbale Abschnitt ist zur Spielbeinseite hin konvex, der thorakale Teil konkav, die HWS wiederum konvex gekrümmt. Das Zentralnervensystem sorgt dabei durch eine ständige, unwillkürliche Tonusanpassung der verschiedenen Muskelzüge dafür, dass das Gleichgewicht erhalten bleibt.

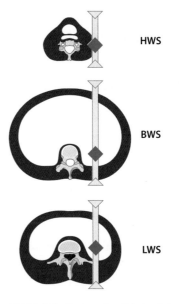

▫ Abb. 2.4. Die Lage der Wirbelsäule im Horizontalschnitt

2.3 Die Wirbelsäule als Achsenorgan und Schutz des Rückenmarks

Die Wirbelsäule zeigt im Horizontalschnitt auf den verschiedenen Etagen eine unterschiedliche Körperwandnähe (**▫ Abb. 2.4**):

— In der **Region des Halses** liegt sie möglichst nahe am Schwerpunktslot des Kopfes und somit zu Beginn des hinteren Drittels.

- Im **Bereich der BWS** liegt sie im hinteren Viertel des Thoraxdurchmessers, um den mediastinalen Organen genügend Platz nach ventral zu belassen.
- Im **LWS-Bereich** befindet sie sich fast exakt in der Mitte.

❯ **Beachte**
Die Wirbelsäule steht ökonomischerweise zentral unter der Masse des gesamten Oberkörpers.

Neben ihrer Bedeutung als Achsenorgan hat die Wirbelsäule die wichtige **Schutzfunktion für das Rückenmark.** Der am Hinterhauptsloch beginnende Wirbelkanal wird durch die Aufeinanderreihung der einzelnen Wirbellöcher gebildet und umgibt einen Teil der Medulla oblongata und das Rückenmark. Diese »Röhre« ist rundherum knöchern umwandet, und ein größerer Zugang in ihr Inneres findet sich nur bei den Zwischenwirbellöchern, den Austrittsstellen der Nervenäste.

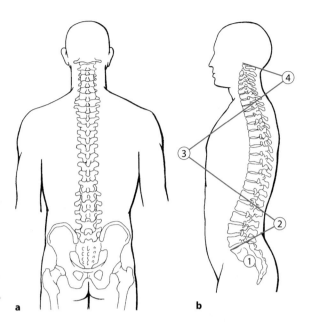

a   b

☐ **Abb. 2.5 a, b.** Die Schwingungen der Wirbelsäule. Ansicht von hinten (**a**) und von der Seite (**b**). *1* Sakralkyphose, *2* Lendenlordose, *3* Brustkyphose, *4* Halslordose

2.4 Physiologische Schwingungen der Wirbelsäule

Von vorne oder von hinten betrachtet (☐ **Abb. 2.5 a**) ist die Wirbelsäule prinzipiell ein gerader Stab, der allerdings geringgradige Seitkrümmungen aufweisen kann, die innerhalb bestimmter Grenzen nicht als pathologisch anzusehen sind.

In der sagittalen Ebene hat die Wirbelsäule physiologischerweise eine doppelte S-förmige Krümmung, die ihr zusammen mit den zwischen den Wirbeln liegenden Bandscheiben (**Disci intervertebrales**) eine federnde Eigenschaft gibt.

Man unterscheidet eine (☐ **Abb. 2.5 b**):
- Sakralkyphose,
- Lendenlordose,
- Brustkyphose,
- Halslordose .

Die Ausbildung der WS-Krümmungen muss man mit der Entwicklung des Menschen vom Vierbeiner zum Zweibeiner sehen (= phylogenetische Entwicklung). Die Aufrichtung hat eine Umkehrung der LWS-Schwingung, die ursprünglich nach ventral konkav war, erzwungen (☐ **Abb. 2.6**).

Im Verlauf der ontogenetischen Individualentwicklung (vom Ei bis zur geschlechtsreifen Entwicklung) sind die gleichen Vorgänge zu beobachten (☐ **Abb. 2.7**)

Aus der embryonalen C-förmigen Schwingung entsteht mit dem aufrechten Gehen die doppelt S-förmige Ausbildung der Wirbelsäule. Schon beim Kleinkind bildet sich mit dem Krabbeln und Sitzen die Halslordose (☐ **Abb. 2.7 a, b**). Beim aufrecht stehenden Kind (☐ **Abb. 2.7 c**) streckt sich das Hüftgelenk, und mit der Neigung des Beckens nach vorne entsteht die kräftige Lendenlordose mit kompensatorischer Brustkypkose.

Die Krümmungen steigern die mechanische Widerstandsfähigkeit gegenüber axial gerichteten Druckkräften. Nach physikalischen Gesetzmäßigkeiten nimmt die Belastbarkeit (R) einer gekrümmten Säule proportional dem Quadrat der Krümmungen (N) plus Eins zu (☐ **Abb. 2.8**).

Die Wirbelsäule mit ihren drei Krümmungen (N = 3) hat somit im Vergleich zu einem ganz geraden Stab (N = 0) die 10-fache Widerstandskraft (R = 3^2+1).

Desweiteren haben Untersuchungen ergeben, dass die Dämpfung bei axialen Stauchungen der Wirbelsäule, wie sie z.B. bei sportlichen Betätigungen erfolgt, durch zwei verschiedene Mechanismen erfolgt:

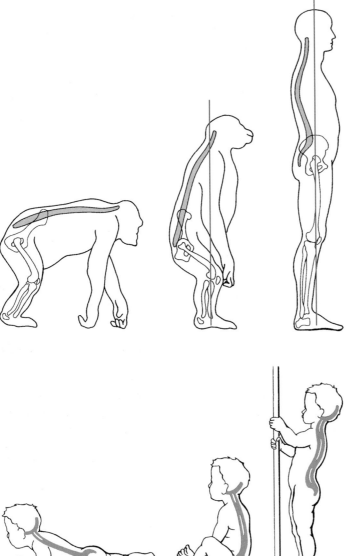

◪ **Abb. 2.6.** Phylogenetische Entwicklung der Wirbelsäule

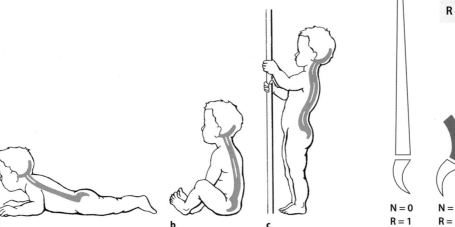

◪ **Abb. 2.7 a–c.** Ontogenetische Entwicklung der Wirbelsäule mit Ausbildung der Lendenlordose (**a**), der Brustkyphose (**b**) und der Gesamtschwingung der Wirbelsäule (**c**)

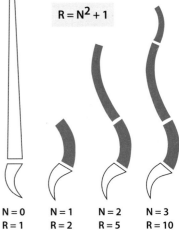

$$R = N^2 + 1$$

N = 0	N = 1	N = 2	N = 3
R = 1	R = 2	R = 5	R = 10

◪ **Abb. 2.8.** Krümmung und Belastbarkeit der Wirbelsäule. *N* Anzahl der Krümmungen, *R* Belastbarkeit

Ungefähr 50 % des Stoßes werden durch Kompression der Bandscheiben durch eine minimale Deformierung der Wirbelkörper abgefangen.

Die restlichen 50 % werden durch eine Ausbiegung der Wirbelsäule nach dorsal gedämpft.

2.5 Funktionseinheiten der Wirbelsäule

> **Beachte**
> Die **kleinste funktionelle Einheit der WS** bezeichnet man nach Junghanns (1956) als **Bewegungssegment**.

Es besteht knöchern aus zwei benachbarten Wirbeln und den dazwischen liegenden passiven Strukturen, also der Bandscheibe und dem zugehörigen Bandapparat. In der lateralen Ansicht erkennt man die Funktionseinheit sehr gut (◘ Abb. 2.9).

Ventral befindet sich der **vordere Pfeiler.** Er hat vornehmlich statische Funktionen und ist das wesentliche Trägerelement. Der **hintere Pfeiler** liegt dorsal und hat vorwiegend dynamische Funktionen. Er wird von den Gelenkfortsätzen gebildet, die ihrerseits von den Wirbelbögen getragen werden.

Man unterscheidet zwischen einem vom Wirbel gebildeten **passiven Segment** und einem **bewegenden Segment.**

Kapandji (1985) vergleicht modellhaft jeden Wirbel mit einem Hebel, dessen Drehpunkt vom Wirbelgelenk gebildet wird (◘ Abb. 2.10). Dieses Hebelsystem erlaubt die Aufnahme und Weiterleitung von die Wirbelsäule axialen belastenden Druckkräften.

Bei Flexion erfolgt eine direkte und passive Aufnahme durch die Zwischenwirbelscheibe, eine indirekte und aktive durch die tiefen, autochthonen Rückenmuskeln. Diese setzen an ihrem Hebelarm, dem Wirbelbogen (**Arcus vertebrae**), an und sorgen für einen diskomuskulären Druckausgleich.

> **Beachte**
> Aufnahme und Weiterleitung der axialen Druckkräfte erfolgen gleichzeitig passiv und aktiv.

Aber nicht nur die Muskulatur bewirkt einen Druckausgleich, sondern auch die dorsal der Bewegungsachse liegenden Bänder. Ihre Spannung erhöht sich bei Flexionsbewegungen und zunehmender Kompression der Bandscheibe. Man spricht hierbei von einem diskoligamentären Druckausgleich (◘ Abb. 2.10).

Nach White u. Panjabi (1978) ist die Drehachse bei der Beuge- und Streckbewegung nicht einheitlich. Sie kann, je nach der Elastizität der Bandscheiben und dem Zustand des Gallertkerns, von ventral des hinteren Längsbandes bis etwa in Höhe der Wirbelgelenke liegen.

2.6 Bewegungsmöglichkeiten der Wirbelsäule

Betrachtet man die WS in ihrer ganzen Länge von der Schädelbasis bis zum Kreuzbein, dann kann sie als eine Gelenkkette mit drei rein axialen Freiheitsgraden (Flexion/Extension, Rotation, Lateralflexion) angesehen werden.

◘ **Abbildung 2.11** zeigt die durchschnittliche segmentale Bewegungsmöglichkeit in den einzelnen Wirbelsäulenabschnitten.

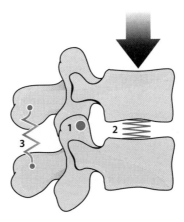

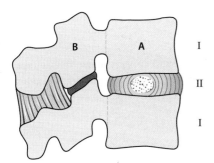

◘ **Abb. 2.9.** Das Bewegungssegment nach Junghanns. *A* Vorderer Pfeiler, *B* hinterer Pfeiler, *I* passives Segment, *II* bewegendes Segment

◘ **Abb. 2.10.** Diskomuskulärer Druckausgleich. *1* Drehpunkt am Wirbelgelenk, *2* Zwischenwirbelscheibe, *3* tiefe, autochthone Rückenmuskeln

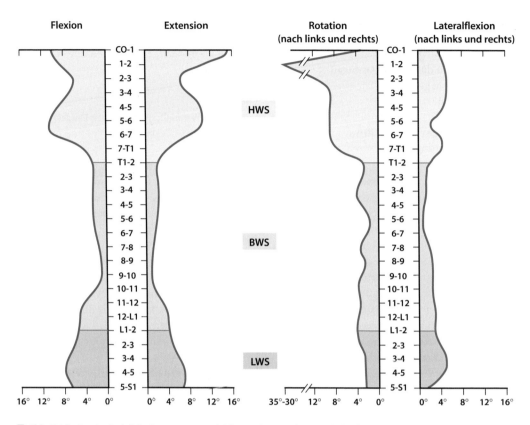

Abb. 2.11. Durchschnittliche Bewegungsmöglichkeit in den einzelnen Wirbelsäulensegmenten

Zusammenfassend lässt sich Folgendes feststellen:

- Die **Halswirbelsäule** stellt den mit Abstand beweglichsten Abschnitt dar.
  - Das **Bewegungsausmaß** ist in alle Richtungen sehr gut.
  - **Beugung und Streckung** erfolgen vornehmlich im Segment Co – C1 (Art. atlantooccipitalis = oberes Kopfgelenk).
  - Besonders hervorzuheben ist die außerordentliche **Rotationsmöglichkeit** im Segment C1 – C2 (Art. atlantoaxialis = unteres Kopfgelenk). Die Gründe dafür werden in ▶ **Kap. 2.8.1** genauer dargestellt.
- Die **Beweglichkeit in der Brustwirbelsäule** ist relativ gering. Ausschlaggebend dafür ist u. a. die Verbindung mit den Rippen, die jeweils an zwei benachbarten Wirbelkörpern gelenkig ansetzen (ausgenommen davon sind lediglich die 1., 11. und 12. Rippe, die nur je einen einzigen Wirbelkörper kontak-

tieren). Zudem schränken die dachziegelartig übereinander liegenden Dornfortsätze eine Extension stark ein und verhindern mechanisch eine Überstreckung.

- Die **Lendenwirbelsäule** erlaubt besonders Bewegungen in der Sagittal- und Frontalebene (Flexion/Extension und Lateralflexion), während Rotationen beinahe unmöglich sind.

Addiert man die Einzelbewegungen in den Bewegungssegmenten der Wirbelsäule (ohne Kopfgelenke), ergeben sich in den drei Hauptebenen folgende Bewegungsausschläge:

> **Beachte**
> - Sagittalebene (Flexion/Extension): 210°
> - Frontalebene (Lateralflexion): 180°
> - Horizontalebene (Rotation): 210°

Das gesamte Ausmaß der rein axialen und kombinierten Bewegungen entsteht aus der Addition der segmentalen Einzelbewegungen. Diese wiederum sind in erster Linie abhängig von der Stellung der Gelenkflächen im Raum. Hier treten in den drei Wirbelsäulenabschnitten erhebliche Unterschiede auf. Dies liefert die Erklärung für die unterschiedlichen Bewegungsrichtungen und -ausmaße (◘ Abb. 2.12).

Die **Gelenkfacetten in der oberen Halswirbelsäule** (s. ◘ Abb. 2.12 a) sind annähernd in der Horizontalebene ausgerichtet und erfahren kaudalwärts zunehmend eine Schrägstellung bis ca. 45 ° zur Frontalebene.

Im **Atlantookzipitalgelenk** (Gelenk zwischen dem Okziput des Schädels und dem Atlas = oberes Kopfgelenk) erfolgen vornehmlich »Nick«-Bewegungen, im **Atlantoaxialgelenk** (Gelenk zwischen 1. und 2. HW = unteres Kopfgelenk) finden vor allem Rotationsbewegungen statt. In den übrigen Segmenten sind Bewegungen in alle Richtungen gut möglich.

In der **Brustwirbelsäule** (s. ◘ Abb. 2.12 b) neigen sich die Gelenkfacetten gegenüber der Horizontalebene in einem Winkel von ca. 60 ° und gegenüber der Frontalebene in einem Winkel von ca. 20 °. Sie zeigen somit nach dorsokranial-lateral. Dies begünstigt die Lateralflexion und Rotation.

In der **Lendenwirbelsäule** (s. ◘ Abb. 2.12 c) stehen die Gelenkflächen ca. 45 ° zur Frontalebene und 90 ° gegenüber der Horizontalebene. Der Rotationsspielraum ist somit zwangsläufig nur äußerst gering (die Facetten stoßen sehr rasch gegeneinander), während Flexion/Extension bzw. Lateralflexion relativ gut möglich sind (die Facetten gleiten aneinander vorbei).

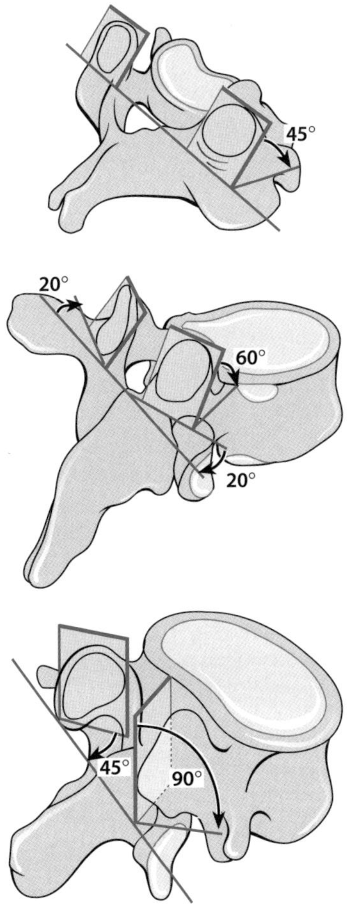

◘ **Abb. 2.12 a–c.** Die Stellung der Wirbelgelenke in den einzelnen Wirbelsäulenabschnitten. **a** HWS, **b** BWS, **c** LWS

2.7 Der Wirbel

Die Wirbel sind die Grundbausteine der Wirbelsäule. Entsprechend der zunehmenden Gewichts- und Druckbelastung werden sie von der Halswirbelsäule bis hinunter zur Lendenwirbelsäule größer. Trotz unterschiedlicher Größenverhältnisse besitzen die Wirbel einen einheitlichen Bauplan (◘ Abb. 2.13). Lediglich die ersten beiden Halswirbel fallen aus diesem Allgemeinschema heraus.

Der Wirbelkörper (**Corpus vertebrae**) ist ein kurzer Knochen und besteht aus einer äußeren Kortikalisschicht (**Compacta**), die spongiöses Knochengewebe umgibt. Die Grund- und Deckplatten sind zentral sehr dünn und von hyalinem Knorpel überzogen. Ihre Außenränder sind verdickt und werden als Randleisten bezeichnet. Die Anordnung der Spongiosabälkchen im Inneren des Körpers entspricht den bei Belastung auftretenden Hauptspannungsverläufen. Diese ziehen vorwiegend vertikal von der oberen zur unteren Grenzfläche und horizontal von einer lateralen Kortikalisschicht zur anderen (◘ Abb. 2.14 a) Im Sagittalschnitt sind neben den vertikalen Spongiosabälkchen zwei weitere, fächerartige Verläufe zu erkennen.

Einer der Fächer zieht von der kranialen Endfläche durch die Pediculi hinein in die oberen Gelenkfortsätze und in den Dornfortsatz (◘ Abb. 2.14 b). Der andere Fächer verläuft von der unteren Endfläche des Wirbel-

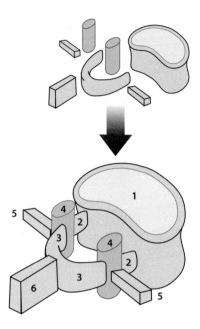

◘ **Abb. 2.13.** Grundbauplan eines Wirbels. *1* Wirbelkörper, *2* Pedikulus, *3* Lamina, *2 + 3* Arcus, *4* Gelenkfortsatz, *5* Querfortsatz, *6* Dornfortsatz

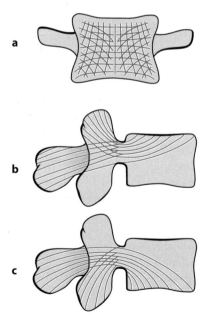

◘ **Abb. 2.14 a – c.** Spongiosastruktur im Wirbelkörper. **a** Frontalschnitt, **b** und **c** Sagittalschnitt

körpers über die Pediculi in die unteren Gelenkfortsätze und den Dornfortsatz (◘ **Abb 2.14 c**).

Daraus ergibt sich eine lokal sehr unterschiedliche Spongiosadichte. Wie in ◘ **Abbildung 2.15** dargestellt ist, befindet sich gerade im ventralen Anteil des Wirbelkörpers ein dreieckförmiger Bereich mit ausschließlich vertikal orientierten Spongiosabälkchen (◘ **Abb. 2.15 a**). Dies ist auch die Prädeliktionsstelle für Impressionsfrakturen (◘ **Abb. 2.15 b**). Erst eine axiale Belastung von über 800 kp lässt den gesamten Körper frakturieren, wobei auch die hintere Kortikaliswand einbricht.

Die Belastbarkeit des Wirbelkörpers hängt von seinem Mineralsalzgehalt ab. Mit zunehmendem Alter kommt es zu einer Auflockerung der Spongiosastruktur und damit zu erhöhter Bruchgefahr.

Nach dorsal setzt sich der Wirbelkörper fort in den Wirbelbogen (**Arcus vertebrae**). Er besteht aus zwei symmetrischen Hälften, die miteinander verwachsen sind und so das Wirbelloch (**Foramen vertebrale**) bilden. Alle Wirbellöcher übereinander angeordnet formen den Wirbelkanal (**Canalis vertebralis**), in dem das Rückenmark (**Medulla spinalis**) verläuft.

Der Wirbelbogen gliedert sich in einen vorderen Anteil (**Pediculus arcus vertebrae**) und einen hinteren Anteil (**Lamina arcus vertebrae**). Die Pediculi haben nach kranial und kaudal Einziehungen (Incisura vertebralis superior und inferior), die die untere und obere Begrenzung des Zwischenwirbellochs (**Foramen intervertebra-**

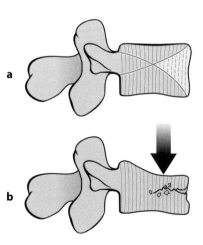

◘ **Abb. 2.15 a, b.** Prädeliktionsstelle für Wirbelkörperfrakturen. **a** Schwachstelle (blaue Fläche) mit ausschließlich vertikal orientierter Spongiosastruktur, **b** Impressionsfraktur infolge überhöhter axialer Belastung, angedeutet durch den Pfeil

le) bilden. Hier befindet sich die Austrittsstelle der Segmentnerven.

Am Übergang von Pediculus zur Lamina sitzt der Gelenkfortsatz (**Processus articularis**). Er unterteilt sich in eine Wölbung nach kranial (**Processus articularis superior**) und eine nach kaudal (**Processus articularis inferior**). Beide Teile tragen Gelenkflächen (**Facies articulares**), wobei die oberen nach dorsal, die unteren nach ventral gerichtet sind. Die jeweils kraniale Gelenkfläche artikuliert mit der kaudalen des nächst höheren Wirbels und umgekehrt und bildet das Wirbelbogengelenk (**Articulatio cygapophysialis** = kleines Wirbelgelenk).

Seitlich und hinten am Wirbelbogen befinden sich noch knöcherne Fortsätze:

- die nach lateral stehenden Querfortsätze (**Processus transversi**) und
- der nach dorsal stehende Dornfortsatz (**Processus spinosus**).

Sie dienen den Muskeln und Bändern als Anheftungsstelle und weisen in den einzelnen Wirbelsäulenabschnitten unterschiedliche Größe und Form auf.

2.8 Die einzelnen Wirbelsäulenabschnitte

2.8.1 Die Halswirbelsäule

Wie in ▶ **Kap. 2.7** erwähnt, fallen der 1. und der 2. Halswirbel aus dem allgemeinen Bauschema eines Wirbels deutlich heraus, während der 3. – 7. Halswirbel nur kleine Unterschiede aufweisen. Sie entsprechen dem typischen Bauplan eines Wirbels (◻ **Abb. 2.16 a, b**). Der Wirbelkörper ist im Verhältnis zum Wirbelloch ziemlich klein. Die Querfortsätze besitzen ein kleines Loch (**Foramen transversarium**), durch welches vom 6. bis zum 1. Halswirbel die A. und V. vertebralis ziehen. Die Dornfortsätze sind mit Ausnahme des 1. und 7. Halswirbels gefiedert. Der Dornfortsatz des 7. Halswirbels (**Vertebra prominens**) ist besonders hervorspringend, gleicht denen der BWS und bildet auch den Übergang zu dieser.

Atlas. Der Atlas (◻ **Abb. 2.17**) besitzt keinen Wirbelkörper, sondern lediglich einen vorderen und hinteren Bogen (**Arcus anterior und arcus posterior**). Beide Bögen besitzen in der Medianebene jeweils einen kleinen Höcker (**Tuberculum anterius** und **Tuberculum posterius**). Das **Foramen vertebrale** wird seitlich begrenzt durch die **Massae laterales**, auf denen nach kranial zeigend jeweils die **Facies articularis superior** und nach kaudal zeigend die **Facies articularis inferior** sitzt. Die oberen Gelenkflächen sind konkav und artikulieren mit den Hinterhauptskondylen im Atlantookzipitalgelenk (**Articulatio atlantooccipitalis** = oberes Kopfgelenk). Die unteren Gelenkflächen sind plan und nahezu kreisförmig. An der Innenseite des Arcus anterior befindet sich eine fünfte Gelenkfläche, die **Fovea dentis**.

Durch das **Foramen transversarium** des **Processus transversus** ziehen die A. und die V. vertebralis und gelangen durch das Hinterhauptsloch (**Foramen magnum**) in das Schädelinnere. Sie versorgen das Gehirn und Rückenmark.

Axis. Am Axis (◻ **Abb. 2.18**) unterscheidet man Wirbelkörper, -bogen und den zahnartigen Fortsatz (**Dens axis** = Zahn des Axis). Er sitzt dem Wirbelkörper auf und endet mit der abgestumpften Spitze, dem Apex dentis.

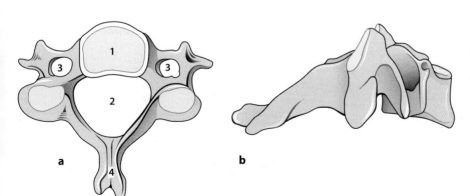

◻ **Abb. 2.16 a, b.** Vierter Halswirbel (Vertebra cervicalis) von oben (**a**) und von der Seite (**b**). *1* Wirbelkörper, *2* Wirbelloch, *3* Querfortsatzloch, *4* gefiederter Dornfortsatz

An der Vorderfläche des Zahns befindet sich eine ovale Gelenkfläche (**Facies articularis anterior**), die mit der Fovea dentis des vorderen Atlasbogens artikuliert. An der Rückseite des Zahns findet man die hintere Gelenkfläche, (**Facies articularis posterior**), über die das Lig. transversum atlantis (■ Abb. 2.19, s. auch ▶ Kap. 2.9.2)

zieht und eine Verlagerung des Dens axis nach dorsal zum Rückenmark hin absichert. Die **Facies articulares superiores** erscheinen annähernd plan und fallen nach lateral etwas ab. Der **Dornfortsatz des Axis** ist kurz und gefiedert.

In ■ Abbildung 2.19 ist zu erkennen, dass das Atlantoaxialgelenk (unteres Kopfgelenk) abweichend von den übrigen HWS-Segmenten drei Gelenkverbindungen besitzt und die Rotation um den Dens axis als Drehachse erfolgt. Daraus resultiert die große Rotationsmöglichkeit von 30–35° (s. auch ■ Abb. 2.11). In diesem Segment fehlt auch entsprechend der anatomischen Gegebenheiten eine Bandscheibe.

Unkovertebralgelenke. Eine Besonderheit in der Halswirbelsäule stellen die Unkovertebralgelenke (■ Abb. 2.20 und 2.21) dar. Sie werden von den kranial liegenden, sagittal ausgerichteten **Processus unciformes** (= Unci corporis vertebrae) und einer halbmondförmigen Schrägkante an der Unterfläche des darüber liegenden Wirbelkörpers gebildet. Beide artikulierenden Flächen weisen einen Knorpelüberzug auf. Diese kleinen Gelenke werden von einer Art Kapsel umhüllt, die medial mit der Zwischenwirbelscheibe in Verbindung steht. Durch die sagittale Ausrichtung der Uncovertebralgelenke wird die Flexions-/Extensionsbewegung gewissermaßen »geschient«.

2.8.2 Die Brustwirbelsäule

Die ventralen Abschnitte der Bewegungssegmente sind wegen der nach dorsal konvexen Ausrichtung der Brustwirbelsäule relativ starken Druckbelastungen ausgesetzt. Während in den lordotisch eingestellten Abschnit-

■ **Abb. 2.17 a, b.** Atlas (= erster Halswirbel) von oben (**a**) und von unten (**b**). *1* Arcus anterior, *2* Arcus posterior, *3* Tuberculum anterius, *4* Tuberculum posterius, *5* Foramen vertebrale, *6* Massae laterales, *7* Facies articularis superior, *8* Facies articularis inferior, *9* Fovea dentis, *10* Processus transversus, *11* Foramen transversarium

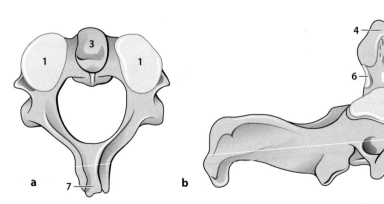

■ **Abb. 2.18 a, b.** Axis (= 2. Halswirbel) von oben (**a**) und von der Seite (**b**). *1* Facies articularis superior, *2* Corpus vertebrae, *3* Dens axis, *4* Apex dentis, *5* Facies articularis anterior, *6* Facies aritcularis posterior, *7* Processus spinosus

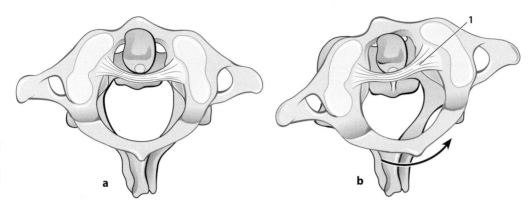

◘ **Abb. 2.19 a, b.** Atlantoaxialgelenk. Atlas (blau) und Axis (grau) von oben in Neutralstellung (**a**) und Rotationsstellung nach links (**b**). *1* Lig. transversum atlantis

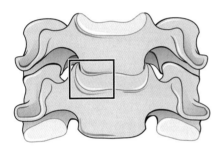

◘ **Abb. 2.20.** Unkovertebralgelenk

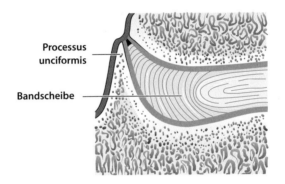

◘ **Abb. 2.21.** Ausschnittsvergößerung eines Unkovertebralgelenks

ten der Hals- und Lendenwirbelsäule bei axialen Stauchungen ein Teil der einwirkenden Kräfte von den Wirbelgelenken und den Weichteilen zwischen den Wirbelbögen abgefangen wird, müssen die Wirbelkörper und Bandscheiben der BWS die Last alleine tragen.

Die **Brustwirbel** entsprechen weitgehend dem bereits skizzierten Grundmuster, **weisen jedoch einige erwähnenswerte Besonderheiten auf.**

So befinden sich zur Artikulation mit den 12 Rippenpaaren (Costae) zusätzliche Gelenkflächen an den Wirbelkörpern (**Fovea costalis superior und inferior**) und an den Querfortsätzen (**Fovea costalis processus transversi**) (◘ Abb. 2.22–2.24).

Beim **1. Brustwirbelkörper** findet man **am kranialen Rand eine ganze und am kaudalen Rand eine halbe Gelenkfläche** (◘ Abb. 2.24). Die **Brustwirbelkörper 2–9** weisen je eine halbe Gelenkfläche am Ober- und Unterrand auf. Der **10. Brustwirbel** besitzt nur am kranialen Rand eine halbe Gelenkfläche. Der **11. Brustwirbel** trägt am kranialen Rand und der **12. Brustwirbel** in der Mitte je eine ganze Gelenkfläche.

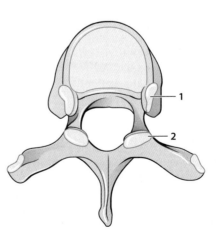

◘ **Abb. 2.22.** Brustwirbel (Vertebra thoracica) von oben. *1* Fovea costalis superior, *2* Processus articularis superior, *3* Fovea costalis processus transversi

> **Beachte**
>
> Die 1., 11. und 12. Rippe artikuliert jeweils nur mit einem einzigen Brustwirbelkörper, während die 2.–10. Rippe jeweils mit zwei benachbarten Wirbelkörpern in Verbindung steht.

Diese relativ starre Verbindung zwischen Wirbeln und Rippen ist Hauptursache für die geringen Bewegungsmöglichkeiten in der gesamten BWS (s. auch ◘ Abb. 2.11). Für eine zusätzliche Bewegungseinschränkung in die Extension sind die langen Dornfortsätze verantwortlich, die dachziegelartig übereinander liegen und bei einer Streckung sehr rasch für einen mechanischen Stopp sorgen (◘ Abb. 2.23).

In Hinblick auf pathologische Geschehen ist die Lage der Foramina intervertebralia in der Brustwirbelsäule erwähnenswert. Sie befinden sich wegen der ausgeprägteren unteren Pedikelinzisuren hinter den Wirbelkörpern und nicht – wie in den anderen Wirbelsäulenabschnitten – auf Höhe der Bandscheiben.

> **Beachte**
>
> Die austretenden Segmentnerven haben ventral einen knöchernen Schutz.

Das Gelenk zwischen Rippe und Querfortsatz (◘ Abb. 2.25) heißt Rippen-Querfortsatz-Gelenk (**Articulatio costotransversaria**). Es kann bei den unteren beiden Rippen auch fehlen (◘ Abb. 2.24). Das Gelenk zwischen Rippe und Wirbelkörper heißt Rippenkopfgelenk (**Articulatio capitis costae**).

2.8.3 Die Lendenwirbelsäule

Die Wirbelkörper (◘ Abb. 2.26) sind in diesem Bereich der Wirbelsäule entsprechend der Belastung besonders mächtig. Im Vergleich zu ihnen stellt sich das Lumen des annähernd dreieckigen Wirbellochs relativ klein dar.

Besonders auffallend ist die Quaderform der großen, beidseits abgeplatteten Dornfortsätze. Sie stehen weit auseinander und dienen der kräftigen Rückenmuskulatur als Ansatz.

Der Seitenfortsatz der Lendenwirbel (**Processus costalis**), entspricht nicht dem Querfortsatz der anderen Wirbeln, sondern ist ein kräftiges Rippenrudiment, das mit dem eigentlichen Querfortsatz verschmolzen ist.

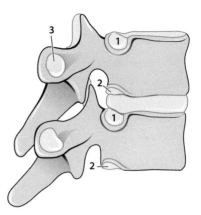

◘ **Abb. 2.23.** Brustwirbel VI und VII von der Seite. *1* Fovea costalis superior, *2* Fovea costalis inferior, *3* Fovea costalis processus transversi

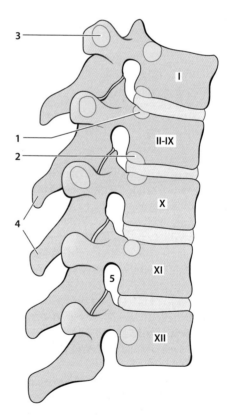

◘ **Abb. 2.24.** Schematische Darstellung der Gelenkflächen für die Rippen-Wirbel-Gelenke. *1* Fovea costalis superior, *2* Fovea costalis inferior, *3* Fovea costalis processus transversi, *4* Processus spinosus, *5* Incisura vertebralis inferior

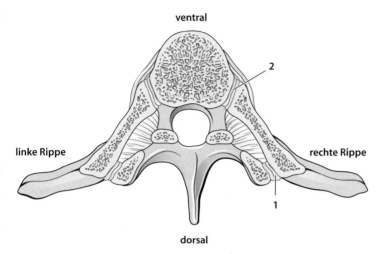

ventral

linke Rippe

rechte Rippe

dorsal

☐ Abb. 2.25. Rippen-Wirbel-Gelenke im Horizontalschnitt: *1* Articulatio costotransversaria, *2* Articualtio capitis costae

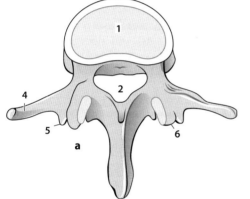

a

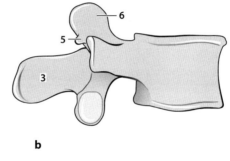

b

☐ Abb. 2.26 a, b. Lendenwirbel (Vertebra lumbalis) von oben (**a**) und von der Seite (**b**). *1* Corpus vertebrae, *2* Foramen vertebrale, *3* Processus spinosus, *4* Processus costalis, *5* Processus accessorius, *6* Processus mammilaris

Hinter dem Processus costalis befindet sich eine kleine knöcherne Erhöhung (**Processus accessorius**), der zusammen mit dem Processus mammilaris den Rest des Querfortsatzes ausmacht.

Die Wirbelgelenkflächen sind im Lendenwirbelsäulenbereich annähernd in der Sagittalebene ausgerichtet, was eine Rotationsmöglichkeit in diesem Wirbelsäulenabschnitt weitgehend verhindert.

Die Unterfläche des 5. Lendenwirbels steht auf dem Kreuzbein in einem Winkel von ungefähr 30 ° (Sakralwinkel **☐ Abb. 2.29**) nach vorne unten. Dies birgt die potentielle Gefahr eines Abrutschens von L5 nach ventralkaudal in den Bauchraum (**☐ Abb. 2.27**). Deshalb stehen die unteren Gelenkflächen der Wirbelbogengelenke von L5 aus der Sagittalebene etwas mehr in die Frontalebene gedreht. Diese »Ankerfunktion« verleiht dem unters-

ten Lendenwirbel einen besseren Halt auf dem Kreuzbeinplateau.

In **☐ Abbildung 2.27** sind die im lumbosakralen Übergang auftretenden Kräfte dargestellt.

2.8.4 Das Kreuzbein

Das Kreuzbein (**Os sacrum**) wird von 5 knöchern verwachsenen (synostosierten) Kreuzwirbeln und den zugehörigen ossifizierten Bandscheiben, Bandmassen und Rippenrudimenten gebildet. Die nach vorne gerichtete Fläche (**Facies pelvina**) ist konkav, die Rückseite (**Facies dorsalis**) konvex.

In der Frontalebene erscheint das Kreuzbein als Dreieck (**☐ Abb. 2.28 a, b**). Den kranialen Abschluss bil-

2

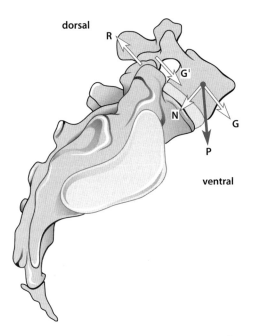

dorsal

ventral

◻ Abb. 2.27. Einwirkende Kräfte am lumbosakralen Übergang. *P* Resultierende von Oberkörpergewicht und Muskelverspannungskräften, *G* Komponente, die als Schubkraft parallel zur Kreuzbeinoberfläche wirkt, *N* Komponente, die senkrecht auf die Kreuzbeinoberfäche wirkt, *G'* und *R* Kraft und Gegenkraft im Wirbelbogengelenk

det dabei die dem letzten Lumbalwirbel zugewandte Fläche (**Basis ossis sacri**), deren am weitesten vorspringender Punkt als »**Promontorium**« bezeichnet wird. Das kaudale Ende heißt **Apex ossis sacri.**

An der Facies dorsalis kann man 4 paarige Öffnungen erkennen (**Foramina sacralia posteriora**). Sie bilden die Austrittsstellen für die ventralen Äste der Spinalnerven.

Die schwach ausgebildeten aber gut erkennbaren Dornfortsätze sind verschmolzen und bilden eine gezackte Knochenleiste (**Crista sacralis mediana**). Sie endet apikal oberhalb der unteren Öffnung des Wirbelkanals, dem **Hiatus sacralis.**

Der Blick von dorsal (**◻ Abb. 2.28 a**) zeigt noch einmal anschaulich die **Ausrichtung der oberen Gelenkflächen** annähernd in der Frontalebene, die so den »Anker« für die unteren Gelenkflächen des 5. Lumbalwirbels darstellen.

Die Verbindung mit der Beckenschaufel bildet das Kreuzbein-Darmbein-Gelenk (**Articulatio sacroiliaca** = Sakroiliakalgelenk, SIG oder Iliosakralgelenk, ISG). Hier artikulieren die großen, flachen, ohrförmigen Gelenkflächen (**Facies auriculares**) an der seitlichen Sakrumfläche (**Facies lateralis**), mit den gleichnamigen Gelenkflächen am Darmbein (**Os ilium**). Die Verbindung hat eine sehr straffe Kapsel-Band-Führung (**Amphiarthrose**), die nur wenig Bewegung zulässt.

❯ Beachte

Das Kreuzbein weist im Erwachsenenalter im Allgemeinen deutliche Geschlechtsunterschiede auf.
Beim **Mann** ist es länger, schmäler und zeigt eine stärkere Krümmung. Bei der **Frau** ist es kürzer, breiter und weniger gekrümmt.

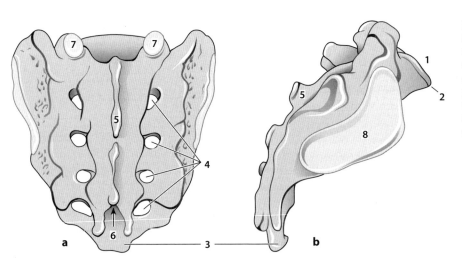

◻ Abb. 2.28 a, b. Kreuzbein (Os sacrum) von hinten (**a**) und von der Seite (**b**). *1* Basis ossis sacri, *2* Promontorium, *3* Apex ossis sacri, *4* Foramina sacralia posteriora, *5* Crista sacralis mediana, *6* Hiatus sacralis, *7* Facies articulares superiores, *8* Facies auricularis

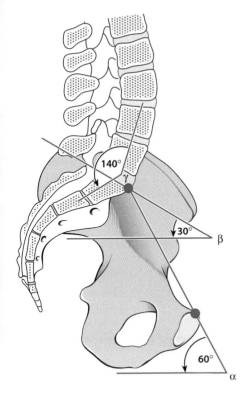

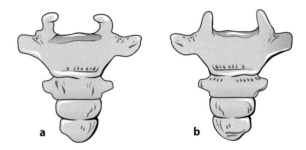

■ **Abb. 2.30 a, b.** Steißbein (Os coccygis) von vorne (**a**) und von hinten (**b**)

■ **Abb. 2.29.** Winkelbestimmungen in der lumbosakralen Region. α Beckenneigungswinkel, β Sakralwinkel, γ Lumbosakralwinkel

Die Einstellung des Kreuzbeins im Raum bestimmt die gesamte Einstellung der Wirbelsäule und damit in entscheidender Weise auch die Körperhaltung des Menschen. In der ■ **Abbildung 2.29** sind die durchschnittlichen Winkelgrößen im lumbosakralen Bereich abzulesen, die als physiologisch gelten können:

- Der **Beckenneigungswinkel** (= Inclinatio pelvis) bezeichnet den Winkel zwischen der verlängerten Verbindungslinie von Promontorium und Symphysenoberrand und einer Horizontalen. Er beträgt bei aufrechter Haltung ca. 60 °.
- Der **Sakralwinkel** (= Kreuzbeinbasiswinkel) ergibt sich aus einer Horizontalen und der nach ventrokaudal geneigten, kranialen Fläche des Os sacrum. Er beträgt im Mittel etwa 30 °.
- Der **Lumbosakralwinkel** wird von den mittleren Achsen des 5. Lumbal- und des 1. Sakralwirbels gebildet. Dieser Winkel bildet sich erst nach der Geburt aus und erreicht seine endgültige Größe, nach-

dem das Kind aufrecht gehen kann, also ca. am Ende des 2. Lebensjahres. Er beträgt durchschnittlich 140 °.

2.8.5 Das Steißbein

Das Steißbein (**Os coccygis**) (■ **Abb. 2.30**) besteht im Regelfall aus 3 – 4 Wirbelrudimenten (**Vertebrae coccygeales**), wobei nur der 1. Steißbeinwinkel noch typische Bauelemente eines Wirbels aufweist. Es setzt am Apex des Sakrums in Form einer Synchondrose (**Synchondrosis sacrococcygea**) an und nimmt nach kaudal an Größe ab.

Bis zum 30. Lebensjahr sind meist die letzten drei, später dann alle Wirbel synostotisch vereinigt. Lediglich zwischen dem 1. und 2. Coccygealwirbel kann eine gewisse Beweglichkeit erhalten bleiben, auch wenn im hohen Alter der erste Steißwirbel mit dem Kreuzbein knöchern verbunden ist.

2.9   Der Bandapparat

Der Bandapparat der Wirbelsäule hat die Aufgabe, die einzelnen Bewegungssegmente in alle Richtungen zu sichern.

❯ **Beachte**
Bewegungen auf die eine Seite werden immer von den Bändern auf der kontralateralen Seite gehemmt.

So wird z. B. eine Lateralflexion nach links von den Bändern auf der rechten Seite der Wirbelsäule begrenzt, die

2

Flexion der Wirbelsäule von den dorsal gelegenen Bändern.

2.9.1 Bänder der Wirbelsäule

Vorderes Längsband. Das »vordere Längsband« (**Lig. longitudinale anterius**) (◘ **Abb. 2.31**) zieht als kräftiges, glänzendes Band vom Hinterhauptsbein (Os occipitale) und vom Tuberculum anterius atlantis bis zum Kreuzbein (1. Sakralwirbel), wo es an der Facies pelvina mit dem Periost verschmilzt. Es liegt somit der Ventralseite der Wirbelsäule auf. Man unterscheidet folgende Schichten:

— Eine **tiefe Schicht**, deren kurze, bogige Faserbündel zwei benachbarte Wirbelkörper miteinander verbinden.
— Eine **oberflächliche Schicht**, deren lange Faserbündeln über 4–5 Wirbel ziehen. Das Band ist mit den Wirbelkörpern fest verwachsen und steht mit der

ventralen Fläche der Zwischenwirbelscheiben nur in lockerer Verbindung. An der vorderen oberen und unteren Kante des Wirbelkörpers befindet sich ein Spaltraum.

> ❯ **Beachte**
> Das vordere Längsband ist **sensibel nicht stark versorgt**. Es hemmt die Extension der Wirbelsäule.

Hinteres Längsband. Das »hintere Längsband« (**Lig. longitudinale posterius**) (◘ **Abb. 2.32**) entspringt am Os occipitale und zieht über der dorsalen Seite der Wirbelkörper (= Vorderseite des Spinalkanals) bis in den Sakralkanal hinein.

Seine Seitenränder sind eingekerbt, da in Höhe der Zwischenwirbelscheiben bogenförmige Faserbündel rautenförmig nach lateral an deren Rückseite ansetzen.

Das Band inseriert jeweils an Ober- und Unterrand der Wirbelkörper und an den Zwischenwirbelscheiben, nicht an den gesamten Wirbelkörperrückseiten. Der dort entstehende Zwischenraum ist von einem venösen Geflecht ausgefüllt.

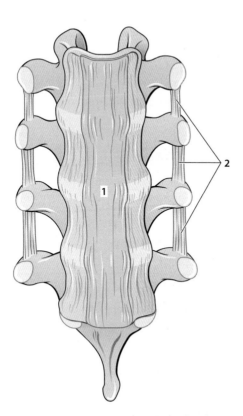

◘ **Abb. 2.31.** Lig. longitudinale anterius (*1*) und Lig. intertransversarium (*2*)

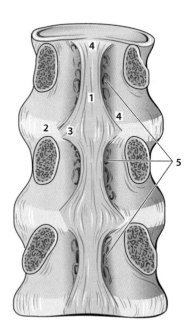

◘ **Abb. 2.32.** *1* Lig. longitudinale posterius (Ansicht von dorsal; Wirbelbögen entfernt), *2* Discus intervertebralis, *3* rautenförmige Ausziehung, *4* Insertion des Lig. longitudinale posterius, *5* mit venösem Geflecht gefüllte Zwischenräume

> **Beachte**
>
> Das hintere Längsband ist **sensibel sehr stark versorgt**. Es hemmt die WS-Flexion und sichert wegen der festen Verbindung mit den Bandscheiben deren Dorsalverlagerung.

Vorderes und hinteres Längsband erfüllen eine wichtige Funktion bei der Erhaltung der Eigenform der Wirbelsäule, da sie durch den Quellungsdruck der Bandscheiben angespannt werden.

Gelbes Band. Das »Gelbe Band« (**Lig. flavum** (■ Abb. 2.33) ist am Oberrand der unteren und an der Innenseite der oberen Laminae fixiert. Rechtes und linkes Band vereinigen sich in der Medianen und schließen so vollständig den Spinalkanal nach dorsal ab. Ventral und lateral bedeckt es die faserverstärkte Kapsel der Wirbelbogengelenke.

Es besteht überwiegend aus elastischen, gelblichen Fasern. Sie stehen bei aufrechter Haltung unter Spannung, die sich bei Flexion noch erhöht. Deshalb unterstützen und entlasten sie bei der Aufrichtung der Wirbelsäule die Rückenmuskulatur.

Weitere Bänder. Auf ■ Abb. 2.34 ist der Verlauf weiterer Bänder dargestellt. Zwischen je zwei Querfortsätzen im Bereich der BWS und der HWS bzw. zwischen dem Processus accessorii der LWS ist das **Lig. intertransversarium** (s. auch ■ Abb. 2.31) gespannt. Es steht in engem Kontakt zu den Verbindungsbändern der Rippen mit den Querfortsätzen, den Ligg. costotranversaria superiora.

> **Beachte**
>
> Das Lig. intertransversarium und die Ligg. costotransversaria superiora hemmen die Lateralflexion zur Gegenseite.

Zwischen benachbarten Dornfortsätzen verlaufen die **Ligg. interspinalia**.

> **Beachte**
>
> Die Ligg. interspinalia hemmen die Flexion.

Nach dorsal auf den Spitzen der Dornfortsätze von 7. Halswirbel bis zum Kreuzbein schließt sich das **Lig. supraspinale** an. Es handelt sich um ein dünnes, langes

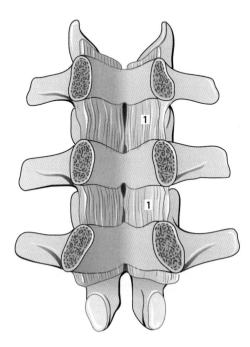

■ **Abb. 2.33.** *1* Ligg. flava (Ansicht von ventral, Wirbelbögen entfernt)

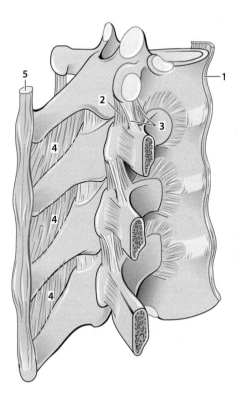

■ **Abb. 2.34.** *1* Lig. longitudinale anterius, *2* Ligg. intertransversaria, *3* Ligg. costotransversaria superiora, *4* Ligg. intespinalia, *5* Lig. supraspinale

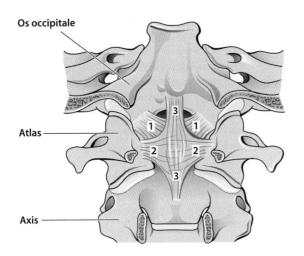

Os occipitale

Atlas

Axis

■ **Abb. 2.35.** Die Bänder der Kopfgelenke (Ansicht von dorsal, Wirbelbögen entfernt). *1* Ligg. alaria, *2* Lig transversum atlantis, *3* Fasciculi longitudinales

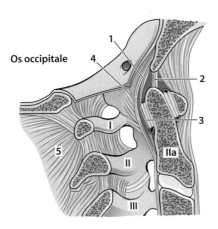

Os occipitale

■ **Abb. 2.36.** Medianer Sagittalschnitt im Bereich der Kopfgelenke (I – III = 1.–3. Halswirbel, IIa = Dens axis). *1* Fasciculi longitudinales, *2* Lig. apicis dentis, *3* Lig. transversum atlantis, *4* Membrana tectoria, *5* Lig. Nuchae

Band, das im LWS-Bereich nur schwer von den aponeurotischen Fasergeflechten der Fascia thoracolumbalis zu trennen ist. Es verbreitet sich aufsteigend vom 7. Halswirbeldorn bis zur Protuberantia occipitalis (Höcker des Hinterhauptbeins) des Okziputs zu einer dünnen Gewebeplatte, dem Lig. nuchae (■ **Abb. 3.36**).

❯ **Beachte**

Das Lig. supraspinale und Lig. nuchae hemmen die Flexion.

2.9.2   Bänder der Kopfgelenke

Die ■ **Abb. 2.35** bzw. **2.36** zeigen die tiefere Schicht von Bändern, die nach Wegnahme der Wirbelbögen sichtbar wird.

Die **Ligg. alaria** sind paarig angelegte Bänder, die von den Seitenflächen des Axiszahns zum seitlichen Rand des Foramen magnum an der Schädelbasis aufsteigen.

❯ **Beachte**

Das Ligg. alaria hemmen eine übermäßige Rotation im unteren Kopfgelenk.

Das **Lig. transversum atlantis** verläuft hinter den Zahn des Axis und besitzt eine überknorpelte Gelenkfläche zu diesem.

❯ **Beachte**

Das Lig. transversum atlantis sichert den Axiszahn nach dorsal.

Verstärkt wird dieses Band durch die kranial-kaudal ausgerichteten **Fasciculi longitudinales.**

❯ **Beachte**

Die sich überkreuzenden Fasern des Lig. transversum atlantis und der Fasciculi longitudinales werden zusammen als **Kreuzband** (Lig. cruciforme atlantis) bezeichnet.

Das **Lig. apicis dentis** zieht von der Spitze des Dens axis zum Vorderrand (Pars basilaris) des Foramen magnum des Okziput.

Dieser tiefen Schicht liegt zur Verstärkung noch eine oberflächliche Schicht auf, die von dem schon beschriebenen **Lig. longitudinale posterius** gebildet wird, das in die **Membrana tectoria** übergeht.

2.9.3   Bänder des Beckens

Das Hüftbein (**Os coxae**) entsteht beim Erwachsenen durch die Synostose von 3 Einzelknochen (■ **Abb. 2.37**):
- dem kranial gelegenen Darmbein (**Os ilium**),
- dem kaudal liegenden Sitzbein (**Os ischii**) und
- dem nach ventral gerichteten Schambein (**Os pubis**).

Seine Verbindung mit der Wirbelsäule wird durch vier massive Bandstrukturen (■ **Abb. 2.38**) gewährleistet:

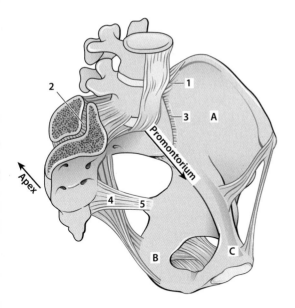

Abb. 2.37. Bänder des Beckens (Ansicht von ventrolateral). *A* Os ilium, *B* Os ischii, *C* Os pubis, *1* Ligg. sacroiliaca anteriora, *2* Ligg. sacroiliaca interossea, *3* Gelenkkapsel des Sakroiliakalgelenks, *4* Lig. sacrospinale, *5* Spina ischiadica

- Das **Lig. iliolumbale** zieht von den Processus costales des 4. und 5. Lendenwirbels zum verdickten, kranialen Rand der Darmbeinschaufel (Crista iliaca).
- Die **Ligg. sacroiliaca** verstärken die Gelenkkapsel des Sakroiliakalgelenks und bestehen aus drei Schichten (s. auch **Abb. 2.37**):
  - Lig. sacroiliaca anteriora,
  - Lig. sacroiliaca interossea,
  - Lig. sacroiliaca posteriora.
  Sie verbinden das Kreuzbein mit dem Darmbein.
- Das **Lig. sacrotuberale** verläuft vom Seitenrand des Kreuz- und Steißbeins zum Sitzbeinhöcker (Tuber ischiadicum).
- Das **Lig. sacrospinale** hat seinen Ursprung ebenfalls am Seitenrand des Kreuz- und Steißbeins, zieht aber zum Knochenvorsprung am Hinterrand des Sitzbeinastes (Spina ischiadica).

❯ Beachte
Die Kreuz-Darmbein-Verbindung muss die gesamte Last des Oberkörpers aufnehmen und über das Hüftbein auf die Beine übertragen.

Dies geschieht zum einen direkt über die Gelenkflächen des Sakroiliakalgelenks, zum anderen indirekt über die **Ligg. sacroiliaca** und das **Lig. iliolumbale**, über die das Sakrum und die untere Lendenwirbelsäule an den seitlichen Teilen des Darmbeins aufgehängt ist.

Durch das Gewicht des Oberkörpers hat das Kreuzbein die Tendenz, sich mit dem Promontorium nach ventrokaudal zu drehen, wodurch der Apex nach dorsokranial aus dem Becken herausgehebelt würde (s. Richtungspfeile in **Abb. 2.37**). Aufgabe der Lig. sacrotuberale und Lig. sacrospinale ist es, diese Kippneigung zu verhindern.

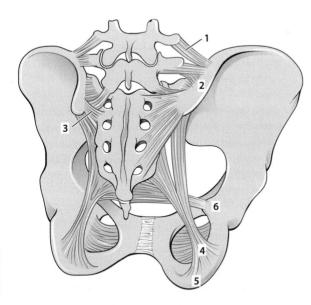

Abb. 2.38. Bänder des Beckens (Ansicht von dorsolateral). *1* Lig. iliolumbale, *2* Crista iliaca, *3* Ligg. sacroiliaca posteriora, *4* Lig. sacrotuberale, *5* Tuber ischiadicum, *6* Spina ischiadica

2.10 Die Bandscheibe

Die Verbindung zwischen zwei Wirbelkörpern (WK) bildet die Bandscheibe (= Zwischenwirbelscheibe = **Discus intervertebralis**). Sie fehlt beim Atlantooccipitalgelenk und beim Atlantoaxialgelenk.

Somit besitzt die menschliche Wirbelsäule insgesamt 23 Bandscheiben, davon in der HWS 6, in der BWS 12 und der LWS 5, die zusammen in etwa ein Viertel der präsakralen Wirbelsäulenlänge ausmachen.

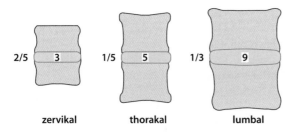

| 2/5 | 3 | 1/5 | 5 | 1/3 | 9 |

zervikal   thorakal   lumbal

◨ **Abb. 2.39.** Bandscheibenhöhe absolut (Millimeterangabe) und in Relation zur Höhe der Wirbelkörper

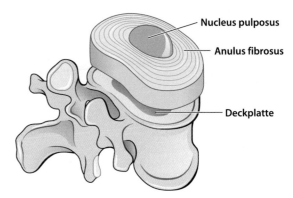

Nucleus pulposus

Anulus fibrosus

Deckplatte

◨ **Abb. 2.40.** Bestandteile der Bandscheibe

Sie nehmen von kranial nach kaudal an Höhe und Flächengröße zu. ◨ **Abbildung 2.39** zeigt die ungefähre Höhe der Bandscheiben absolut (Zahlenangabe in Millimeter) und im Verhältnis zum Wirbelkörper an. So ist die Bandscheibe in der HWS z. B. ca. 3 mm hoch; das sind ungefähr 2/5 der WK-Höhe.

Die Verbindung zweier Wirbelkörper (**Symphysis intervertebralis**) mittels der Bandscheibe ist eine **Synchondrose**. Sie besteht aus den beiden überknorpelten Endflächen der Wirbelkörper (**Laminae cartilagineae**) und der Bandscheibe. Den Krümmungen der Wirbelsäule entsprechend weisen die Bandscheiben im zervikalen und lumbalen Bereich eine keilförmige Erhöhung im ventralen Bereich auf. Bei der thorakalen Kyphose verhält es sich umgekehrt. Die Bandscheibe ist ein gefäßloses, praktisch nervenfreies, verformbares und druckelastische Polster. Sie fängt Druck- Zug-, Scher- und Dehnungskräfte zwischen den Wirbeln auf und gibt sie an diese dosiert weiter. Die Anheftung an Grund- und Deckplatte erfolgt über kollagene Fasern. Der äußere Ring der Bandscheibe ist fest mit den knöchernen Randleisten verbunden.

2.10.1 Aufbau der Bandscheibe

Alle Bandscheiben sind identisch aufgebaut und bestehen aus 2 Bauteilen (◨ **Abb. 2.40**):
- Gallertkern (**Nucleus pulposus**),
- Knorpelfaserring (**Anulus fibrosus**).

Nucleus pulposus

Der Bandscheibenkern ist eine gallertige, schleimige Masse, die aus dünnen elastischen Kollagenfibrillen besteht. Er wird oben und unten von den knorpeligen

Grund- und Deckplatten der Wirbelkörper und peripher vom Anulus fibrosus umgeben. Er ist inkompressibel, aber verformbar. Sein Wassergehalt beträgt beim Jugendlichen über 80 % und nimmt mit zunehmendem Alter ab. Dadurch wird seine Verformbarkeit geringer, die innere Spannkraft lässt nach und die Elastizität der Bandscheibe insgesamt sinkt.

> **Beachte**
> Durch die im Nukleus befindliche Spannung übt er Druck nach allen Seiten aus und hält den Abstand zwischen zwei Wirbelkörpern aufrecht.

Bei einer **intakten Bandscheibe** bewirkt er einen horizontalen Druckausgleich (◨ **Abb. 2.41**). Bei einer **axial über die Wirbelkörperendfläche einwirkenden Belastung** übernimmt der Nukleus 75 %, der Anulus 25 % der Kräfte.

> **Beachte**
> Der Gallertkern trägt den Wirbelkörper wie ein Wasserkissen und überträgt den Druck auf den zugfesten Faserring.

Beim **aufrechten Stand** erzeugt die in Höhe des Diskus L5–S1 vertikal auf den Kern einwirkende Druckkraft eine Spannung des Faserrings von ca. 16 kp/cm². Diese Zugspannung wächst noch deutlich an, wenn die WS zusätzlich belastet wird. Bei der **Ventralflexion des Rumpfes** beträgt die Spannung 56 kp/cm², bei der Aufrichtung nimmt sie eine Größe von 107 kp/cm² an.

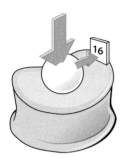

 Abb. 2.41. Horizontaler Druckausgleich durch den Gallertkern im Segment L5–S1. Beim aufrechten Stand erzeugt der ventral einwirkende Druck auf den Gallertkern eine Spannung des Faserrings von ca. 16 kp/cm²

! Cave

Wenn bei der Rumpfaufrichtung noch eine zusätzliche Last angehoben wird, können die Spannungen im Faserring die obere Belastungsgrenze überschreiten und zu Einrissen führen.

Anulus fibrosus

Der Knorpelfaserring besteht aus mehreren konzentrisch angeordneten Kollagenfaserlamellen mit unterschiedlicher Molekularstruktur. In der Außenzone findet man dicke Fibrillen mit großer Festigkeit und einem geringen Anteil elastischer Fasern.

Nach innen hin vermehren sich dünne Fibrillen mit geringerer Menge Knorpelgrundsubstanz. Das Gewebe insgesamt wird aufgelockerter und flüssigkeitsreicher. Der Übergang von einer Schicht zur nächsten ist fließend.

Die Anordnung der Fibrillen folgt einem bestimmten Schema (**Abb. 2.42**): Die äußeren Fibrillen verlaufen vertikal und legen sich nach zentral immer schräger, sodass sie in der innersten Schicht, die mit dem Nukleus Kontakt hat, horizontal liegen. Zudem überkreuzen sich die Faserverläufe von einer Lamelle zur anderen scherenförmig, sodass jede Schicht in gegensinnigen Touren verläuft.

> Beachte

Die Anordnung der Fibrillen im Anulus fibrosus gewährleistet einen optimalen Schutz vor Beschädigung bei unphysiologischen Scher-, Zug- und Drehbelastungen.

Die Fixierung der Zwischenwirbelscheiben erfolgt an den hyalinen Grund- und Deckplatten und durch die

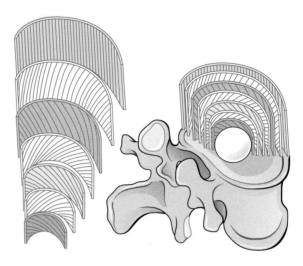

Abb. 2.42. Faserschichtung des Anulus fibrosus

»Sharpey-Fasern« an den knöchernen Randleisten der Wirbelkörper. Die äußerste Schicht ist mit dem Lig. longitudinale posterius verwachsen. Hier kommt es auch zum Einsprießen kleiner Blutgefäße und Nerven des Ramus meningeus (**▶ Kap. 2.11.3**).

2.10.2 Ernährung der Bandscheibe

Das osmotische System der Bandscheibe

Die Ernährung der Bandscheibe erfolgt nach den biochemischen Gestzmäßigkeiten eines osmotischen Systems. Der Austausch von Flüssigkeiten und Nährstoffen zwischen dem Bandscheibengewebe und seiner Umgebung geschieht **größtenteils durch die hyalinknorpeligen Abschlussplatten der Wirbelkörper** und nur zu einem verschwindend geringen Anteil über die Blutgefäße der äußeren Lamellenschichten.

> Beachte

Bandscheibeninnenraum, Knorpelplatten, Anulus fibrosus und paravertebrales Gewebe bzw. Spongiosa der angrenzenden Wirbelknochen stellen ein Stoff- und Flüssigkeitsaustauschsystem dar.

Der Nucleus pulposus liegt den überknorpelten Wirbelkörperendflächen auf. Diese weisen sehr zahlreiche kleine Poren auf, sodass der Nukleus prinzipiell Verbindung

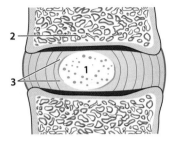

◘ Abb. 2.43. Bandscheibe als osmotisches System. *1* Interstitium intradiskal, *2* Interstitium extradiskal, *3* Grenzmembran

mit dem unter der Endfläche gelegenen spongiösen Knochengewebe hat (**◘ Abb. 2.43**).

Bei den begrenzenden Gewebsschichten handelt es sich um den Bandscheibeninnenraum mit Wasser anziehendem Makromolekülgemisch (= **Interstitium intradiskal**) auf der einen Seite und das paravertebrale Gewebe bzw. die Wirbelkörperspongiosa auf der anderen Seite (= **Interstitium extradiskal**).

Die **Grenzmembran**, bestehend aus Knorpelplatten und Anulus fibrosus, ist semipermeabel und besitzt osmotische Eigenschaften, d. h. Flüssigkeit kann zwar nach außen bzw. innen wandern, große Eiweißmoleküle werden jedoch zurückgehalten.

Das Makromolekülgemisch im Bandscheibeninnenraum besitzt eine sehr große Wasseranziehungskraft (**Hydrophilie**) und ist in der Lage, Flüssigkeit auch bei relativ hoher mechanischer Druckbelastung, die von außen auf den Bandscheibeninnenraum ausgeübt wird, zu halten bzw. aufzunehmen.

Exkurs

Der Ansaugdruck, mit dem konzentrierte Lösungen Wasser oder andere Lösungsmittel durch semipermeable Membranen hindurch zu sich heranziehen, wird als **osmotischer Druck** bezeichnet. Er erklärt sich aus dem biochemischen Bestreben, auf beiden Seiten der Membran einen Konzentrationsausgleich herzustellen. Die osmotische Flüssigkeitsbewegung erfolgt gegen den mechanischen Belastungsdruck und hält so lange an, bis dieser Druck dem osmotischen Druck das Gleichgewicht hält.

Das Gleichgewicht stellt sich bei einem äußeren Belastungsdruck von ca. 80 kp ein, d. h. der osmotische Druck hält sich dann die Waage mit dem mechanischen Druck. Bei einem Druck von über 80 kp werden aus dem Bandscheibenbinnraum Flüssigkeit und Stoffwechselabfallschlacken herausgepresst (**◘ Abb. 2.44 a**). Diesen Vorgang nennt man »**Dehydration**«. Dabei vermindert sich das Volumen der Bandscheibe, und der Zwischenwirbelabschnitt verliert an Höhe. Bei Druckerniedrigung unter 80 kp werden Flüssigkeit und Stoffwechselsubstrate aufgenommen (**◘ Abb. 2.44 b**). Bei dieser »**Hydration**« nimmt die Bandscheibe an Volumen zu, und der Zwischenwirbelabschnitt erhöht sich.

❯ **Beachte**

Die **Ernährung der Bandscheibe** erfolgt durch einen ständigen Wechsel von Belastung über 80 kp und Entlastung unter 80 kp.

Druckabhängige Flüssigkeitsverschiebung

Der druckabhängige Flüssigkeitsaustausch im WS-Segment stellt einen Pumpmechanismus dar, der die Versorgung der Bandscheibenzellen mit Substraten und den Abtransport der Stoffwechselschlacken verbessert. Jede Stellungsänderung der Wirbelsäule, die mit Druckschwankungen einhergeht, bedeutet eine Beschleunigung des Flüssigkeitsstroms im Bandscheibengewebe.

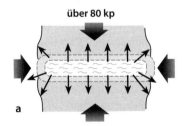

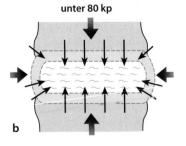

◘ Abb. 2.44 a, b. Flüssigkeitsverlagerung bei einem Belastungsdruck über (**a**) und unter (**b**) 80 kp

Regelmäßiger Wechsel zwischen aufrechter und horizontaler Körperhaltung verbessert die Ernährungssituation. Haltungskonstanz, besonders bei hohem intradiskalen Druck, verschlechtert sie.

Unter physiologischen Bedingungen sind den druckabhängigen Flüssigkeitsverschiebungen im Zwischenwirbelabschnitt dadurch Grenzen gesetzt, dass mit der Wasseraufnahme auch gleichzeitig eine Verdünnung und damit Konzentrationsverminderung des Makromolekülgemisches eintritt, womit sich die Ansaugkraft der Bandscheibe reduziert. Umgekehrt kann die Bandscheibe bei hoher Druckbelastung nur bis zu einem bestimmten Maße ausgepresst werden, da sich mit der Wasserabgabe das Makromolekülgemisch wiederum konzentriert und seine Ansaugkraft erhöht.

> **Beachte**
> Der nach außen gerichtete hydrostatische und der nach innen gerichtete osmotische Druck halten sich bei einer mechanischen Diskusbelastung von ca. 80 kp das Gleichgewicht.

Medizinische Bedeutung

Diese physiologischen Gesetzmäßigkeiten gewinnen an medizinischer Relevanz im Hinblick auf die Tatsache, dass der Belastungsdruck der Bandscheiben bei nahezu allen während des Tages ausgeführten Tätigkeiten über 80 kp liegt (■ **Abb. 2.45**).

❗ Cave
Beim Aufheben einer Last mit einem Gewicht von 10 kp von unter Fußniveau mit rundem Rücken kann sich der intradiskale Druck im untersten WS-Segment auf mehrere 100 kp erhöhen.

Infolge der Flüssigkeitsverschiebung ändert sich, wie bereits erwähnt, die Höhe des Diskus. Deshalb ist der Mensch am Abend, nach einer vielstündigen Belastung der Bandscheiben durch die Arbeit, bis zu 2 cm kleiner als am Morgen (■ **Abb. 2.46**). Im Laufe der Nacht nimmt der Diskus wieder Flüssigkeit auf, und es kommt zur Höhenzunahme (je Bandscheibe ca. 1–1,5 mm, bei Jugendlichen wegen des höheren Wassergehalts des Gallertkerns ausgeprägter als beim älteren Menschen).

Erwähnenswert ist in diesem Zusammenhang, dass z. B. Astronauten beim Aufenthalt im schwerelosen Raum, wo ja annähernd jegliche Kompression der Bandscheiben aufgehoben ist, schon nach wenigen Tagen eine Körpergrößenzunahme von 4 cm erreichen können.

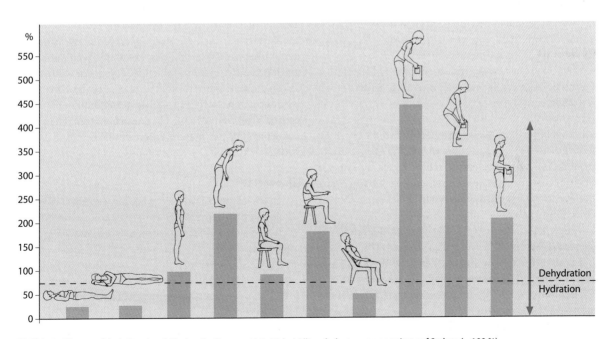

■ **Abb. 2.45.** Intradiskale Druckverhältnisse im Segment L4–L5 bei Alltagsbelastungen normiert auf Stehen (= 100 %)

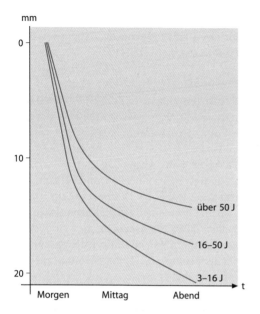

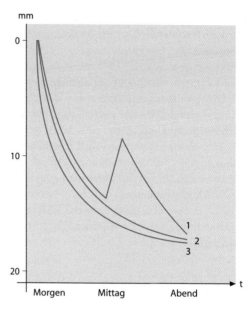

◨ Abb. 2.46. Körperlängenverlust durch Höhenminderung der Bandscheiben bei verschiedenen Altersgruppen

◨ Abb. 2.47. Körperlängentagesprofile (Altersgruppen 16 – 50 Jahre) bei unterschiedlichen Belastungssituationen. *1* Bei einstündiger Horizontallagerung während der Mittagspause, *2* normaler Dehydrationsverlauf, *3* bei zusätzlicher Gewichtsbelastung von 10 kg für eine Stunde am Morgen

Die Wichtigkeit der allgemein geforderten stündlichen Bewegungspause zur Entlastung der Zwischenwirbelscheiben unterstreicht das Diagramm in der ◨ **Abb. 2.47.**

❯ Beachte

Beim Menschen beträgt der absolute Körperlängenverlust am Tage im Durchschnitt etwas über 1 % der Körpergröße.

Mit zunehmendem Alter verringert sich die Längendifferenz zwischen morgens und abends (◨ **Abb. 2.46**), da die Bandscheiben insgesamt schon einen niedrigeren Flüssigkeitsgehalt aufweisen. Umgekehrt füllt sich eine bereits sehr stark dehydrierte Bandscheibe rascher als eine vollgesogene.

Innerhalb derselben Altersgruppe variiert der Flüssigkeitsverlust im Tagesverlauf in Abhängigkeit von der Belastungssituation. In ◨ **Abb. 2.47** zeigt die Kurve 2 einen **normalen Dehydrationsverlauf der Bandscheibe.** Die Kurve 1 zeigt die **Hydrationswirkung durch eine einstündige Horizontallagerung** während der Mittagspause (ca. 4,5 mm Bandscheibenerhöhung), die Kurve 3 die anfänglich **vermehrte Dehydration durch eine zusätzliche**

Gewichtsbelastung mit 10 kg für eine Stunde am Morgen.

Daraus lässt sich die Wichtigkeit für eine Entlastung der Wirbelsäule während des Tages ableiten. Wenn beispielsweise bei einem Rückenpatienten die Schmerzen ab einem bestimmten Verringerungsgrad des Zwischenwirbelabstands auftreten, würde dieser Patient bei einer rechtzeitigen Entlastung, z. B. durch Horizontallagerung, das Eintreten der Beschwerden deutlich gegen Abend verlagern können.

❯ Beachte

Im praktischen Alltag kann möglicherweise ein beschwerlicher Arbeitstag durch eine frühzeitige Erholungspause schmerzfrei bewältigt und damit die Lebensqualität verbessert werden.

2.10.3 Biomechanik der Bandscheibe

Durch das Prinzip der horizontalen Druckumlenkung symmetrisch-axial einwirkender Kräfte (◨ **Abb. 2.41**)

ist die **Bandscheibe in der Lage, hohe Druckbelastungen unbeschadet zu überstehen.**

> **Beachte**
>
> Im **intakten Bewegungssegment** ist der Bandscheibenknorpel bei maximalen Biegungs-, Kompressions- oder Torsionsbeanspruchung belastbarer als der Knochen des Wirbelkörpers.

Ist das Knorpelgewebe des Anulus fibrosus jedoch bereits durch kleine Einrisse vorgeschädigt, stellt die Bandscheibe ein anfälliges Gebilde dar.

Symmetrische Belastung

Bei Einwirkung einer symmetrischen axialen Druckkraft **plattet sich der Nukleus ab** und überträgt die Kräfte gleichmäßig auf die inneren Fasern des Ringes. Er verlässt seine zentrale Position jedoch nicht. Lediglich die Bandscheibe insgesamt wird infolge der Kompression etwas flacher und breiter.

Asymmetrische Belastung

Bei asymmetrischer Belastung **weicht der Kern zum weniger belasteten Bandscheibenabschnitt aus.** Durch eine WS-Flexion wird der ventrale Anteil der Bandscheibe vermehrt belastet und der Nukleus verlagert sich nach dorsal (**Abb. 2.48**). Dadurch werden die dorsalen Fasern des Anulus vermehrt gespannt, die Gelenkflächen der Wirbelbogengelenke wandern auseinander. Bei einer WS-Extension wandert der Kern analog nach ventral (**Abb. 2.49**),

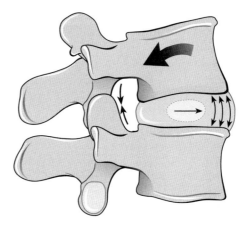

Abb. 2.49. Verlagerung des Nukleus nach ventral bei Extension der Wirbelsäule

die ventralen Fasern des Anulus geraten vermehrt unter Spannung und die Wirbelbogengelenke unter Kompression. Bei Lateralflexion bewegt sich der Kern jeweils zur Gegenseite, d. h. bei einer Seitneigung nach links verlagert sich der Kern nach rechts und umgekehrt.

Lässt die asymmetrische Belastung sofort wieder nach, verharrt der gallertige Nukleus noch kurz in seiner Position und verlagert sich anschließend gewissermaßen im »Zeitlupentempo« wieder ins Zentrum zurück.

Bei Rotation spannen sich jene Fasern des Anulus, die schräg gegen die Drehrichtung ausgerichtet sind. Da besonders die zentralen Fasern unter Spannung geraten, wirken auf den Kern enorme Kräfte ein, die mit dem Grad der Rotation noch anwachsen.

> **Cave**
>
> Bei **kombinierten Flexions-Rotations-Bewegungen** ist die Gefahr besonders groß, dass der Faserring einreißt und der unter Druck stehende Kern den Riss noch weiter aufsprengt.

2.11 Willkürliches (somatisches) Nervensystem

> **Beachte**
>
> Unser willkürliches Nervensystem dient hauptsächlich der Kommunikation mit der Umwelt und dem eigenen Organismus.

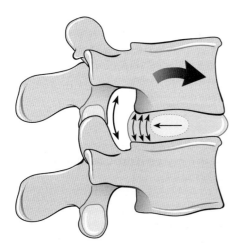

Abb. 2.48. Verlagerung des Nukleus nach dorsal bei Flexion der Wirbelsäule

Es nimmt über sog. Rezeptoren Reize auf, leitet diese als Impulse weiter und beantwortet sie mit der Willkürmotorik.

Bei den Rezeptoren unterscheidet man:

- **Exterozeptoren.** Sie sitzen vornehmlich in der Haut und melden mechanische, thermische und Schmerzreize.
- **Telerezeptoren.** Auge und Ohr registrieren Reize aus der weiteren Umgebung.
- **Propriozeptoren.** Sie sind in Muskeln, Sehnen und Gelenkkapseln angesiedelt und unterrichten über Anspannung von Muskeln und Sehnen, Stellung der Gelenke, Kraftaufwand usw.

Das Nervensystem (☐ **Abb. 2.50**) lässt sich untergliedern in:

- zentrales Nervensystem,
- peripheres Nervensystem.

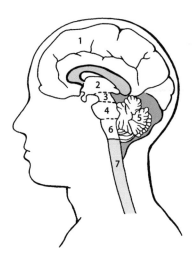

☐ **Abb. 2.51.** Zentrales Nervensystem: *1* Endhirn, *2* Zwischenhirn, *3* Mittelhirn, *4* Brückenhirn, *5* Kleinhirn, *6* verlängertes Rückenmark, *7* Rückenmark

Das **zentrale Nervensystem** besteht aus dem Gehirn mit seinen funktionell-anatomischen Unterteilungen (☐ **Abb. 2.51**) und dem Rückenmark.

Das **periphere Nervensystem** besteht aus Nervenbahnen, die den Körper versorgen. In der Nervenbahn selbst sind jeweils Bündel von einzelnen Nervenfasern zusammengefasst: entweder motorische, sensible oder beide Arten von Fasergruppen. Entsprechend der Funktion nennt man sie auch motorische, sensible oder gemischte Nerven.

> ❯ Beachte
>
> **Motorische Nerven** steuern die Muskeln. Sie führen vom Zentrum zur Peripherie und werden auch als »Efferenzen« (wegführende Bahnen) bezeichnet.
> **Sensible Nerven** bringen sensible Reize von der Peripherie zum Zentrum und werden »Afferenzen« (ankommende Bahnen) genannt.

2.11.1 Funktionell anatomische Übersicht des Rückenmarks

Das Rückenmark (**Medulla spinalis**) ist der am einfachsten gebaute Teil des Zentralnervensystems (☐ **Abb. 2.52**). Es ist als Reflexorgan über die Rückenmarksnerven (**Nn. spinales**) mit Rumpfwand und Extremitäten sowie mit den Rumpfeingeweiden verbunden und steht unter dem

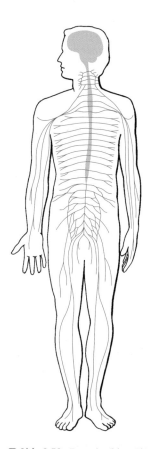

☐ **Abb. 2.50.** Zentrales (blaue Fläche) und peripheres (feine Linien) Nervensystem

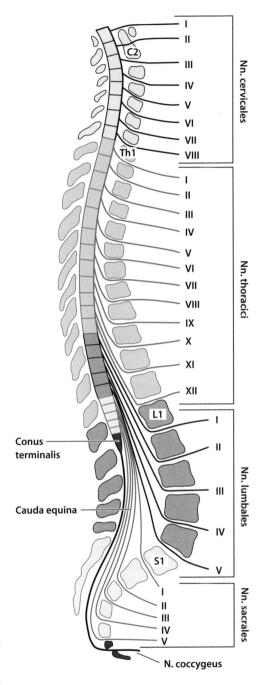

Nn. cervicales

I
II
C2
III
IV
V
VI
VII
Th1   VIII

Nn. thoracici

I
II
III
IV
V
VI
VII
VIII
IX
X
XI
XII

L1

Nn. lumbales

I
II
III
IV
S1   V

Nn. sacrales

I
II
III
IV
V

N. coccygeus

Conus
terminalis

Cauda equina

◻ Abb. 2.52. Rückenmark und Spinalnerven in der Seitenansicht

Einfluss übergeordneter Teile des Zentralnervensystems.

Dieser »Hauptleitungsstrang Rückenmark« beginnt am 1. Halswirbel, ist beim Erwachsenen ca. 45 cm lang und am Atlas ca. 1 cm dick. Wie die Wirbelsäule ist es in Segmente unterteilt und führt einige Millionen Nervenfasern, deren Durchmesser nur wenige Tausendstel Millimeter beträgt.

Durch die auf jeder Etage (Segment) paarig austretenden Nervenwurzeln verjüngt sich das Rückenmark nach kaudal und endet in Höhe des 1. oder 2. Lendenwirbels mit dem **Conus terminalis** (= Conus medullaris). Seine Fortführung besteht bis auf Höhe des ersten Steißbeinsegments nur noch aus Nervenfasern, dem sog. »Pferdeschweif« (**Cauda equina**).

Das erste Paar Spinalnerven tritt zwischen Hinterhaupt und dem ersten Halswirbel aus. Ihm folgen weitere 30 Paare, die durch die Zwischenwirbellöcher den Rückenmarkskanal verlassen. Somit versorgen insgesamt 31 Spinalnervenpaare unseren Körper:
- 8 zervikal,
- 12 thorakal,
- 5 lumbal,
- 5 sakral,
- 1 (bis 2) kogzygeal.

Von C1 – C7 verlassen die Wurzeln den Spinalkanal oberhalb der entsprechenden Wirbelkörper. Da es jedoch 8 zervikale Spinalnervenpaare gibt, treten die Wurzeln des Zervikalnerven C8 zwischen dem 7. Hals- und dem 1. Thorakalwirbel aus. Alle folgenden Nervenwurzeln verlassen den Spinalkanal unterhalb der entsprechenden Wirbelkörper.

Plexusbildung der Nerven

Im Hals- und Lendenbereich finden sich die ventralen Äste (▶ Kap. 2.11.3) der Nervenwurzeln zu Geflechten (**Plexus**) zusammen. Hierbei findet ein Austausch von Fasern aus benachbarten Wurzelsegmenten statt. So entstehen periphere Nerven mit einem neu geordneten Faserbestand. In der Peripherie teilen sich diese Nerven wiederum auf und die Fasern einer Wurzel vereinigen sich. Man unterscheidet den:
- Plexus cervicalis,
- Plexus brachialis,
- Plexus lumbalis und
- Plexus sacralis.

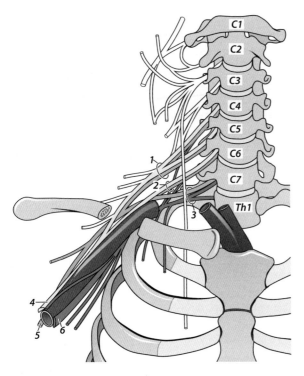

■ **Abb. 2.53.** Plexus brachialis. *1* Truncus superior, *2* Truncus medius, *3* Truncus inferior, *4* N. medianus, *5* N. radialis, *6* N. ulnaris

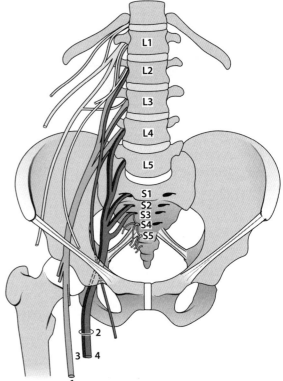

■ **Abb. 2.54.** Plexus lumbalis. *1* N. femoralis, *2* N. ischiadicus, *3* N. peronaeus communis, *4* N. tibialis

Der **Plexus cervicalis** (C1 – C4) versorgt die Halsmuskeln und die Halshaut.

Das Armgeflecht, **Plexus brachialis** (■ **Abb. 2.53**), ist für die sensible und motorische Versorgung des Arms zuständig und rekrutiert sich aus Fasern der Segmente C5 – T1. Sie formieren sich zunächst zu drei Primärsträngen:

- Truncus superior,
- Truncus medius,
- Truncus inferior.

Daraus ergeben sich die **wichtigsten Armnerven:**

- N. medianus C6 – T1,
- N. radialis, C5 – C8,
- N. ulnaris, C8 – T1.

Das **Geflecht von Plexus lumbalis und Plexus sacralis** tragen auch die Bezeichnung **Plexus lumbosacralis.**

Der Plexus lumbosacralis (■ **Abb. 2.54**) wird von den ventralen Ästen der Spinalnerven L1 – S3 gebildet. Aus ihm bauen sich die gemischten peripheren Nerven (sensibel, motorisch, sympathisch) für das Bein, die Hüftregion und den unteren Bereich der Bauchwand auf. Seine Hauptnerven sind:

- N. femoralis, L1 – L4,
- N. ischiadicus, L4 – S3 mit den beiden Anteilen:
  - N. peronaeus communis und
  - N. tibialis.

Topographische Besonderheiten

Da das Rückenmark hinter dem Längenwachstum der Wirbelsäule zurückbleibt, ergibt sich gerade im LWS-Bereich eine besondere topographische Beziehungen zwischen Nervenwurzel und Bandscheibe (■ **Abb. 2.55**).

Während die Wurzeln der Spinalnerven im HWS-Bereich annähernd horizontal austreten, wird ihr Abgang nach kaudal immer spitzwinkliger (■ **Abb. 2.52**). Deshalb befinden sich die Abgangsstellen der Wurzeln der Spinalnerven L4, L5 und S1 nicht mehr zwingend

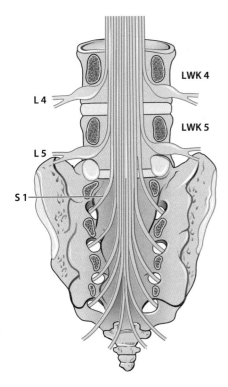

Abb. 2.55. Lagebeziehung zwischen Spinalnerven und Wirbelsäule

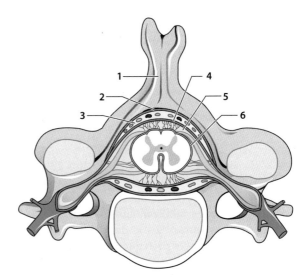

Abb. 2.56. Die Einbettung des Rückenmarks im Wirbelkanal: *1* Knochen, *2* Periost, *3* Epiduralraum, *4* Dura mater spinalis, *5* Subarachnoidalraum, *6* Pia mater spinalis

auf gleicher Höhe mit den zugehörigen Wirbelsäulensegmenten. Die klinische Relevanz liegt darin, dass z. B. bei einer durch die 4. Bandscheibe der LWS hervorgerufenen Irritation die Nervenwurzel L5 betroffen ist, eine Etage tiefer die Wurzel S1. Daraus sind bandscheibenbedingte S1-Syndrome erklärbar, obwohl sich ja im Sakralbereich gar keine Bandscheiben mehr befinden.

2.11.2 Einbettung des Rückenmarks im Wirbelkanal

Das Rückenmark verläuft im Wirbelkanal (**Canalis vertebralis**), der von Wirbelkörper und Wirbelbogen gebildet wird. Die Spinalnerven verlassen durch die Zwischenwirbellöcher (**Foramina intervertebralia**) den Wirbelkanal.

Im Horizontalschnitt (**Abb. 2.56**) lassen sich eine Reihe von Strukturen erkennen, die für die Anheftung und den Schutz des Rückenmarks im Wirbelkanal sorgen. Die Schichten von außen nach innen sind:

- Knochen.
- Periost.
- Epiduralraum (**Cavum epidurale**), gefüllt mit lockerem Bindegewebe, Fett und einem Venengeflecht. Es dient als Polster und Verschiebeschicht.
- Harte Rückenmarkshaut (**Dura mater spinalis**), eine derbe Membran, die als Duralsack am Rand des Foramen magnum knöchern fixiert ist und ca. in Höhe S2 endet. Paarige Ausstülpungen an den Segmenten ziehen mit den Spinalnervenwurzeln zu den Foramina intervertebralia und gehen in das Epineurium der Spinalnerven über.
- Spinnwebhaut (**Arachnoidea**) liegt der Dura mater innen dicht an und stellt ein epithelüberkleidetes, bindegewebsfasriges Bälkchenwerk dar.
- Subarachnoidealraum (**Cavum subarachnoideale**), gefüllt mit Gehirn- und Rückenmarksflüssigkeit (Liquor cerebrospinalis), steht mit dem Subarachnoidealraum des Gehirns in Verbindung, endet im Sakralbereich.
- Weiche Rückenmarkshaut (**Pia mater spinalis**), gefäßführende, nervenreiche Bindegewebsschicht, schmiegt sich der Rückenmarkoberfläche eng an und bildet die innere Begrenzung des Subarachno-

idealraums. Über eine in der Frontalebene liegende Bindegewebsplatte (Lig. denticulatum) ist das Rückenmark im Subarachnoisalraum zentral fixiert.
— **Grenzmembran der Glia** des Rückenmarks.

2.11.3 Rückenmarkssegment

Das Rückenmark ist in Segmente gegliedert, von denen jeweils ein Spinalnervenpaar abgeht (◘ **Abb. 2.57**). Jedes dieser Paare ist für die nervale Versorgung eines bestimmten Körperareals zuständig.

Mit der Vorderwurzel (**Radix anterior**) verlassen motorische (und vegetative) Fasern das Rückenmark, mit der Hinterwurzel (**Radix posterior**) ziehen sensible Fasern hin zum Rückenmark. Beide Wurzeln vereinigen sich im Foramen intervertebrale zum gemischten Spinalnerv (N. spinalis), der lediglich ca. 1 cm lang ist und sich unmittelbar nach Durchtritt durch das Foramen intervertebrale in vier Äste aufteilt:
— **Ramus dorsalis**, gemischter Nerv, der motorisch die autochthone Rückenmuskulatur und sensibel die Haut etwa handbreit entlang der WS versorgt.
— **Ramus meningeus**, versorgt sensibel die Rückenmarkshäute.
— **Ramus ventralis**, gemischter Nerv, inerviert die übrige Haut und Muskulatur der Rumpfwand oder, unter Plexusbildung, die Extremitäten und einen Teil des Halses.

— **Rami communicantes**, Sympathikusfasern, die das Rückenmark mit dem Grenzstrang des Sympathikus verbinden.

Das Spinalganglion (**Ganglion spinale**) ist ein sensibles Ganglion, es enthält die Nervenzellkörper der ersten afferenten Neurone.

Im Grenzstrangganglion (**Ganglion stellatum**), befinden sich die Zellkörper des sympathischen Nervensystems.

Die Versorgung der übrigen Körperregionen erfolgt über die Rr. ventrales sensibel wie auch motorisch nach einem bestimmten Schema (◘ **Abb. 2.58** und ◘ **Tabelle 2.1**).

Innervation der Haut

Die gesamte Körperoberfläche (mit Ausnahme des Kopfes, wo bestimmte Hirnnerven zuständig sind) lässt sich in Areale unterteilen, deren sensible Versorgung jeweils einem bestimmten Rückenmarksegment zugeordnet werden kann (◘ **Abb. 2.58**). Diese Hautbezirke nennt man **Dermatome**.

Einschränkend muss allerdings erwähnt werden, dass sich die Innervationsbereiche gerade durch die Ausbildung der Nervenplexen teilweise überlappen und so eine klare und eindeutige Abgrenzung der Dermatome wie auf der Dermatomkarte (◘ **Abb. 2.58**) in der Praxis nicht immer möglich ist.

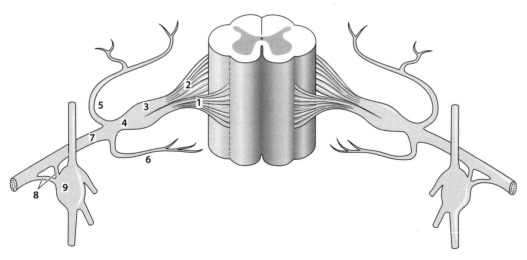

◘ **Abb. 2.57.** Rückenmarksegment: *1* Radix anterior, *2* Radix posterior, *3* Spinalganglion, *4* Spinalnerv, *5* Ramus dorsalis, *6* Ramus meningeus, *7* Ramus ventralis, *8* Rami communicantes, *9* Grenzstrangganglion des Sympathikus

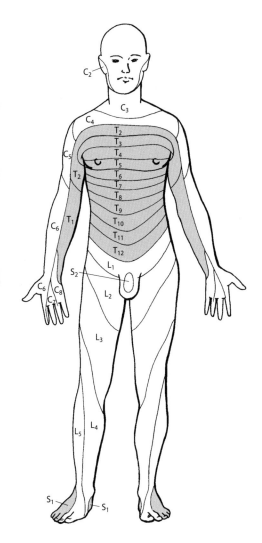

Abb. 2.58. Schema der peripheren sensiblen Innervation (= Dermatomkarte)

Nervenwurzel	Kennmuskel
C5	M. deltoideus
C6	M. biceps brachii, M. brachioradialis
C7	Daumenballen, M. triceps brachii
C8	Kleinfingerballen
Th12–L4	M. iliopsoas
L2–L3	M. quadriceps femoris, Adduktoren
L4	M. quadriceps femoris, M. tibialis anterior
L5	M. extensor hallucis longus
S1	Triceps surae, M. glutaeus maximus

Tabelle 2.1. Klinisch relevante Kennmuskeln und deren Innervation

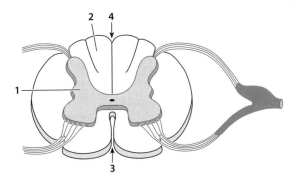

Abb. 2.59. Graue (*1*) und weiße (*2*) Substanz des Rückenmarks mit Fissura mediana anterior (*3*) und Sulcus medianus posterior (*4*)

Innervation der Muskulatur

Ähnlich verhält es sich mit der Innervation der Muskulatur. Die von einem Segmentnerv versorgte Muskulatur nennt man **Myotom**.

Einzelne, besonders große Muskeln wie der vierköpfige Kniestrecker (M. quadrizeps femoris) sind zwar von Fasern mehrerer ventraler Spinalwurzeln innerviert (man spricht hier von einer plurisegmentalen Innervation), dennoch versorgen die einzelnen motorischen Wurzeln ganz spezielle ihnen zugeordnete Muskeln. Man nennt sie aus diesem Grund auch »Kennmuskeln«. **Ta**-belle 2.1 gibt eine Übersicht der Kennmuskeln und ihrer segmentalen Innervation.

2.11.4 Feinaufbau des Rückenmarks

Das Rückenmark (**Abb. 2.59**) besteht aus einer grauen und einer weißen Substanz und liegt zentral im Rückenmarkkanal. An der Ventralseite des Rückenmarks befindet sich eine mediane Längsfurche, **Fissura mediana anterior**, in der die A. spinalis anterior verläuft. Auf der Dorsalseite teilt eine longitudinale mediane Einfur-

chung, **Sulcus medianus posterior**, das Rückenmark in
zwei Hälften.

Graue Substanz

Die graue Substanz (**Substantia grisea**) weist eine
Schmetterlingsform auf mit (**⊡ Abb. 2.60**):

- Vorderhorn (Cornu anterius),
- Seitenhorn (Cornu laterale),
- Hinterhorn (Cornu posterius).

Vorderhorn. Das Vorderhorn enthält die motorischen
Vorderhornzellen der:

- α-**Motoneurone** für die schnellen Bewegungen der
  Skelettmuskeln,
- γ-**Motoneurone** zur Beeinflussung des Muskeltonus
  über die intrafusalen Fasern der Muskelspindeln
  (**⊡ Abb. 7.4**).

Seitenhorn. Das Seitenhorn enthält viszeromotori-
sche Wurzelzellen des Sympathikus und Parasympathi-
kus. Von hier aus wird vornehmlich die glatte Muskulatur (Magen-Darm-Trakt, muskulöse Arterien, Harnlei-
ter, Harnblase, Gebärmutter) über das vegetative (auto-
nome) Nervensystem versorgt.

Hinterhorn. Das Hinterhorn enthält die Perikaryen des
2. afferenten Neurons, das Schmerz, Temperatur und
die Impulse der Mechano- und Propriozeptoren vermittelt.

Außer den Wurzelzellen, die auf- oder absteigende Neurone entsenden, liegen in der grauen Substanz noch die
sog. **Binnenzellen:**

- **Schaltzellen.** Sie verbinden die Neurone eines Seg-
  mentes auf ein und derselben Seite.
- **Komissurenzellen.** Sie verbinden auf Segmentniveau
  die beiden RM-Hälften miteinander.
- **Assoziationszellen.** Sie verbinden mehrere RM-Seg-
  mente untereinander.

Weiße Substanz

Die weiße Substanz (**Substantia alba**) umgibt wie ein
Mantel die graue Substanz. Sie besteht hauptsächlich aus
unterschiedlich dicken Nervenfasern mit unterschiedlichen Markanteilen. Durch die Eintritts-/Austrittsstel-
len der vorderen bzw. hinteren Wurzel und die beiden
Einschnitte in der Sagittalebene lassen sich beidseits je
drei Stränge abgrenzen (**⊡ Abb. 2.61**), nämlich ein Vor-

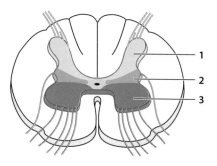

⊡ Abb. 2.60. Schmetterlingsform der grauen Substanz des Rückenmarks. *1* Hinterhorn, *2* Seitenhorn, *3* Vorderhorn

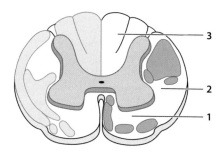

⊡ Abb. 2.61. Aufsteigende (hellblau) und absteigende (dunkel-
blau) Bahnen in der weißen Substanz, auf beiden Rückenmarkhälften
vorhanden, hier seitengetrennt dargestellt. *1* Vorderstrang, *2* Seitenstrang, *3* Hinterstrang

derstrang (**Funiculus anterior**), ein Seitenstrang (**Funiculus lateralis**) und ein Hinterstrang (**Funiculus posterior**).

Innerhalb der Funiculi verlaufen aufsteigende Bahnen (**Traktus**) vom Rückenmark zum Gehirn und absteigende Bahnen vom Gehirn zum Rückenmark. Die Traktus werden unterschieden und nach Herkunft oder Ziel
der Neuriten benannt.

Viele absteigende Bahnen enden im Vorderhorn. Die
meisten aufsteigenden nehmen ihren Ausgang vom Hinterhorn. Deshalb kann man die absteigenden als »motorische« den aufsteigenden, »sensiblen« Bahnen gegen-
überstellen.

Absteigende Bahnen. Über die **absteigenden Bahnen**
sendet das Gehirn seine Bewegungsanweisungen für die
ausführende Muskulatur:

- **Pyramidenbahn** (Tractus corticospinalis). Er leitet Erregungen der Willkürmotorik aus dem motorischen Kortex des Endhirns besonders zur distalen

Extremitätenmuskulatur (Unterarm, Unterschenkel, Hand, Fuß) über α-Motoneurone.
- **Extrapyramidale Bahnen.** Die Impulse der extrapyramidalen Bahnen stammen aus Kerngebieten im Hirnstamm und sind eher für unbewusste motorische Funktionen verantwortlich (Muskeltonus, Koordination von Bewegungen, Mit- und Ausdrucksbewegungen u. ä.).

Aufsteigende Bahnen. Im Wesentlichen handelt es sich hierbei um drei Bahnen:
- **Tractus spinobulbaris im Hinterstrang.** Erregungen der Tiefensensibilität und des Druck- und Tastsinns.
- **Tractus spinothalamicus im Vorder-/Seitenstrang.** Impulse durch Schmerz- und Temperaturempfindungen.
- **Tractus spinocerebellaris.** Erregung der Propriozeptoren.

2.11.5 Reflexbogen

> **Beachte**
> Ein Reflex ist eine unwillkürliche, stets gleich verlaufende Antwort eines Organs auf einen bestimmten Reiz.

Von klinisch besonderer Bedeutung ist der Muskeleigenreflex:

Als **Eigenreflexe** (= proprizeptive Reflexe) bezeichnet man die Reflexe, bei denen Reiz und Antwort in einem Organ (Muskel) erfolgen. Ein Beispiel soll dies veranschaulichen (■ Abb. 2.62):

> **Beispiel**
> Die Muskelspindeln (auch ▶ Kap. 7.1.1, Abschn. »Propriozeption in Muskel und Sehne«) des M. quadriceps femoris werden durch einen Schlag auf die Patellarsehne gereizt. Die Impulse wandern im afferenten Schenkel durch das Hinterhorn ins Rückenmark und werden dort direkt auf eine motorische Vorderhornzelle des gleichen Segments umgeschaltet. Über die motorische Efferenz wird der Muskel erregt und er kontrahiert, was zu einer Streckung im Kniegelenk führt. Man spricht hier auch von einem monosynaptischen Reflexbogen, da im Rückenmarksegment nur eine einzige Umschaltung (Synapse) erfolgt und der Reiz über keine weitere Verschaltung in supraspinale Zentren (Gehirn) gelangt. Die Reaktion des

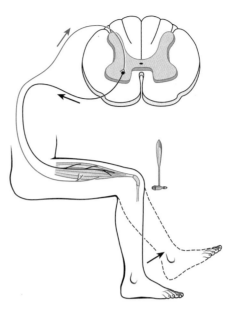

■ **Abb. 2.62.** Muskeldehnreflex (Eigenreflex) mit monosynaptischem Reflexbogen. Die sensible Afferenz (blaue Bahn) schaltet im Rückenmarksegment auf die motorische Efferenz (schwarze Bahn) um

Muskels erfolgt somit unwillkürlich und ist willentlich nicht beeinflussbar.

Eine Zusammenstellung wichtiger physiologischer Reflexe findet sich in ■ Abb. 2.63.

2.12   Muskulatur

2.12.1 Muskelfasertypen

Die menschliche Skelettmuskulatur besteht aus zwei Muskelfasersystemen mit jeweils mehreren unterschiedlichen Bezeichnungen (■ Tabelle 2.2). Sie unterscheiden sich in einer Reihe von Eigenschaften und haben entsprechend dem Grad der aeroben und anaeroben Aktivität unterschiedliche Aufgaben zu erfüllen (■ Tabelle 2.3):
- **Rote Fasern,** auch als postural-tonische, ST-Fasern (Slow Twitch) oder Typ-I-Fasern bezeichnet.
  Sie sind in erster Linie durch relativ geringe Kraft und langsame Ermüdung gekennzeichnet. Ihre Energiebereitstellung erfolgt unter Verbrennung von Sau-

2

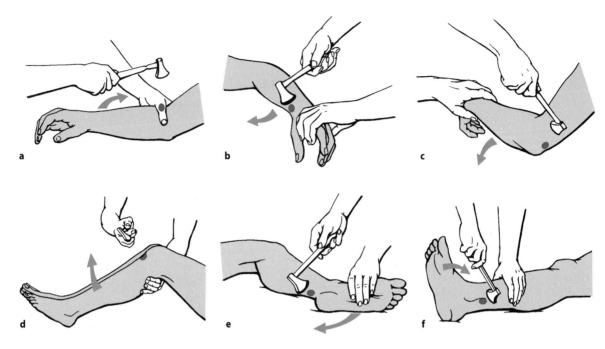

◧ **Abb. 2.63 a – f.** Physiologische Reflexe. **a** Bizepssehnenreflex (BSR), **b** Brachioradialisreflex (BRR), **c** Trizepssehnenreflex (TSR), **d** Patellarsehnenreflex (PSR), **e** Achillessehnenreflex (ASR), **f** Tibialis-posterior-Reflex (TPR)

◧ **Tabelle 2.2.** Fasertypen der Skelettmuskulatur und ihre unterschiedlichen Bezeichnungen

Rote Muskelfasern	Weiße Muskelfasern
Postural, tonisch	Phasisch
ST-Fasern (»slow twitch«)	FT-Fasern (»fast twitch«) $FTO_{(xidativ)}$ $FTG_{(lykolytisch)}$
Typ-I-Fasern	$Typ-II_{(a,b)}$-Fasern

erstoff (aerob). Damit sind sie für Ausdauerleistungen bestens geeignet.

— **Weiße Fasern,** auch als phasische, FT-Fasern (Fast Twitch) oder Typ-II-Fasern bezeichnet.
Die FT-Fasern werden weiterhin noch unterteilt in:
- **FTO-Fasern, intermediäre oder auch Typ-IIa-Fasern.** Bei ihnen erfolgt die Energiebereitstellung durch aerobe Oxidation der Nährstoffe unter Sauerstoffverbrauch. Damit ähneln sie in dieser Hinsicht den ST-Fasern.

Die Typ-IIa-Fasern vereinigen somit Eigenschaften beider Zelltypen in sich und besitzen mittlere Kraft und eine verzögerte Ermüdung.
- **FTG-Fasern oder auch Typ-IIb-Fasern.** Ihre Energiebereitstellung erfolgt hauptsächlich durch anaerobe Oxidation der Kohlenhydrate (hauptsächlich Glukose) ohne Sauerstoffverbrauch. Sie arbeiten also vornehmlich glykolytisch oder anaerob. Sie besitzen damit zwar große Kraft, ermüden aber sehr schnell.

Physiologischerweise besteht zwischen beiden Muskelgruppen ein quantitativ ausgewogenes Gleichgewicht, also ca. 50 % Fasern vom Typ I und 50 % vom Typ II.

❯ **Beachte**
Die individuelle Faserverteilung kann sehr unterschiedlich sein.

Man muss davon ausgehen, dass bei einem Ausdauersportler (z. B. Marathonläufer) vermehrt »rote Fasern« vorhanden sind, während bei einem Schnellkraftsportler (z. B. Sprinter) die »weißen Fasern« überwiegen.

□ Tabelle 2.3. Darstellung der unterschiedlichen Eigenschaften der tonischen und phasischen Muskelfasern

	Rote Muskelfasern	Weiße Muskelfasern
Phylogenese	Älter	Jünger
Kontraktionszeit	Langsam	Schnell
Farbe	»Rot« (viel Myoglobin, großer O_2-Speicher)	»Weiß« (wenig Myoglobin, kleiner O_2-Speicher)
O_2-Verbrauch Ruhe:Arbeit	1:2 (niedrig)	1:10 (hoch)
Stoffwechsel	Hauptsächlich oxidativ (aerob)	Hauptsächlich glykolytisch (anaerob)
Eignung	Ausdauerleistung	Schnellkraft
Aufgabe	Stützmotorik	Zielmotorik
Atrophie	Langsam	Schnell
Reaktion (bei Störung)	Verkürzung	Abschwächung

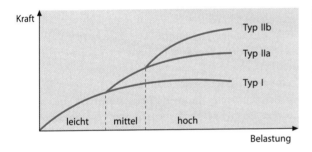

□ Abb. 2.64. Aktivierungsfolge der unterschiedlichen Muskelfasertypen

❯ Beachte
Bei Spitzensportlern kann sich das Verhältnis der beiden Muskelgruppen bis zu einer Größenordnung von 90 %:10 % verschieben.

Außerdem haben Untersuchungen ergeben, dass bei der Beanspruchung eines Muskels zuerst die Typ-I-Zellen aktiviert werden, danach Typ-IIa und zuletzt Typ- IIb. Bei kleineren Beanspruchungen werden also nur die Typ-I-Zellen trainiert (**□ Abb. 2.64**).

Die Auflistung der Muskeln in **□ Tabelle 2.4** zeigt, dass die Muskeln mit überwiegend tonischen Fasern der Gruppe der Beugemuskeln angehören, die mit überwiegend phasischen Anteilen zu den Streckern zählen. So trifft es mit wenigen Ausnahmen zu, dass die **Beuger tonisch** sind, ihre **antagonistischen Strecker** phasisch. Die-

□ Tabelle 2.4. Muskeln mit überwiegend tonischen und phasischen Anteilen

Tonische Muskeln	Phasische Muskeln
Schultergürtel – Arm	
M. pectoralis major	Mm. rhomboidei
M. levator scapulae	M. trapezius ascendens
M. trapezius descendens	M. trapezius horizontalis
Mm. scaleni	M. triceps brachii
M. biceps brachii	
Rumpf	
M. erector spinae (LWS+HWS)	M. erector spinae (BWS)
M. quadratus lumborum	M. abdominis
Becken – Oberschenkel	
M. biceps femoris	M. vastus medialis
M. semitendinosus	M. vastus lateralis
M. semimembranosus	
M. iliopsoas	M. glutaeus medius
M. rectus femoris	M. glutaeus minimus
M. adductor longus	
M. adductor magnus	M. glutaeus maximus
M. adductor brevis	
M. gracilis	
M. piriformis	
M. tensor fasciae latae	
Unterschenkel – Fuß	
M. gastrocnemius	M. tibialis anterior
M. soleus	Mm. peronaei

se Tatsache spielt besonders in Hinblick auf die therapeutische Vorgehensweise bei Muskeldysbalancen eine
entscheidende Rolle (▶ **Kap. 7.1.1**, Abschn. »Muskuläre
Dysbalancen«).

   ◘ **Abbildung 2.65** gibt einen Überblick über die Verteilung der tonischen, bei einer Störung zur Verkürzung
neigenden Muskulatur im menschlichen Körper.

2.12.2 Autochthone Rückenmuskulatur

Die Rückenmuskeln lassen sich entsprechend der stam-
mesgeschichtlichen Entwicklung in zwei Gruppen unterteilen:

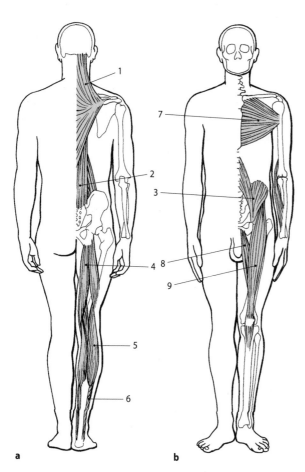

a   **b**

◘ **Abb. 2.65 a, b.** Häufig verkürzte tonische Muskulatur. Ansicht
von dorsal (**a**) und ventral (**b**). *1* M. trapezius, absteigender Anteil, *2* M.
erector trunci, lumbaler Anteil, *3* M. iliopsoas, *4* Mm. ischiocrurales, *5*
M. gastrocnemius, *6* M. soleus, *7* M. pectoralis major, *8* Mm. adductores, *9* M. rectus femoris

— Oberflächliche, sekundär von ventral auf die dorsale Rumpfwand eingewanderte (heterochthone) Muskulatur (u. a. M. latissimus dorsi, Mm. rhomboidei,
M. trapezius, M. levator scapulae, ▶ **Kap. 2.12.4** und
2.12.5).

— Tiefer gelegene, primär dort angelegte (autochthone) Rückenmuskulatur, die durch die Fascia thoracodorsalis von der ersteren getrennt ist.

Beide Muskelgruppen haben prinzipiell verschiedene
Innervationsverhältnisse:

— Die oberflächliche Muskulatur wird aus den Rami
ventrales der Segmentnerven, der M. trapezius auch
vom 11. Hirnnerv (N. accessorius) innerviert.

— Die autochthone Muskulatur innervieren die Äste
der Rami dorsales der Segmentnerven. Diese gabeln
sich in je einen Ramus medialis und einen Ramus
lateralis. Die autochthonen Rückenmuskeln werden – je nachdem von welchem der beiden Äste sie
versorgt werden – unterteilt in einen:
   – medialen Trakt und
   – lateralen Trakt

In beiden Trakten findet man ein:

— Schrägsystem. Kurze Muskeln, die schräg verlaufen
von Quer- zu Dornfortsatz (transversospinal) oder
von Dorn- zu Querfortsatz (spinotransversal).

— Geradsystem. Muskeln verlaufen in vertikaler Richtung, entweder zwischen den Dornfortsätzen (inter-
spinal) oder den Querfortsätzen (intertransversal)
(◘ **Übersicht 2.1**).

Die autochthonen Rückenmuskeln (= M. erector trunci
oder auch M. erector spinae) bestehen aus einer Vielzahl
von Muskelzügen, die eine funktionelle Einheit bilden.

   Sie halten gemeinsam aktiv die Wirbelsäule in ihrer
physiologischen Form und Stellung und sind mit den
Rumpfarmmuskeln und den Bauchmuskeln für die Bewegungen der Wirbelsäule zuständig.

   Die kurzen tiefen Rückenmuskeln verstellen zwar
kraftvoll, aber im Bewegungsausmaß gering jeweils benachbarte Wirbel.

   Bei Bewegungen der Wirbelsäule müssen die links-
und rechtsseitigen Muskeln synergistisch-antagonis-
tisch zusammenarbeiten. Dabei können lange und kurze Muskelzüge in unterschiedlichen WS-Abschnitten neben Bewegungen der gesamten Wirbelsäule auch Bewegungen in einzelnen Regionen ausführen.

Der M. erector trunci besitzt segmental unterschiedliche Faserzugehörigkeit: Im lumbalen und zervikalen Bereich hat er tonische, im thorakalen Abschnitt eher phasische Eigenschaften (s. Tabelle 2.4). Bei einer Störung infolge einer persistierenden schlechten Haltung und – damit einhergehend – einer unphysiologischen Wirbelsäuleneinstellung, wird er also durch Verkürzung die Hals- und Lendenwirbelsäule verstärkt in eine lordotische Einstellung zwingen, während er im thorakalen Bereich infolge von Abschwächungstendenzen nicht in der Lage ist, den »Rücken« gerade zu halten.

> **Beachte**
> Die Gesamtheit der autochthonen Rückenmuskulatur dient – neben den oben bereits angeführten Funktionen – der Stabilisation und der Feineinstellung der Wirbelsäule. Zusammen mit den Bauchmuskeln sorgt sie für eine aufrechte Haltung des Rumpfes.

☐ **Übersicht 2.1.**
Rückenschulrelevante autochthone Rückenmuskulatur

Medialer Trakt
Transversospinales System (Schrägsystem):
- M. semispinalis
- Mm. multifidi
- Mm. rotatores breves und longi

Spinales System (Geradsystem):
- Mm. interspinales
- M. spinalis

Lateraler Trakt
Sakrospinales System (Schrägsystem):
- M. iliocostalis
- M. longissimus

Spinotransversales System (Schrägsystem):
- M. splenius capitis und cervicis

Intertransversales System (Geradsystem):
- Mm. intertransversarii
- Mm. levatores costarum
▼

Kurze Nackenmuskeln
- M. obliquus capitis inferior (spinotransversales System)
- M. rectus capitis posterior major (spinales System)
- M. rectus capitis posterior minor (spinales System)
- M. obliquus capitis superior (intertransversales System)

Medialer Trakt, Schrägsystem

Transversospinales System (☐ Abb. 2.66). Dieses lange Muskelsystem liegt in der Rinne zwischen Dorn- und Querfortsätzen. Die einzelnen Muskelfasern verlaufen jeweils von den Querfortsätzen zu den Dornfortsätzen der höheren Wirbel.

Bei einseitiger Arbeit drehen sie den jeweiligen Wirbelsäulenabschnitt zur Gegenseite (sie übernehmen dabei die Feineinstellung), eine beidseitige Kontraktion betont die Lordose von HWS und LWS und streckt die Brustwirbelsäule.

> **Beachte**
> Neben der Streckung der Wirbelsäule (dynamische Funktion) leistet das transversospinale System erhebliche statische Arbeit bei der Fixation der Wirbelsäule.

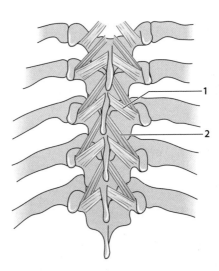

☐ **Abb. 2.66.** Schematische Darstellung des transversospinalen Muskelsystems am Beispiel der Mm. rotatores breves (*1*) und longi (*2*)

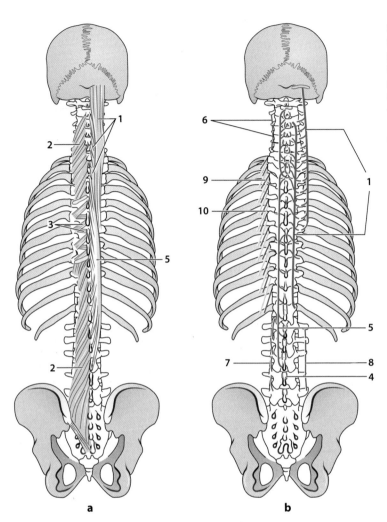

■ **Abb. 2.67 a, b.** M. erector spinae, medialer und lateraler Trakt. **a** Schrägsystem, links dargestellt. **b** Schema des Geradsystems. *1* M. semispinalis, *2* Mm. multifidi (im mittleren Breich entfernt), *3* Mm. rotatores (■ **Abb. 2.66**), *4* Mm. interspinales, *5* M. spinalis, *6, 7, 8* Mm. intertransversarii posteriores cervicis (6), mediales lumborum (7) und laterales lumborum (8), 9, 10 Mm. levatores costarum mit kurzen (9) und langen Zügen (10)

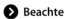

Die zugehörigen Muskeln sind (■ **Abb. 2.67**):
- Mm. semispinales (Halbdornmuskel),
- Mm. multifidi (vielgespaltener Muskel),
- Mm. rotatores (Wirbeldreher).

Der M. semispinalis unterteilt sich in einen Brust-, Hals- und Kopfteil. Die einzelnen Muskelbündel beginnen an den Querfortsätzen und verlaufen schräg nach oben zu den Dornfortsätzen, überspringen dabei mehrere Wirbeletagen. Der Kopfteil inseriert am Schädelknochen (Os occipitale, zwischen der Linea nuchae superior und inferior). Er ist einer der kräftigsten Nackenmuskeln.

Die Mm. multifidi verteilen sich über die gesamte Wirbelsäule vom Kreuzbein bis hinauf zum 2. Halswirbel. Sie haben Ihren Ursprung ebenfalls an den Querfort-

sätzen und ziehen zu den Dornfortsätzen der Wirbel aus den 2.–4. höheren Etagen.

Von den Mm. rotatores (s. auch ■ **Abb. 2.66**) gibt es kurze (breves) und lange (longi) Züge. Sie kommen nur im Bereich der BWS vor und ziehen zu den Dornfortsätzen der nächst höheren oder übernächsten Etage.

Medialer Trakt, Geradsystem

Spinales System. Die Muskelzüge des Geradsystems verlaufen von Dorn- zu Dornfortsatz bzw. Quer- zu Querfortsatz.

▶ **Beachte**

Das spinale System hat folgende Aufgabe:

- Bei beidseitiger Kontraktion streckt es die entsprechenden Wirbelsäulenabschnitte.
- Bei einseitiger Innervation beugt es die Wirbelsäulenabschnitte zur gleichen Seite.

Die zugehörigen Muskeln sind (s. ▣ Abb. 2.67 b):
- Mm. interspinales (Zwischendornmuskel),
- M. spinalis (Dornmuskel).

Die Mm. interspinales sind paarig angelegt, unisegmental und fehlen im mittleren Bereich der Brustwirbelsäule. Sie verbinden die benachbarten Dornfortsätze.

Der M. spinalis ist im Unterschied zu den Mm. interspinales meist nur im Thorakalbereich und in der Nackenregion angelegt und überspringt mindestens einen Wirbel.

Lateraler Trakt, Schrägsystem

Sakrospinales System. Das sakrospinale Muskelsystem bildet den Hauptteil der autochthonen Rückenmuskulatur und erstreckt sich vom Kreuzbein bis zum Hinterhaupt. Die beiden zugehörigen Muskeln sind:
- M. iliocostalis (Darmbein-Rippen-Muskel),
- M. longissimus (Langmuskel des Rückens).

❯ **Beachte**

Die Muskeln des sakrospinalen Systems sind bei beidseitiger Kontraktion kräftige Rückenstrecker und beugen bei einseitiger Arbeit zur gleichen Seite.

Der M. iliocostalis (▣ **Abb. 2.68**) unterteilt sich in einen lumbalen, einen thorakalen und einen zervikalen Anteil. Sein Ursprung sind das Kreuzbein, der Darmbein-

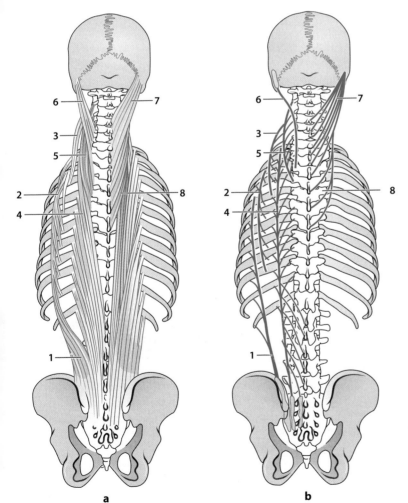

▣ **Abb. 2.68. a** M. erector spinae, lateraler Trakt. **b** Schematische Darstellung. *1, 2, 3* M. iliocostalis mit seinem lumbalen (*1*), thorakalen (*2*) und zervikalen (*3*) Anteil. *4, 5, 6* M. longissimus mit seinem thorakalen (*4*), zervikalen (*5*) und kapitalen (*6*) Anteil. *7* M. splenius capitis (▣ **Abb. 2.69**), *8* M. splenius cervicis (▣ **Abb. 2.69**)

a

b

kamm, die Fascia thoracolumbalis und die 3.–12. Rippe. Den Ansatz bilden alle 12 Rippen und die Querfortsätze des 6.–4. Halswirbels.

Der M. longissimus (◻ **Abb. 2.68**) liegt medial vom M. iliocostalis und bedeckt zu einem erheblichen Teil die transversospinalen Muskeln des medialen Trakts. Er gliedert sich in einen Brust-, Hals- und Kopfteil. Je nach Anteil entspringt er dem Kreuzbein, dem Darmbeinkamm und den Querfortsätzen der Lenden-, Brust- und Halswirbel 7–3. Den Ansatz bilden die Rippen bzw. Querfortsätze der Brust- und Lendenwirbel, die Querfortsätze der Halswirbel und der Processus mastoideus (Warzenfortsatz).

Spinotransversales System. Dem spinotransversalen System kommt eine wichtige Bedeutung bei der Stabilisierung der Halswirbelsäule zu, da es an allen Bewegungen der HWS und der Kopfgelenke beteiligt ist.

Die Muskeln dieses Systems, das als breite Muskelbinde den kranialen Abschnitt des M. erector spinae bildet, verlaufen von medial nach lateral. Es wird dem lateralen Trakt zugeordnet, weil die Innervation von lateralen Zweigen der dorsalen Spinalnervenäste erfolgt. Das spinotransversale System bildet der M. splenius (Riemenmuskel, ◻ **Abb. 2.68**), der aus zwei Anteilen besteht:
- M. splenius cervicis,
- M. splenius capitis.

Der M. splenius cervicis (◻ **Abb. 2.69**) hat seinen Ursprung an den Dornfortsätzen des 3.–6. Brustwirbels und setzt an den Querfortsätzen von Atlas und Axis.

Der M. splenius capitis (Riemenmuskel, ◻ **Abb. 2.69**) entspringt an den Dornfortsätzen der oberen Brust- (Th1–3) und Halswirbel (C3–7) und inseriert lateral an der Linea nuchae superior bis zum Processus mastoideus.

Lateraler Trakt, Geradsystem

Intertransversales System. Zu dieser Muskelgruppe gehören:
- Mm. intertransversarii (Zwischenquerfortsatzmuskeln),
- Mm. levatores costarum (Rippenheber).

Die Mm. intertransversarii erstrecken sich paarig zwischen den Querfortsätzen der Hals- und Lendenwirbelsäule und bewirken:
- bei einseitiger Innervation eine Lateralflexion zur gleichen Seite,

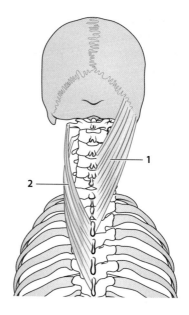

◻ **Abb. 2.69.** *1* M. splenius capitis und *2* M. splenius cervicis

- bei beidseitiger Arbeit eine Streckung der Wirbelsäule.

Die zugehörigen Muskeln sind:
- Die Mm. intertransversarii posteriores cervicis (Zwischenquerfortsatzmuskeln, ◻ **Abb. 2.67 b**). Sie verbinden die benachbarten Tubercula posteriora der Querfortsätze des 2.–7. Halswirbels.
- Die Mm. intertransversarii anteriores cervicis Hierbei handelt es sich um 6 kleine Muskelbündel zwischen den Tubercula anteriora des 2.-7. Halswirbels.
- Die Mm. intertransversarii mediales lumborum (◻ **Abb. 2.67 b**). Sie verbinden die Processus mamillares bzw. accessorii der benachbarten Lendenwirbel.
- Die Mm. intertransversarii laterales lumborum. Sie verlaufen zwischen den Proccessus costales der benachbarten Lendenwirbel (◻ **Abb. 2.67 b**).

Die Mm. levatores costarum (Rippenheber) sind paarig angelegt und haben ihren Ursprung an den Querfortsätzen der 7. Hals- und 1.–11. Brustwirbel.

❯ **Beachte**
Bei beidseitiger Kontraktion strecken die Rippenheber die Brustwirbelsäule, bei einseitiger Kontraktion beugen sie zur gleichen und drehen zur Gegenseite.

Sie bewirken weniger ein Anheben der Rippen als vielmehr ein Drehen der Wirbelsäule.

Die zugehörigen Muskeln sind:
- Mm. levatores costarum breves (■ **Abb. 2.67 b**). Sie ziehen zum Rippenwinkel der nächst tieferen Rippe.
- Mm. levatores costarum longi (■ **Abb. 2.67 b**). Sie ziehen zum Rippenwinkel der übernächsten Rippe.

Die Innervation erfolgt durch die Rami dorsales der entsprechenden Spinalnerven.

Kurze Nackenmuskeln

Während die langen, am Kopf inserierenden Muskeln ausgedehnte und kraftvolle Kopfbewegungen bewirken, ist für die Feineinstellung der Kopfgelenke und für präzis abgestimmte Bewegungen ein System von vielgliedrigen kleinen Muskeln verantwortlich, die kurzen Nackenmuskeln.

❯ **Beachte**
   Die kurzen Nackenmuskeln bewirken eine fein abgestufte Dorsalflexion bzw. Lateralflexion und Rotation des Kopfes (■ **Abb. 2.70**).

Die zugehörigen Muskeln sind:
- M. obliquus capitis inferior,
- M. rectus capitis posterior major,
- M. rectus capitis posterior minor,
- M. obliquus capitis superior.

Der M. obliquus capitis inferior zieht vom Dornfortsatz des Axis zum Querfortsatz des Atlas. Der M. rectus capitis posterior major hat seinen Ursprung am Dornfortsatz des Axis. Sein Ansatz ist die Linea nuchae inferior, lateral vom M. rectus capitis posterior minor, der am Tuberculum posterior des Atlas entspringt. Der M. obliquus capitis superior entspringt vom Querfortsatz des Atlas und zieht zum Os occipitale.

2.12.3 Prävertebrale Halsmuskulatur

Die prävertebralen Muskeln (■ **Abb. 2.71**) sitzen der Halswirbelsäule ventral auf und werden aus dem Plexus cervicalis innerviert.

Sie bewirken eine Ventralflexion des Kopfes zur HWS und der HWS zur BWS.

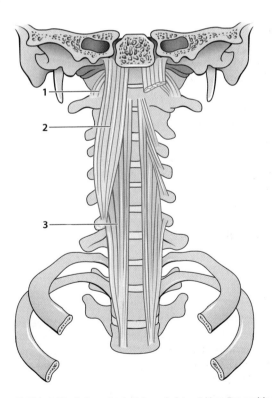

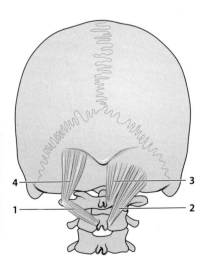

■ **Abb. 2.70.** Kurze Nackenmuskeln. *1* M. obliquus capitis inferior, *2* M. rectus capitis posterior major, *3* M. rectus capitis posterior minor, *4* M. obliquus capitis superior

■ **Abb. 2.71.** Prävertebrale Halsmuskulatur. *1* M. rectus capitis anterior, *2* M. longus capitis, *3* M. longus colli

Die **zugehörigen Muskeln** sind:
- M. rectus capitis anterior (vorderer gerader Halsmuskel),
- M. longus capitis (langer Kopfmuskel),
- M. longus colli (langer Halsmuskel).

Der M. **rectus capitis anterior** zieht von den Massae laterales atlantis zur Pars basilaris des Okziput.

Der M. **longus capitis** zieht von der Vorderseite der Querfortsätze des 3.–6. Halswirbels ebenfalls hin zur Pars basilaris des Okziput.

Der M. **longus colli** besitzt mediale longitudinale und schräge auf- und absteigende Faserbündel. Ihren Ursprung bilden die Wirbelkörper der oberen BWS und unteren HWS und die Querfortsätze des 3.–5. Halswirbels. Den Ansatz bilden das Tuberculum anterius atlantis, der Querfortsatz des 6. Halswirbels und die Wirbelkörper der oberen HWS.

> **Beachte**
>
> Eine besondere Bedeutung kommt der prävertebralen Halsmuskulatur wegen ihrer Fähigkeit zu, bei beidseitiger Kontraktion die HWS-Lordose abzuflachen und somit den Nacken zu strecken (**Abb. 2.72 a**).

Bei einer Schwäche vor allem des M. longus colli würde der M. sternocleidomastoideus die HWS hyperlordosieren und gleichzeitig die oberen Kopfgelenken extendieren, also den Kopf in eine Protraktionsstellung bringen (**Abb. 2.72 b**).

2.12.4 Muskulatur des Schultergürtels

M. trapezius (Kapuzenmuskel)

Der M. trapezius gliedert sich in drei Abschnitte (**Abb. 2.73**):
- Pars descendens,
- Pars transversa,
- Pars ascendens

Ursprung und Ansatz. Die **Pars descendens** (absteigende Fasern) hat ihren Ursprung an der Linea nuchae superior, der Protuberantia occipitalis und dem Lig. nuchae. Den Ansatz bildet das laterale Drittel des Schlüsselbeins (Klavikula).

Die **Pars transversa** (horizontale Fasern) verläuft zwischen den Dornfortsätzen C7–Th4 und dem akro-

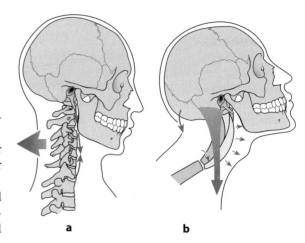

Abb. 2.72. a. Abflachung der HWS-Lordose durch Kontraktion des M. longus colli. **b** Hyperlordosierung der HWS bei abgeschwächter prävertebraler Halsmuskulatur

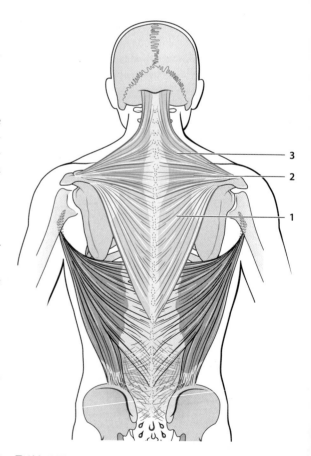

Abb. 2.73. M. trapezius. *1* Aufsteigende, *2* horizontale und *3* absteigende Fasern

mialen Ende der Klavikula, dem Akromion und einem Teil der Schulterblattgräte (Spina scapulae).

Die **Pars ascendens** (aufsteigende Fasern) nimmt ihren Ursprung von den Dornfortsätzen der Brustwirbel Th5 – Th12 und inseriert am medialen Teil der Spina scapulae.

Innervation.
- N. accessorius,
- Plexus cervicalis (C1 – C4).

Funktion. Wird der Trapezius in seiner Gesamtheit beansprucht, besteht seine statische Aufgabe in der **Fixation des Schultergürtels**. Meist arbeiten seine verschiedenen Anteile aber mit anderen Muskeln zusammen und erfüllen unterschiedliche, z. T. gegensätzliche Bewegungen. Ebenso unterschiedlich ist auch seine Zugehörigkeit zum Fasertypus: Oberer und unterer Anteil ist tonisch, der mittlere Anteil phasisch.

Die **Pars descendens** zieht das Schulterblatt nach oben innen und dreht es nach außen, wenn der Ursprung Punctum fixum (fixierter Teil) und der Ansatz Punctum mobile (beweglicher Teil) sind. Bei einseitiger Innervation und umgekehrtem Punctum fixum neigt sie den Kopf zur gleichen Seite, rotiert ihn zur Gegenseite und extendiert die HWS. Bei beidseitiger Innervation erfolgt eine Extension in der HWS

Die **Pars transversa** zieht die Skapula hin zur Wirbelsäule.

Die **Pars ascendens** bewegt die Skapula nach unten innen und dreht sie ebenfalls nach außen, d. h. der untere Schulterblattwinkel (Angulus inferior scapulae) bewegt sich nach lateral.

M. levator scapulae (Schulterblattheber)

Ursprung. Querfortsätze der Halswirbel 1 – 4.

Ansatz. Oberer Schulterblattwinkel (Angulus superior scapulae).

Innervation. N. dorsalis scapulae (C4 – C5).

Funktion. Wenn der Ursprung Punctum fixum ist, zieht er das Schulterblatt nach oben innen und dreht es einwärts (der untere Schulterblattwinkel bewegt sich nach medial). Ist der Ansatz Punctum fixum, dann neigt und rotiert er bei einseitiger Innervation die HWS zur gleichen Seite. Bei Kontraktion auf beiden Seiten erfolgt eine Extension in der Halswirbelsäule (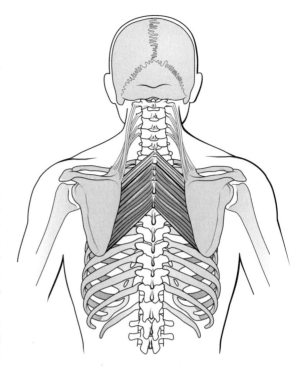 Abb. 2.74).

Abb. 2.74. M. levator scapulae

Mm. rhomboidei (Rautenmuskeln)

Die phasischen Mm. rhomboidei untergliedern sich in den M. rhomboideus minor und den M. rhomboideus major (■ Abb. 2.75), bilden jedoch funktionell eine Einheit.

Ursprung. Der M. rhomboideus minor entspringt von den Dornfortsätzen des 6. und 7. Halswirbels, der M. rhomboideus major von den Dornforzsätzen des 1. – 4. Brustwirbels.

Ansatz. Beide Muskel inserieren an dem inneren Rand der Skapula (Margo medialis scapulae).

Innervation. N. dorsalis scapulae (C4 – C5).

Funktion. Beide Muskel, die manchmal auch zu einem einheitlichen M. rhomboideus verschmolzen sind, fixieren die Skapula am Brustkorb und ziehen sie nach me-

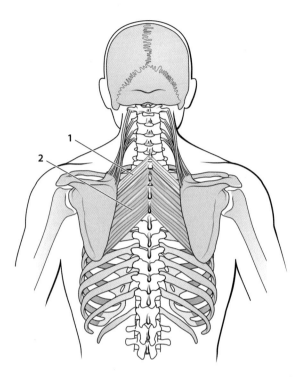

Abb. 2.75. M. rhomboideus minor (*1*) und M. rhomboideus major (*2*)

diokranial bzw. holen die nach ventrolateral geschwenkte Skapula zurück.

Funktionelle Aspekte

Die interskapuläre Muskulatur hat die Aufgabe, die Schulterblätter der Dornfortsatzlinie anzunähern und, soweit es die Faserverläufe ermöglichen, abzusenken. Diese Wirkungsweise arbeitet der in Abschn. »M. pectoralis major« beschriebenen Schulterprotraktion entgegen und führt damit zu einer Aufrichtung der Brustwirbelsäule. Der **M. trapezius** mit seinen horizontalen und aufsteigenden Faserzügen ist für diese Aufgabe am besten geeignet.
Die **Mm. rhomboidei** sind ebenfalls zur Mithilfe geeignet. Sie bewirken zwar keine Depression, aber zumindest eine Adduktion der Skapula.
Ungünstigerweise gehören der M. trapezius transversus und die Mm. rhomboidei zur Gruppe der phasischen Muskulatur. Sie sind in den meisten Fällen außerstande, ihren kräftigen tonischen Antagonisten, allen voran dem M. pectoralis maior und auch teilweise dem M. serratus anterior, eine wirkungsvolle Gegenwehr zu leis-

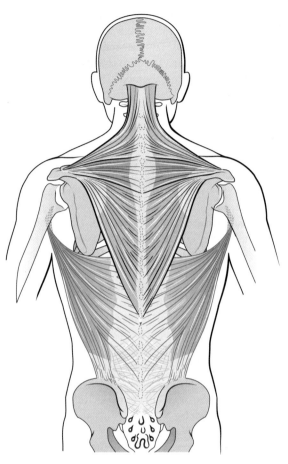

Abb. 2.76. M. latissimus dorsi

ten, und wenn, dann meist nicht über einen längeren Zeitraum.

2.12.5 Rumpf-Oberarm-Muskulatur

M. latissimus dorsi (breiter Rückenmuskel)

Der M. latissimus dorsi ist der größte Muskel des Menschen. Er liegt oberflächlich und bedeckt zusammen mit dem M. trapezius fast den gesamten Rücken (**Abb. 2.76**).

Ursprung. Er ist über die Fascia thorakolumbalis (Lendenrückenbinde) an den Dornfortsätzen des 7.–12. Brustwirbels und aller Lendenwirbel angeheftet. Weitere Ursprungsgebiete sind die dorsale Fläche des Kreuzbeins, der Darmbeinkamm und die 10.–12. Rippe. Sehr häufig bildet er auch noch eine Muskeltasche, in welcher der Angulus inferior der Skapula steckt. Entsprechend seiner Ursprungsgebiete untergliedert man ihn in:

- eine Pars iliaca,
- eine Pars costalis,
- eine Pars scapularis.

Ansatz. Crista tuberculi minoris humeri (Kleinhöckerleiste des Oberarmbeins).

Innervation. N. thoracodorsalis (C6 – C8).

Funktion. Der M. latissimus dorsi senkt den erhobenen Arm, adduziert ihn und rotiert ihn nach innen. Den gesenkten Arm kann er soweit nach mediodorsal ziehen und rotieren, dass der Handrücken auf das Gesäß zu liegen kommt (deshalb auch die Bezeichnung »Frackmuskel«). Beide Mm. latissimi ziehen die Schultern nach innen und unten und helfen somit bei der Rumpfaufrichtung.

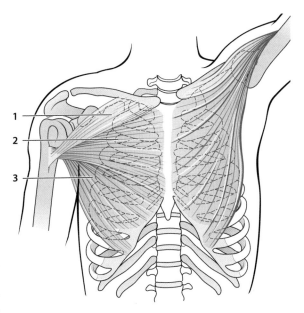

◻ **Abb. 2.77.** M. pectoralis major. *1* Pars clavicularis, *2* Pars sternocostalis, *3* Pars abdominalis

M. pectoralis major (großer Brustmuskel)

Ursprung. Die Pars clavicularis entspringt von der medialen Hälfte der Klavikula, die Pars sternocostalis vom Sternum und den Knorpeln der Rippen 2 – 7, die Pars abdominalis von dem vorderen Blatt der Rektusscheide (Aponeurose der Bauchmuskulatur) (◻ **Abb. 2.77**).

Ansatz. Alle drei Anteile ziehen zur Crista tuberculi majoris humeri (Großhöckerleiste des Oberarmbeins).

Innervation. Nn. pectorales (C5 – Th1).

Funktion. Da der Muskel absteigende, quer verlaufende und aufsteigende Fasern hat, muss im Hinblick auf die Funktionen entsprechend differenziert werden:

- Die **Pars clavicularis** flektiert den hängenden Arm bis ca. 90 ° und adduziert ihn horizontal.
- Die **Pars sternocostalis** und **Pars abdominalis** bewirken bei mehr als 90 ° Flexion eine Retroversion.

Alle drei Anteile zusammen adduzieren den Arm und rotieren ihn nach innen. Besondere Bedeutung kommt dem großen Brustmuskel zu, wenn der Arm aus der Hochhalte kraftvoll und schnell gesenkt wird, z. B. beim Ballwurf. Die Pars sternocostalis und abdominalis ziehen über den Oberarm die Schultern nach vorne.

🛑 Funktionelle Aspekte

Der M. pectoralis major ist ein äußerst kräftiger Muskel mit überwiegend tonischen Anteilen und neigt damit zur Verkürzung. Wenn dies geschieht, zieht er die Schultern nach vorne (Schulterprotraktion) und verhindert somit bei gleichzeitiger Schwäche der Rückenstrecker und der interskapulären Muskeln (Mm. rhomboidei, Mm. trapezius pars transversa et ascendens) eine Aufrichtung in der Brustwirbelsäule. **Gerade Personen mit überwiegend sitzender Tätigkeit**, die zudem noch mit den Armen in Vorhalte arbeiten müssen (z. B. Sekretärinnen, Kassiererinnen), sind dieser Gefahr besonders ausgesetzt. Desweiteren zwingt ein verkürzter großer Brustmuskel bei **Überkopfarbeiten** meist in eine hyperlordotische LWS-Einstellung, da beim weiten Greifen nach oben der gesamte Oberkörper zurückgenommen werden muss.

2.12.6 Bauchwandmuskulatur

Die Bauchwandmuskulatur besteht im Wesentlichen aus den vorderen (geraden), den seitlichen (schrägen) und den hinteren (tiefen) Bauchmuskeln (◻ **Übersicht 2.2**).

> ◘ **Übersicht 2.2.**
> **Muskulatur der Bauchwand**
>
> **Vordere (gerade) Bauchmuskeln**
> - M. rectus abdominis
> - M. pyramidalis
>
> **Seitliche (schräge) Bauchmuskeln**
> - M. obliquus internus abdominis
> - M. obliquus externus abdominis
> - M. transversus abdominis
>
> **Hintere (tiefe) Bauchmuskeln**
> - M. quadratus lumborum
> - M. psoas major

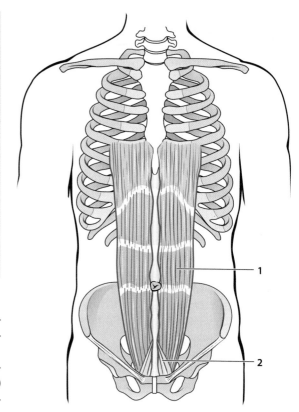

◘ **Abb. 2.78.** *1* M. rectus abdominis, *2* M. pyramidalis

Die einzelnen Bauchmuskeln werden von mehreren segmentalen Nerven innerviert, was ihnen eine abschnittsweise Kontraktion gestattet.

Die platten und breiten seitlichen Bauchmuskeln gehen an der Ventralseite in Sehnenplatten (Aponeurosen) über und umhüllen mit diesen flächigen Sehnen jederseits den M. rectus abdominis. Sie bilden die sog. Rektusscheide, welche aus einer Lamina anterior (vorderes Blatt) und einer Lamina posterior (hinteres Blatt) besteht.

Die Aponeurosen der linken und rechten Muskeln verflechten sich in der Medianen zu einem fibrösen Streifen und bilden die Linea alba (weiße Linie). Diese zieht als medianes »Längsband« vom Schwertfortsatz des Brustbeins zum Schambein (Symphyse).

Die Bauchfaszien werden gebildet von der:
- Fascia abdominalis superficialis (oberflächliche Bauchfaszie). Sie überkleidet die Muskel-Sehnen-Platte des äußeren schrägen Bauchmuskels.
- Fascia transversalis (inneren Bauchfaszie). Sie überkleidet an der Innenfläche die muskulöse und aponeurotische Wandung des Bauchraums und die abdominale Zwerchfellfläche (Peritoneum). Sie ist mit dem Peritoneum fest und unverschieblich verbunden.

M. rectus abdominis (gerader Bauchmuskel, ◘ Abb. 2.78)

Ursprung. Außenfläche des 5.–7. Rippenknorpels und Processus xiphoideus sternii (Schwertfortsatz des Brustbeins).

Ansatz. Crista pubica.

Innervation. Nn. intercostales (Th5 – Th12).

Der verhältnismäßig schmale Muskelstreifen des geraden Bauchmuskels steckt in der sog. Rektsscheide und ist durch drei querverlaufende, schmale Zwischensehnen (Intersectiones tendineae) in vier Muskelbäuche unterteilt. die sich unabhängig voneinander kontrahieren können.

M. pyramidalis (Pyramidenmuskel, ◘ Abb. 2.78)

Ursprung. Schambein, ventral vom M. rectus abdominis

Ansatz. Linea alba

Innervation. (Th12 und L1). Dieser kleine, dreieckige Muskel spannt die Linea alba. Er ist nicht bei allen Menschen angelegt.

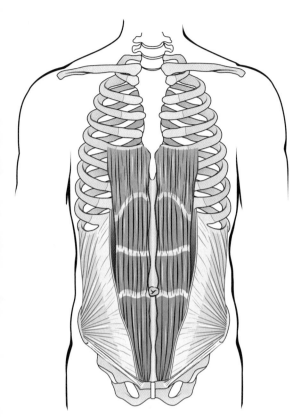

Abb. 2.79. M obliquus internus abdominis

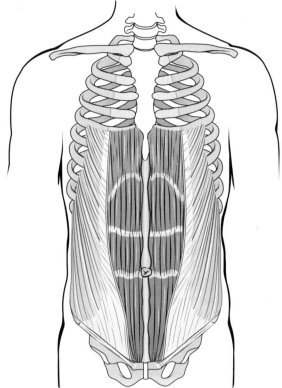

Abb. 2.80. M obliquus externus abdominis

M. obliquus internus abdominis (innerer schräger Bauchmuskel, ⬚ Abb. 2.79)

Ursprung. Fascia thoracolumbalis, Crista iliaca, Spina iliaca anterior superior und laterale Hälfte des Lig. inguinale.

Ansatz. Unterer Thoraxrand (Rippen 10 – 12), ventrale Blatt der Rektusscheide und Linea alba.

Innervation. Nn. intercostales (Th5 – Th12).

M. obliquus externus abdominis (äußerer schräger Bauchmuskel, ⬚ Abb. 2.80)

Ursprung. Außenfläche der Rippen 5 – 12.

Ansatz. Christa iliaca, Lig. inguinale, Os pubis, Linea alba.

Innervation. Nn. intercostales (Th5 – Th12). Die Fasern des M. obliqus externus abdominis verlaufen leicht di-

vergierend von hinten oben nach vorne unten über die Aponeurose in die Linea alba. Hier durchflechten sie die Sehnenfasern der gegenseitigen Internus-Aponeurose. So entsteht eine durchgehende Muskel-Sehnen-Schräg-gurtung der Bauchwand, welche die schrägen Bauch-muskeln beider Körperseiten zu einer Wirkungseinheit verbindet.

M. transversus abdominis (querer Bauchmuskel, ⬚ Abb. 2.81)

Ursprung. Innenfläche der Knorpel der Rippen 7 – 12, Fascia thoracolumbalis, Crista iliaca, Spina iliaca anterior superior, lateraler Abschnitt des Lig. inguinale.

Ansatz. Rektusscheide und Linea alba.

Innervation. Nn. intercostales (Th7 – L2). Seine Fasern verlaufen annähernd horizontal, also senkrecht zum ge-raden Bauchmuskel. Unterhalb des Bauchnabels ziehen

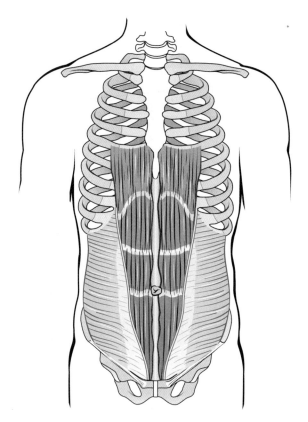

◘ **Abb. 2.81.** M. transversus abdominis

sie in das vordere Blatt der Rectusscheide, oberhalb in das hintere. In der Linea alba steht die Transversus-Aponeurose in inniger Verbindung mit der Internus-Aponeurose.

Funktion der vorderen und seitlichen Bauchmuskulatur

Grundsätzlich wirken alle oberflächlichen Bauchmuskeln bei den verschiedenen Bewegungen wegen des Verspannungssystems der Aponeurosen gemeinsam. Dennoch dominieren jeweils diejenigen Muskeln, deren Faserverläufe der Bewegungsrichtung entsprechen.

Flexion

Bei fixiertem Becken beugen die Mm. recti abdominis den Rumpf (auch gegen Widerstand oder im Liegen) kräftig nach vorne. Bei Punctum fixum am Thorax ziehen sie den Schambeinknochen des Beckens nach kranial, was einer Beckenkippung nach dorsal entspricht

bzw. weiterlaufend eine zunehmende Flexion der LWS bewirkt (die Mm. obliqui abdominis unterstützen diese Funktionen).

Rotation

Die Drehung des Rumpfes ist Hauptaufgabe der Mm. obliqui abdominis (zusammen mit der autochthonen Rückenmuskulatur). Es wirken dabei je der M. obliquus internus abdominis der gleichen Seite und der M. obliquus externus abdominis der Gegenseite zusammen.

Lateralflexion

Die schrägen und geraden Bauchmuskeln der ipsilateralen Seite führen zusammen mit dem M. quadratus lumborum die Seitneigung aus.

Bauchpresse

Vor allem die Kontraktion des M. transversus abdominis, des Zwerchfells und der Beckenbodenmuskulatur führt zu einer Erhöhung des intraabdominellen Drucks. Man spricht hier von der »Bauchpresse«, wie sie z. B. beim Niesen oder Husten aufgebaut wird.

> ❶ Tipp
>
> Über die Bauchpresse und gleichzeitiger Anspannung der Rückenmuskulatur kann beim Heben schwerer Lasten eine Rumpfstabilisation und eine Entlastung der LWS erreicht werden.

M. quadratus lumborum (viereckiger Lendenmuskel, ◘ Abb. 2.82)

Ursprung. Labium internum der Crista iliaca.

Ansatz. 12. Rippe, Processus costarii der Lumbalwirbel 1 – 4.

Innervation.
- Rr. musculares des Plexus lumbalis,
- 12. Interkostalnerv (Th12, L1 – 3).

Funktion. Bei einseitiger Arbeit neigt er den Rumpf zur gleichen Seite bzw. hebt er die ipsilaterale Beckenseite, bei beidseitiger Arbeit flektiert er die LWS.

In ◘ **Abb. 2.83** ist die Schichtung der Bauchmuskulatur im Horizontalschnitt dargestellt.

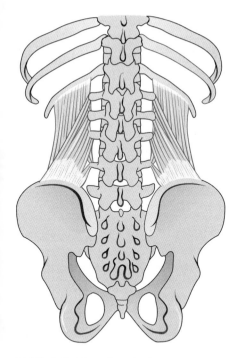

Abb. 2.82. M. quadratus lumborum

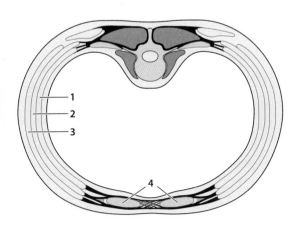

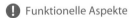

Abb. 2.83. Schichtung der Bauchmuskulatur: *1* M. transversus abdominis, *2* M. obliquus internus abdominis, *3* M. obliquus externus abdominis, *4* M. rectus abdominis

❗ Funktionelle Aspekte

Die schräge und die gerade Bauchmuskulatur spielt eine entscheidende Rolle bei der Aufrichtung des Beckens und damit bei der Einstellung der physiologischen Wirbelsäulenschwingungen.

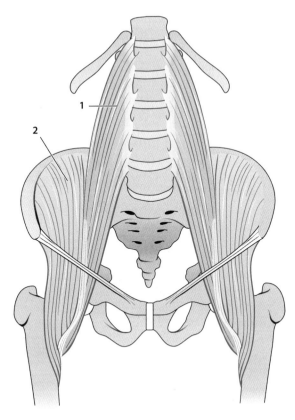

Abb. 2.84. M. iliopsoas. *1* M. psoas major, *2* M. iliacus

Sie gehört jedoch zu der Gruppe der phasischen Muskeln und neigt bei Störungen/Inaktivität zur Abschwächung (◨ **Tabelle 2.4**). Ist dies der Fall, kann der Eingeweidesack nicht mehr gehalten werden, der Bauch hängt nach vorne und das Becken kippt nach ventral.

Die Folge ist eine Hyperlordosierung der Lendenwirbelsäule mit Kompression der Wirbelgelenke und Veränderung der gesamten Statik (▶ **Kap. 7**, Abschn. »Muskuläre Dysbalancen«).

2.12.7 Becken-Bein-Muskulatur

Flexoren des Hüftgelenks

M. iliopsoas

Der M. iliopsoas (Lenden-Darmbein-Muskel, ◨ **Abb. 2.84**) ist der kräftigste Hüftbeuger und besteht hauptsächlich aus dem M. iliacus (Darmbeinmuskel) und dem M. psoas major (großer Lendenmuskel).

Ursprung.

- **M. iliacus.** Fossa iliaca (Innenseite der Darmbein-schaufel).
- **M. psoas major.** Die oberflächliche Schicht entspringt von den Seitenflächen der Wirbelkörper Th12 – L4 und den dazwischen liegenden Bandscheiben, die tiefe Schicht von den Processus costarii aller Lendenwirbel.

Ansatz. Beide Muskeln vereinigen sich und setzen am Trochanter minor (kleiner Rollhügel) an.

Innervation. Äste des Plexus lumbalis und des N. femoralis (Th12 – L4).

Funktion. Ist der Ursprung Punctum fixum, so flektiert und außenrotiert der M. iliopsoas das Bein im Hüftgelenk. Bei umgekehrtem Punctum fixum führt er bei einseitiger Kontraktion eine Lateralflexion der LWS zur gleichen Seite aus, bei beidseitiger Arbeit rotiert er das Becken nach ventral, was zu einer Extension der LWS (Lordosierung) führt.

Bei weniger als 50 % aller Menschen findet sich noch ein weiterer innerer Hüftmuskel, der M. psoas minor. Er entspringt vom 12. Brust- und 1. Lendenwirbel und strahlt mit langer Sehne in die Fascie des M. iliopsas ein, die Fascia iliaca.

🛈 Funktionelle Aspekte

Der M. iliopsoas, ein tonischer Muskel, tendiert durch vieles Sitzen oder Sport, der wie Radfahren oder Fußballspielen mit permanenter Hüftflexion einhergeht, sehr rasch zur Verkürzung. Bei **fehlender Dehngymnastik** gerät das Hüftgelenk beim Stehen, Gehen oder auch Liegen in vermehrte Flexionsstellung mit **Hyperlordosierung der LWS**. Die Folge ist eine unphysiologische Kompression in den Wirbelgelenken mit frühzeitiger Arthrosegefahr in den Wirbelgelenken und Kreuzschmerzen.

M. rectus femoris

Wie beim M. iliopsoas handelt es sich beim geraden Schenkelmuskel um einen tonischen Hüftbeugemuskel, der allerdings durch seinen Ansatz am Unterschenkel die Kniestreckung und deren Stabilisierung als weitere Aufgabe hat. Er ist einer der vier Anteile des M. quadriceps femoris (◻ **Abb. 2.85**) und der zweitkräftigste Hüftbeuger.

Ursprung. Spina iliaca anterior inferior.

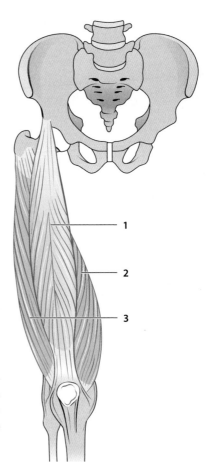

◻ **Abb. 2.85.** M. quadriceps femoris. *1* Rectus femoris, *2* Vastus medialis, *3* Vastus lateralis

Ansatz. Strahlt zusammen mit den 3 anderen Anteilen des M. quadriceps femoris (Vastus medialis, lateralis und intermedius) in die Patellarsehne ein, die an der Tuberositas tibiae inseriert.

Innervation. N. femoralis (L2 – L4).

Funktion.

- Beugung im Hüftgelenk,
- Streckung im Kniegelenk.

Bei seiner Verkürzung, die sehr häufig bei Sportlern anzutreffen ist, zeigen sich in Bezug auf die Becken- und Wirbelsäuleneinstellung die gleichen Mechanismen und

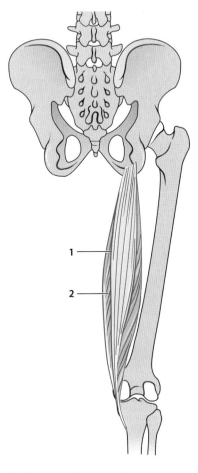

Abb. 2.86. *1* M. semitendinosus, *2* M. semimembranosus

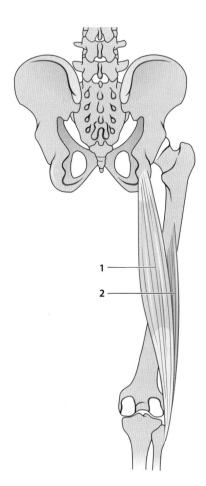

Abb. 2.87. M. biceps femoris. *1* Caput longum, *2* Caput breve

Auswirkungen wie bei einem verkürzten Lendendarm-beinmuskel. Zusätzlich entsteht ein erhöhter retropatel-larer Anpressdruck, was eine Arthrose im Kniegelenk (Gonarthrose) begünstigen kann.

Extensoren des Hüftgelenks

Die Ischiokruralmuskeln verdanken ihren Namen den lateinischen Bezeichnungen ihres Ursprungs- und An-satzpunktes. Sie ziehen alle vom Sitzbeinhöcker (Tu-ber ischiadicum) des Darmbeins (Os ischii) zum Unter-schenkel (Os cruris). Zu dieser Gruppe der rückseitigen Oberschenkelmuskeln gehört im Einzelnen der:

- M. semimembranosus (Plattsehnenmuskel, **Abb. 2.86**),
- M. semitendinosus (Halbsehnenmuskel, **Abb. 2.86**),

- M. biceps femoris (zweiköpfiger Schenkelmuskel, **Abb. 2.87**).

M. semimembranosus
Ursprung. Tuber ischiadicum.

Ansatz. Condylus medialis der Tibia, hintere Wand der Kniegelenkskapsel.

Innervation. N. tibialis (L5 – S2).

Funktion.
- Streckung (und Innenrotation) im Hüftgelenk,
- Beugung im Kniegelenk,
- Einwärtsdrehen des Unterschenkels bei gebeugtem Kniegelenk.

M. semitendinosus

Ursprung. Tuber ischiadicum.

Ansatz. Mediale Fläche des proximalen Tibiaendes (dorsale Portion der Pes anserinus superficialis).

Innervation. N. tibialis (L5 – S2).

Funktion.

- Streckung (und Innenrotation) im Hüftgelenk,
- Beugung im Kniegelenk,
- Einwärtsdrehen des Unterschenkels bei gebeugtem Kniegelenk.

M. biceps femoris

Ursprung.

- Caput longum: Tuber ischiadicum,
- Caput breve: Mittleres Drittel der lateralen Lippe der Linea aspera.

Ansatz. Caput fibulae (Wadenbeinköpfchen).

Innervation.

- N. tibialis (L5 – S2),
- N. peronaeus communis (S1 – S2).

Funktion

- Streckung (und Außenrotation) im Hüftgelenk,
- Beugung im Kniegelenk,
- Auswärtsdrehung des Unterschenkels bei gebeugtem Kniegelenk.

❗ **Funktionelle Aspekte**

Die »Ischios«, auch als Hamstrings bezeichnet, **sind tonische Muskeln.** Bei starker Verkürzung zwingen sie das Becken in eine Dorsalkippung mit einhergehender Entlordosierung der LWS. Einzige rückenschulrelevante Muskelgruppe, deren Antagonisten (M. iliopsoas, M. rectus femoris) ebenfalls tonisch sind!

M. glutaeus maximus (großer Gesäßmuskel, ◩ Abb. 2.88)

Ursprung.

- Darmbeinkamm,
- Fascia thoracolumbalis,
- Kreuz- und Steißbein,
- Lig. sacrotuberale.

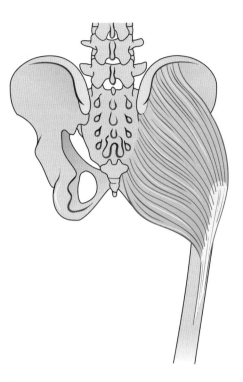

◩ **Abb. 2.88.** M. glutaeus maximus

Ansatz

- Tractus iliotibialis,
- Tuberositas glutaea (schließt kaudalwärts an den Trochanter major an).

Innervation. N. glutaeus inferior (L5 – S2).

Funktion. Extension und Außenrotation im Hüftgelenk, die kranialen Anteile abduzieren, die kaudalen adduzieren.

❗ **Funktionelle Aspekte**

Die Hauptfunktion dieses kräftigsten Skelettmuskels ist die **Streckung im Hüftgelenk,** wie sie z. B. beim Treppensteigen, beim Springen und Laufen gefordert ist.
Für die Wirbelsäuleneinstellung hat er wegen seiner statischen Funktion eine enorme Bedeutung. Zusammen mit den anderen Hüftextensoren und der Bauchmuskulatur ist er für die **richtige Beckeneinstellung in der Sagittalebene** verantwortlich.
Als phasischer Muskel reagiert er bei Störung mit einer Abschwächung, was eine Verstärkung der Lendenlordose (Hohlkreuz) begünstigen kann.

Abduktoren des Hüftgelenks

Die beiden wichtigsten Hüftabduktoren sind der M. glutaeus medius und der M. glutaeus minimus, auch **kleine Glutaeen** genannt.

M. glutaeus medius (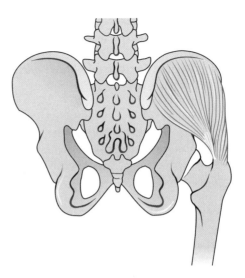 Abb. 2.89) (mittlerer Gesäßmuskel)

Ursprung. Kraniale Außenfläche der Darmbeinschaufel (im Bereich Darmbeinkamm, Linea glutaea anterior und posterior).

Ansatz. Trochanter major (großer Rollhügel).

Innervation. N. glutaeus superior (L4 – L5).

Abb. 2.89. M. glutaeus medius

M. glutaeus minimus (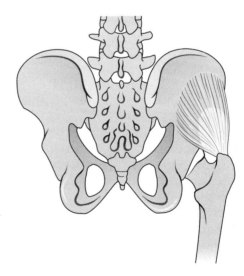 Abb. 2.90) (kleiner Gesäßmuskel)

Ursprung. Außenfläche der Darmbeinschaufel (kaudal angrenzend an den Ursprung des M. glutaeus medius, zwischen der Linea glutaea anterior und inferior).

Ansatz. Trochanter major.

Innervation. N. glutaeus superior (L4 – L5).

Funktion beider Muskeln im Hüftgelenk
- **Vorderer Teil**: Innenrotation und Beugung.
- **Hinterer Teil**: Außenrotation und Streckung.
- **Gesamtheit**: Abduktion.

❗ Funktionelle Aspekte

Die Abduktoren spielen beim Gehen für die **Stabilisierung des Beckens in der Frontalebene** eine wichtige Rolle. Sind die kleinen Glutaeen auf der Standbeinseite zu schwach, können sie das Becken nicht horizontal halten und es sinkt auf der Spielbeinseite übermäßig ab (Trendelenburg-Phänomen). Es kommt zu einem »Watschelgang«.
Eine andere vom Körper gern ausgeführte Kompensationsmöglichkeit ist die Verlagerung des Rumpfes über das Standbein, um den Körperschwerpunkt näher an oder sogar über die Unterstützungsfläche »Standfuß« zu bringen (Duchenne). Beide Kompensationsmechanismen führen zu einer unphysiologischen Lateralflexion der Wirbelsäule beim Gehen mit pathogenem Potential.

Abb. 2.90. M. glutaeus minimus

Adduktoren des Hüftgelenks

Die Gruppe der Adduktoren liegt an der Innenseite des Oberschenkels. Sie sind angeordnet in:
- einer **oberflächlichen Schicht** (M. pectineus, M. adductor longus, M. gracilis),

— einer **mittleren Schicht** (M. adductor brevis),
— einer **tiefen Schicht** (M. adductor magnus).

Alle Adduktoren gehören zu den tonischen Muskeln und neigen bei einer Störung zur Verkürzung.

> **Beachte**
>
> Die Adduktoren stabilisieren im **beidbeinigen Stand** zusammen mit den Abduktoren das Becken in der Transversalen. Im **Einbeinstand** kontrollieren sie ihre Antagonisten.

Bis zu einem Beugewinkel von ca. 50–70 ° bewirken sie eine Hüftflexion, bei einer stärkeren Beugestellung im Hüftgelenk kehrt sich ihre Funktion um und sie betätigen sich als Hüftstrecker. Damit helfen sie beim Gehen und Laufen sowohl beim Vor- als auch beim Rückschwingen des Spielbeins mit.

M. pectineus (Kammmuskel, ◘ Abb. 2.91)

Ursprung. Oberer Schambeinast zwischen der Eminentia iliopubica und dem Tuberculum pubicum (Schambeinhöcker).

Ansatz. Linea pectinea des Oberschenkels.

Innervation.
— N. femoralis (L2 – L3),
— N. obturatorius (L2 – L4).

Funktion. Adduktion, leichte Flexion und Außenrotation des Oberschenkels.

M. adductor longus (langer Schenkelanzieher, s. ◘ Abb. 2.91)

Ursprung. Unterhalb des Schambeinhöckers.

Ansatz. Mittleres Drittel des Labium mediale der Linea aspera (rauhe Linie mittig an der Oberschenkelrückseite).

Innervation. N. obturatorius (L2 – L4).

Funktion.
— Adduktion,
— Flexion (aus der Neutralstellung bis ca. 70 ° Flexion, ab dann Extension),
— Außenrotation im Hüftgelenk.

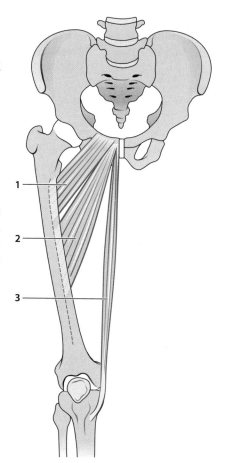

◘ **Abb. 2.91.** Oberflächliche Schicht der Adduktoren: *1* M. pectineus, *2* M. adductor longus, *3* M. gracilis

M. gracilis (schlanker Muskel, ◘ Abb. 2.91)

Ursprung. Mediale Kante des unteren Schambeinastes.

Ansatz. Mediale Fläche des proximalen Tibiaendes (mittlere Portion des Pes anserinus superficialis).

Innervation. N. obturatorius (L2 – L4).

Funktion.
— **Hüftgelenk:** Adduktion, Flexion (aus der Neutralstellung bis ca. 50 ° Flexion, ab dann Extension).
— **Kniegelenk:** Flexion und Innenrotation (bei flektiertem Kniegelenk).

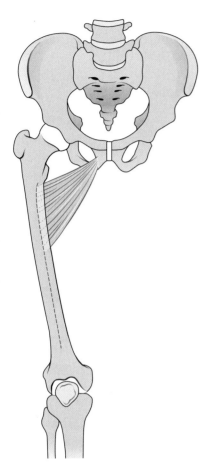

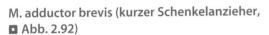

■ **Abb. 2.92.** M. adductor brevis

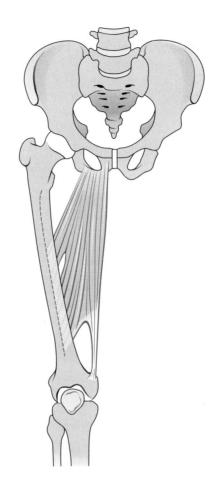

■ **Abb. 2.93.** M. adductor magnus

M. adductor brevis (kurzer Schenkelanzieher,
■ **Abb. 2.92)**
Ursprung. Vorderfläche des unteren Schambeinastes.

Ansatz. Proximales Drittel des Labium mediale der Linea aspera.

Innervation. N. obturatorius (L2 – L4).

Funktion. Adduktion, Außenrotation, Flexion des Oberschenkels.

M. adductor magnus (großer Schenkelanzieher,
■ **Abb. 2.93)**
Ursprung. Unterer Schambein- und Sitzbeinast bis zum Sitzbeinhöcker.

Ansatz.
▬ **Tiefer Teil:** Labium mediale der Linea aspera,
▬ **Oberflächiger, sehniger Teil:** Epicondylus medialis femoris (Tuberculum adductorium).

Innervation.
▬ N. obturatorius (L3 – L4),
▬ N. tibialis (L4 – L5).

Funktion.
▬ Tiefer Anteil: Extension, Außenrotation, Adduktion.
▬ Sehniger Anteil: Geringe Innenrotation im Hüftgelenk.

🛈 Funktionelle Aspekte
Die Adduktoren haben neben ihrer dynamischen Funktion für den Oberschenkel auch eine statische Aufgabe:

2

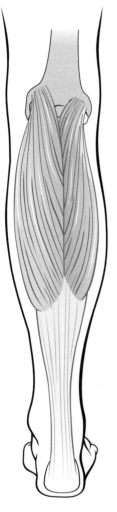

❑ **Abb. 2.94.** M. gastrocnemius

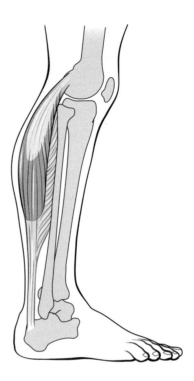

❑ **Abb. 2.95.** M. soleus

das Ausbalancieren des Beckens. Der Rumpf befindet sich in einem labilen Gleichgewicht, sodass die Beckenstellung ständig nachreguliert werden muss. Die **erforderliche Stabilisation gelingt nur durch eine ausgewogene Zusammenarbeit aller auf das Hüftgelenk einwirkenden Muskeln**.

Bei einer starken Verkürzung der Adduktoren gerät das Becken in eine Flexionsstellung, d. h. es rotiert nach ventral. Die Folge ist eine unphysiologische Hyperlordosierung der LWS.

2.12.8 Fussmuskulatur

Der M. triceps surae (dreiköpfiger Wadenmuskel) ist für die **aufrechte Haltung und für die richtige Gewichtsver-**

teilung des Körpers auf die Füße wichtig. Im Wesentlichen besteht er aus zwei Hauptmuskeln:

- dem oberflächig liegenden M. gastrocnemius, der als zweigelenkiger Muskel im Kniegelenk und im Fußgelenk flektieren kann, und
- dem darunter liegenden M. soleus mit ausschließlich beugender Wirkung im Fußgelenk.

M. gastrocnemius (Zwillingswadenmuskel, ❑ Abb. 2.94)

Ursprung.
- Caput mediale: Proximal vom Condylus medialis femoris (innere Oberschenkelkondyle).
- Caput laterale: Proximal vom Condylus lateralis femoris (äußere Oberschenkelkondyle).

Ansatz. Tuber calcanei (Fersenbeinhöcker).

Innervation. N. tibialis ($S_1 - S_2$).

Funktion.
- Plantarflexion im oberen Sprunggelenk,
- Supination im unteren Sprunggelenk,

- Flexion im Kniegelenk,
- Spannung der dorsalen Kapsel des Kniegelenks.

M. soleus (Schollenmuskel, ◙ Abb. 2.95)

Ursprung.
- Kopf und hintere Fläche der Fibula (Wadenbein),
- Sehnenarkade zwischen Fibula und Tibia (Arcus tendineus musculi solei),
- proximale Tibia (Linea musculi solei).

Ansatz. Tuber calcanei.

Innervation. N. tibialis (S1 – S2).

Funktion.
- Plantarflexion im oberen Sprunggelenk,
- Supination im unteren Sprunggelenk,

❗ Funktionelle Aspekte

Beide Wadenmuskeln sind tonisch und neigen bei Störung zur Verkürzung. Das Erscheinungsbild bei **verkürztem Trizeps surae** ist das im Stand überstreckte, nach hinten durchgedrückte Kniegelenk (Genu recurvatum). Als Folge stehen die Hüftgelenke vermehrt in Extensionsstellung. Das Becken gerät dadurch in eine zusätzliche Ventralkippung, die Lendenwirbelsäule wiederum hyperlordosiert kompensatorisch, was zu einer übermäßigen Kompression in den Wirbelgelenken führt und somit eine frühzeitige Spondylarthrose begünstigt.

Orthopädie

3.1   Degeneration der Bandscheibe   – 66
3.1.1   Diskose und Spondylose   – 66
3.1.2   Spondylarthrose   – 66
3.1.3   Bandscheibenprotrusion   – 67
3.1.4   Bandscheibenprolaps   – 68

3.2   Zervikale Syndrome   – 69
3.2.1   Vertebragene Zervikalsyndrome   – 70
3.2.2   Posttraumatische Zervikalsyndrome   – 73

3.3   Thorakale Syndrome   – 75

3.4   Lumbale Syndrome   – 75
3.4.1   Vertebragene Lumbalsyndrome   – 75
3.4.2   Differentialdiagnose   – 80
3.5   Extravertebrale Kreuzschmerzen   – 84

3.1   Degeneration der Bandscheibe

3.1.1   Diskose und Spondylose

> **Beachte**
> »Diskose« und »Spondylose« beschreiben degenerative
> Veränderungen am Bewegungssegment.

Der Grund für die Knorpeldegeneration liegt in der generell frühzeitigen Alterung bradytrophen Gewebes (= kapillarfreies Gewebe mit verlangsamtem Stoffwechsel). Begünstigt wird der Abnutzungsprozess der Bandscheiben durch die statisch-mechanischen Gegebenheiten, wie sie beim aufrecht lebenden Menschen auftreten. Die häufig unphysiologische Belastung der Wirbelsäule wirkt sich dabei beschleunigend aus.

Die Degeneration der Bandscheibe beginnt schon im Kindesalter mit konzentrischen Spalten und radiären Fissuren, die das Höhlensystem des Gallertkerns erweitern. Die Auffaserung des Anulus fibrosus mit Riss- und Spaltbildung wird auch als **Chondrosis intervertebralis** oder **Diskose** bezeichnet (◻ Abb. 3.1)

Diese Vorgänge bleiben zunächst nur auf das Knorpelgewebe beschränkt. Röntgenologisch zeigt sich allenfalls eine Verschmälerung des Zwischenwirbelraums mit einer Lumenverkleinerung der Zwischenwirbellöcher. Die Folge ist eine vermehrte Druckbelastung der Wirbelgelenke.

Da sich der Knorpel selbst nicht wieder aufbauen kann, gehen die reparativen Vorgänge des Körpers von den benachbarten Wirbeln aus. Es handelt sich um regenerative Knochenveränderungen wie Sklerosierungen der benachbarten Wirbelkörperabschlussplatten. Vereinzelt bilden sich subchondrale Geröllzysten. Dieses Stadium wird mit dem Begriff **Osteochondrose** beschrieben.

Bei Verschleißerscheinungen mit progredienter Höhenabnahme des Zwischenwirbelraums lässt die auf eine bestimmte Distanz ausgelegte Spannung des Bandapparats nach, und die bisher durch diese Bandspannung und die distrahierenden Kraft der Bandscheiben aufrecht erhaltene Stabilität im Segment geht verloren. Diese Lockerung, als »internes Dérangement« bezeichnet, mit fortgesetzten Zerrungsreizen des Bandapparats und Reizung der austretenden Nervenwurzeln veranlasst die Muskulatur zu einer ständigen (unbewussten) Haltungskorrektur. Dies führt über kurz oder lang zu schmerzhaften Muskelverspannungen und Myogelosen.

Zunehmende Höhenminderung des Intervertebralraums mit Ausweitung des Anulus fibrosus und Abheben der Bänder von den Wirbelkanten üben dort unter dem Einfluss der ständigen Bewegungsreize eine **reaktive Knochenneubildung** (Spondylosis hyperostotica) aus.

Dabei bilden sich vornehmlich im Bereich des vorderen Längsbands wulst-, sporn- und spangenförmige Auswüchse (Spodylophyten).

Damit ist das **Endstadium der Wirbelkörperdegeneration, die Spondylose** (syn. Spondylosis deformans) erreicht.

Dieser meist sehr schmerzhafte Zustand kann eine Änderung bis hin zur Schmerzfreiheit erfahren, wenn sich die spondylotischen Randzacken zusammen mit verbleibenden, ausgetrockneten Fasersträngen des Anulus fibrosus gegenseitig abstützen oder sogar eine fibröse oder knöcherne Verbindung (Ankylose) eingehen. Ist dies der Fall, spricht man auch von M. Forestier.

Es handelt sich hierbei um einen Prozess, der sich meist über mehrere Jahrzehnte hinzieht und den Nervenwurzeln und Gefäßen genügend Anpassungsmöglichkeiten erlaubt. Es tritt eine »Ruhe im Segment« ein (◻ Abb. 3.2).

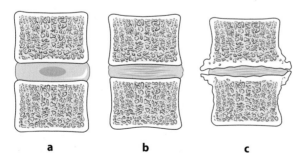

a   b   c

◻ **Abb. 3.1 a–c.** Die Alterung der Bandscheibe. **a** Jugendliche BS mit klarer Abgrenzung von Anulus fibrosus und Nucleus pulposus. **b** Chondrosis intervertebralis mit Riss- und Spaltbildung der BS. **c** Spondylose mit deutlicher Höhenminderung des Intervertebralraums und Knochenveränderungen

3.1.2   Spondylarthrose

Die Wirbelgelenke sind sog. »echte« Gelenke und reagieren wie jedes andere echte Gelenk des menschlichen Körpers (z.B. Knie- oder Hüftgelenk) bei andauernder unphysiologischer Belastung mit einer Störung. Der da-

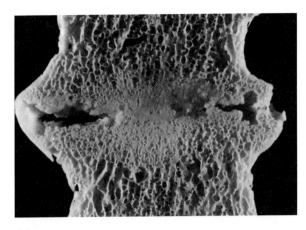

Abb. 3.2. Subtotale Diskusnekrose mit spangenbildender Spondylosis deformans und partieller knöcherner Wirbelkörperankylose LWK 4/5

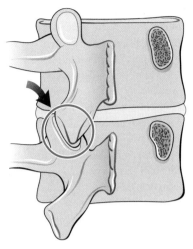

Abb. 3.3. Vermehrte Kompression in den Wirbelgelenken infolge Höhenminderung des Zwischenwirbelraums

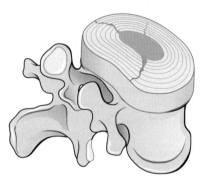

Abb. 3.4. Degenerative Riss- und Spaltbildung im Anulus fibrosus

bei vom Wirbelgelenk direkt ausgehende Schmerz wird als Facettensyndrom bezeichnet.

Als Teil des Bewegungssegments sind die Wirbelgelenke natürlich von allen degenerativen Prozessen der Bandscheiben mitbetroffen. Die Sinterung des Diskus bei der Spondylose bewirkt eine pathologische Beanspruchung der Gelenkfacetten mit vermehrter Kompression (**Abb. 3.3**), was zur Knorpeldegeneration und Bildung von osteophytären Randwucherungen führt (= **Spondylarthrosis deformans**). Auch hier können die raumfordernden Knochenwucherungen zu einer Bedrängung der Nervenwurzel mit den typischen radikulären Schmerzsymptomen führen.

> **Beachte**
> Bereits ein nur leicht geschädigter Diskus hat infolge seiner erhöhten Kompressibilität bei Belastung eine pathogene Wirkung für die Wirbelgelenke.

! Klinische Aspekte

Neben den beschriebenen, pathologisch anatomischen Veränderungen kann auch eine schlechte Belastungshaltung der Wirbelsäule in hyperlordotischer Stellung der Grund für ein Facettensyndrom (Hyperlordosekreuzschmerz) sein. Auslöser ist dabei die verstärkte Beckenvorkippung, wie sie durch verkürzte Hüftbeugemuskulatur oder beim Bergabgehen, bei Überkopfarbeiten mit Rückneigung des Rumpfes oder aber auch beim längeren Gehen und Stehen mit hohen Schuhabsätzen erzwungen wird.

3.1.3 Bandscheibenprotrusion

Bei Riss- und Spaltbildung im Anulus fibrosus (**Abb. 3.4**) kann die gallertige Masse des Nucleus pulposus bei einer Druckbelastung nun in diese neu entstandenen »Höhlen« ausweichen. Alle axial einwirkenden Kräfte müssen dadurch vermehrt vom Knorpelfaserring und nicht mehr primär vom Nucleus pulposus aufgenommen werden, da der intradiskale Druckausgleich nicht mehr funktioniert (▶ **Kap. 2.10.1**). Die damit verbundene Überbelastung des Diskusgewebes und die Scherbewegungen, die durch das »interne Dérangement« möglich sind, beschleunigen den Zerstörungsprozess des Diskus. Die Risse werden immer größer und die intradiskale Massenverschiebung kann immer dramatischere Ausmaße annehmen. Schließlich ist das Stadium erreicht, bei dem der einst recht widerstandsfähige Anulus fibrosus ganz oder bis zu einer dünnen, äußeren Lamellenschicht eingerissen ist. Wenn nun eine starke, asymmetrische Belastung bei Wirbelsäulenflexion die Gallertmasse mit großer Kraft nach dorsal (Richtung Wirbelkanal) gegen diese äußerste Lamelle presst, kann sich diese, dem Druck nachgebend, nach hinten vorwölben. Diese Verformung muss auch das hintere Längsband als letzte Barriere zum Wirbelkanal mitmachen. Man spricht hierbei von einer Bandscheibenvorwölbung oder **Bandscheibenprotrusion** (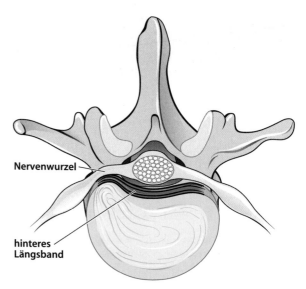 **Abb. 3.5**).

Beide Strukturen, die dorsalen, äußersten Anteile des Faserrings und das hintere Längsband, sind sensibel sehr stark versorgt und reagieren bei diesen Dehnungsreizen mit heftigsten Schmerzen. Es kommt zur typischen **Lumbago**, dem Hexenschuss.

Dabei muss aber nicht zwangsläufig eine Einengung des Spinalkanals oder des Intervertebralraums mit Druck auf die Nervenwurzel erfolgen. Wenn dies allerdings gleichzeitig geschieht, entsteht ein **Wurzelsyndrom** (z. B. Ischialgie, ▶ **Kap. 3.4.1**, Abschn. »Lumbale Wurzelsyndrome«).

Nervenwurzel

hinteres
Längsband

Abb. 3.5. Bandscheibenprotrusion mit Überdehnung des hinteren Längsbands und Kompression der Nervenwurzel

3.1.4 Bandscheibenprolaps

Bei einem Bandscheibenpropals (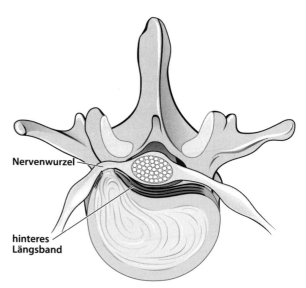 **Abb. 3.6**) rupturieren der äußere Faserring des Diskus und das hintere Längsband. Damit ist die Grenzschicht zu den nervalen Strukturen perforiert und die gallertige Masse des Nucleus pulposus kann in direkten Kontakt mit dem Rückenmark oder der Nervenwurzel treten.

Grundsätzlich unterscheidet man den **nichtsequestrierten** von dem **sequestrierten Bandscheibenvorfall:**

- Bleibt trotz Prolaps der Nucleus pulposus als vitale Einheit bestehen, spricht man von einem nichtsequestrierten Vorfall (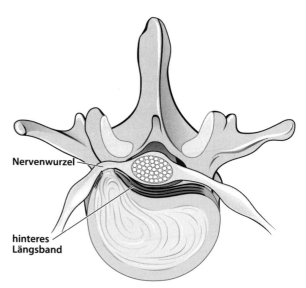 **Abb. 3.7 a**). Hierzu zählen der **pendelnde Prolaps** (die Gallertmasse verlagert sich bei bestimmten Bewegungen nach dorsal, bei anderen wieder zurück), der **eingeklemmte Prolaps** (ein Zurückschlüpfen des Kerns ist durch eine Einengung der Rissstelle nicht möglich) und der **fixierte Prolaps** (Verwachsungsstränge und Narbenzüge verhindern eine Zurückverlagerung von Kernsubstanz).
- Wird der prolabierte Teil des Gallertkerns vom zentralen Teil abgeschnürt, handelt es sich um einen se-

Nervenwurzel

hinteres
Längsband

Abb. 3.6. Lateraler Bandscheibenprolaps, das hintere Längsband ist durchtrennt

questrierten (= abgesonderten) Bandscheibenvorfall. Das Sequester hat sich damit auch aus dem osmotischen System der Bandscheibe herausgelöst und steht nicht mehr in vitaler Verbindung zum Nukleus (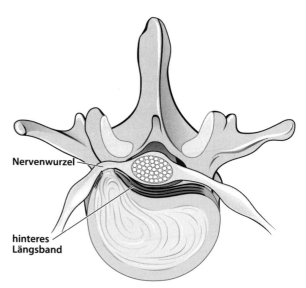 **Abb. 3.7 b**).

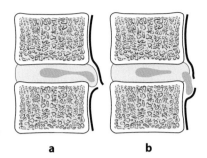

◨ Abb. 3.7 a, b. Formen des Bandscheibenvorfalls. **a** Nichtsequestrierter BS-Vorfall, **b** sequestrierter BS-Vorfall

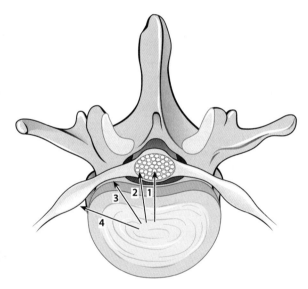

◨ Abb. 3.8. Richtungen des Bandscheibenvorfalls: *1* median, *2* mediolateral, *3* lateral intraforaminal, *4* lateral extraforaminal

Je nach Lokalisation der Perforationsstelle (**◨ Abb. 3.8**) unterscheidet man einen:

- medianen Vorfall,
- mediolateralen Vorfall,
- lateralen Vorfall (intra- und extraforaminal).

Obwohl weder eine Protrusion noch ein Prolaps bei entsprechenden Raumverhältnissen zwingend zu klinischen Symptomen führen müssen, kann man in der Regel besonders bei einem Vorfall von einer Reizung des Nervengewebes mit radikulärer Symptomatik ausgehen.

Der **mediane Prolaps** im LWS-Bereich trifft zentral auf den Rückenmarkskanal und kann eine beidseitige Ischialgie oder sogar ein Kaudaquerschnittssyndrom (▶ **Kap. 3.4.1**, Abschn. »Lumbale Wurzelsyndrome«) hervorrufen.

Beim **mediolateralen Vorfall** kann das vorgefallene Gewebe in der »Achselhöhle«, also unter der Nervenwurzel, sitzen. Die Schmerzen werden dann bei einer Lateralflexion zur gleichen Seite verringert und zur Gegenseite verstärkt. Dies führt zu einer homolateralen »ischiatischen Fehlhaltung«.

Genau umgekehrt verhält es sich beim **lateralen Vorfall**, der intraforaminal (als ins Formanen intervertebrale) oder extraforaminal platziert sein kann. Hier liegt der Prolaps auf der »Schulter«, also über der Nervenwurzel. Bei der Körperseitneigung zur selben Seite werden die Schmerzen schlimmer und leichter bei der Neigung zur Gegenseite. Der Befund zeigt in diesem Fall eine kontralaterale Fehlhaltung, d.h. der Patient neigt sich von der Ischiasseite weg.

3.2 Zervikale Syndrome

❯ **Beachte**

Das **Zervikalsyndrom** umschreibt alle Krankheitszustände, die direkt oder indirekt auf degenerative Veränderungen der Bandscheiben der Halswirbelsäule zurückzuführen sind.

Darunter fallen in erster Linie:

- schmerzhafte Bewegungseinschränkung der Halswirbelsäule,
- Muskelverspannungen im Schulter-Nacken-Bereich,
- segmentale Nervenwurzelsymptome in Arm und Schulter,
- Kopfschmerzen,
- Schwindelanfälle,
- Rückenmarksymptome und kochleovestibuläre Reizerscheinungen (der Gleichgewichtssinn ist irritiert).

Die weitaus meisten Zervikalsyndrome (ca. 90 %) gehen von den Segmenten der unteren Halswirbelsäule aus. Hier sind auch die stärksten degenerativen Veränderungen anzutreffen.

Der Höhepunkt der Krankheitsfälle liegt bei Männer und Frauen zwischen dem 30. und 60. Lebensjahr.

Der Anteil der Frauen überwiegt vor allem in den Altersklassen der bis 20-jährigen und der 20- bis 30-jährigen. Frauen insgesamt sind bis zum 60. Lebensjahr häufiger betroffen als Männer, danach überwiegt der Anteil der Männer.

3.2.1 Vertebragene Zervikalsyndrome

Die Zervikalsyndrome haben ihren Ausgangspunkt an der Halswirbelsäule und lassen sich entsprechend der Krankheitsursache bzw. der Lokalisation der Beschwerden unterteilen (◘ Übersicht 3.1).

Lokales Zervikalsyndrom

Lokales Zervikalsyndrom: alle klinischen Erscheinungen, die direkt oder indirekt von den zervikalen Bandscheiben ausgehen und in ihrer Symptomatik auf die Halsregion beschränkt bleiben.

Im Vordergrund steht die Tonuserhöhung der Schulter-Nacken-Muskulatur und Beweglichkeitseinschränkungen der Halswirbelsäule.

Charakteristische Beschwerdebilder für Zervikalsyndrome sind:

- **Muskelverspannungen** und **Schmerzen** nach unkontrollierten Drehbewegungen, längerer Haltungskonstanz in kyphotischer HWS-Einstellung oder auch nach Unterkühlung (Zugluft).
- **Schmerzverstärkung** oder aber auch **-linderung** bei bestimmten HWS-Positionen (Positionsabhängigkeit).
- **Nächtliche Schmerzzunahme,** die auf eine Nervenirritation infolge Herabsetzung des Muskeltonus und der Willkürmotorik zurückzuführen ist. So kann z.B. eine starke Seitneigung mit Hyperlordosierung die konkavseitigen Nervenaustrittsstellen einengen. Die daraus resultierende Nervenirritation führt reflektorisch zu einer schmerzauslösenden Tonuserhöhung der Muskulatur, was wiederum vermehrte

---

◘ Übersicht 3.1.
Klassifikation der Zervikalsyndrome

- Lokales Zervikalsyndrom
- Zervikobrachiales Syndrom
- Zervikozephales Syndrom
- Zervikomedulläres Syndrom
- Posttraumatisches Zervikalsyndrom

Nervenbelästigung zur Folge hat usw. Der Circulus vitiosus ist damit in Gang gesetzt.

> **Beachte**
> Ausgangspunkt der Beschwerden sind in den meisten Fällen degenerative Veränderungen der zervikalen Bewegungssegmente mit mechanischer Irritation des hinteren Längsbands, der Wirbelgelenkkapseln und des Wirbelperiosts.

Zervikobrachiales Syndrom

Das zervikobrachiale Syndrom wird auch als **Ramus-ventralis-Syndrom** bezeichnet.

Durch **Protrusion, Prolaps oder osteochondrotische Veränderungen** (besonders der Processus uncinati) kann der Ramus ventralis des Spinalnervs gereizt oder geschädigt werden.

Die **bandscheibenbedingten Brachialgien** gehen von den Segmenten C5 – C8 aus und betreffen das zugehörige Dermatom und Myotom.

Bei einer **Wurzelreizung** kommt es ausschließlich zu einem nach distal ausstrahlenden Schmerz in dem sensibel versorgten Dermatom.

Eine **Wurzelschädigung** kann zusätzlich zu folgenden Beschwerden führen:

- Reflexabschwächung,
- Sensibilitätsstörung,
- partielle oder komplette Lähmungen an der oberen Extremität.

Die Ausfälle lassen sich ebenfalls klar segmental einordnen, beginnen aber im Gegensatz zum Schmerz distal und ergreifen erst bei stärkerer Schädigung proximalere Bezirke.

C5-Syndrom. Auf die Schulterregion bis zum halben Oberarm beschränkter Schmerz, motorische und reflektorische Störungen des M. bizeps brachii.

C6-Syndrom. Schmerz an der Radialseite des Ober- und Unterarms bis zum Daumenende und Teile des Zeigefingers, desweiteren Muskelinnervationsstörungen beim M. bizeps und M. brachioradialis. Der Bizepssehnenreflex ist abgeschwächt oder erloschen (◘ Abb. 3.9).

C7-Syndrom. Dorsolaterales Schmerzfeld von der Schulter bis zum 2., 3. und 4. Finger, Parästhesien auch an der Volarseite der betroffenen Finger. Abschwächung des M.

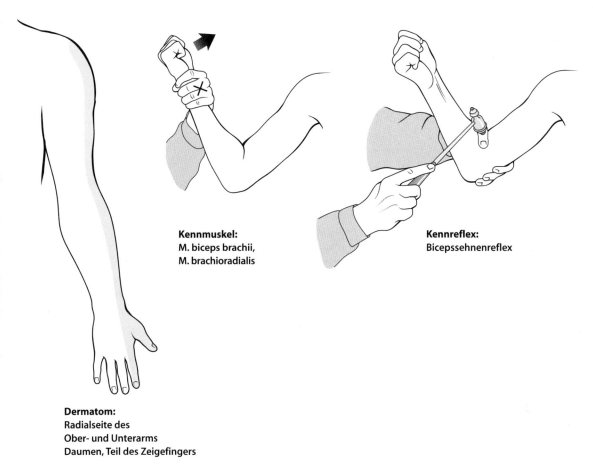

Kennmuskel:
M. biceps brachii,
M. brachioradialis

Kennreflex:
Bicepssehnenreflex

Dermatom:
Radialseite des
Ober- und Unterarms
Daumen, Teil des Zeigefingers

◘ Abb. 3.9. Leitsymptome beim C6-Syndrom

triceps brachii (Ellbogenstrecker), des M. pronator teres (Auswärtsdreher des Unterarms) und der Daumenballenmuskulatur (Atrophie des Daumenballens), Aufhebung des Trizepssehnenreflexes (◘ **Abb. 3.10**).

C8-Syndrom. Schmerzen und Parästhesien an Ober- und Unterarm sowie auf der Kleinfingerseite der Hand mit Einschluss des 4. und 5. Fingers. Motorische Störungen betreffen die Fingerbeuger, die Mm. interossei und vor allem die Muskeln des Kleinfingerballens (◘ **Abb. 3.11**). Der Trizepssehnenreflex ist im Vergleich zum C7-Syndrom seltener und nicht so ausgeprägt abgeschwächt.

Zervikozephales Syndrom

Die Entstehungsursache des zervikozephalen Syndroms (ZZS) ist auf die enge topographische Beziehung zwischen Processus uncinatus, A. vertebralis und Spinalnerv zurückzuführen (◘ **Abb. 3.12**).

Als **Ursachen** gelten einzeln oder in wechselnder Kombination:
- Minderdurchblutung der A. vertebralis,
- Reizung des Sympathikus,
- Kopfgelenkstörungen.

Als **Störfaktoren** kommen in Betracht:
- Achsenabweichungen der Halswirbelsäule,
- Verschiebung der Wirbel gegeneinander,
- laterale knöcherne Ausziehungen an den Unkovertebralgelenken C4 – C7.

Der **Häufigkeit des Auftretens** nach ergibt sich folgende Reihenfolge der Symptome:
- Kopfschmerzen,

3

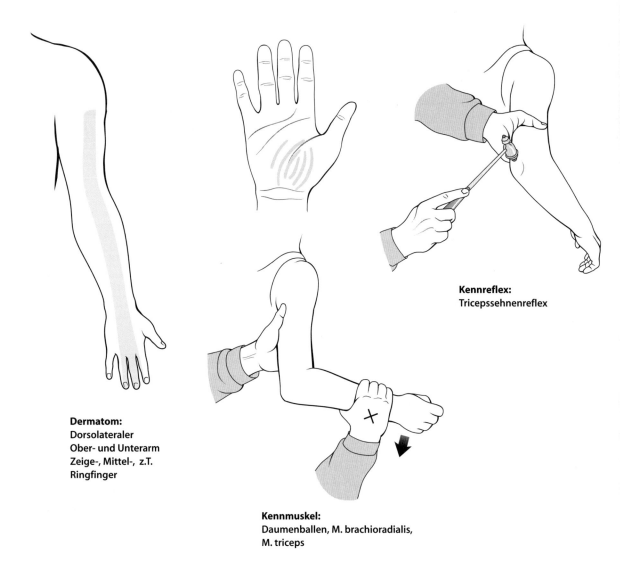

Dermatom:
Dorsolateraler
Ober- und Unterarm
Zeige-, Mittel-, z.T.
Ringfinger

Kennreflex:
Tricepssehnenreflex

Kennmuskel:
Daumenballen, M. brachioradialis,
M. triceps

◨ **Abb. 3.10.** Leitsymptome beim C7-Syndrom

— Schwindel,
— Gehör-, Augen- und Schluckstörungen.

Zervikomedulläres Syndrom

Halsmarkschädigungen infolge degenerativer Veränderungen an der Halswirbelsäule sind eher selten, da sich die intradiskalen Massenverschiebungen und unkovertebralen Knochenanbauten vornehmlich nach lateral oder dorsolateral bewegen.

Nur in Ausnahmefällen wölbt sich ein medianer oder paramedianer Diskusprolaps so weit vor, dass er **Kompressionserscheinungen am Rückenmark** verursacht. Diese äußern sich dann in erster Linie an der unteren Extremität mit:
— pathologischen Reflexen,
— gesteigerten Eigenreflexen oder
— symmetrischen Querschnittsyndromen mit Para- und Tetraparesen.

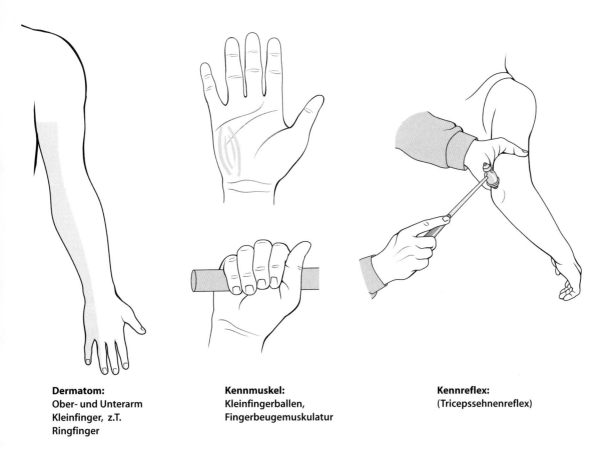

Dermatom:
Ober- und Unterarm
Kleinfinger, z.T.
Ringfinger

Kennmuskel:
Kleinfingerballen,
Fingerbeugemuskulatur

Kennreflex:
(Tricepssehnenreflex)

◼ **Abb. 3.11.** Leitsymptome beim C8-Syndrom

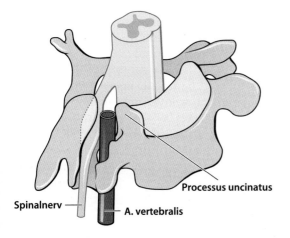

Processus uncinatus

Spinalnerv

A. vertebralis

◼ **Abb. 3.12.** Topographische Gegebenheiten in der Halswirbelsäule

Schmerzen im Nacken- und Schulter-Armbereich fehlen häufig.

3.2.2 Posttraumatische Zervikalsyndrome

Die traumatisch bedingten Zervikalsyndrome unter-
scheiden sich in der Krankheitserscheinung und deren
Therapie nicht von den degenerativen. Entsprechend der
Entstehungsweise lassen sich folgende Traumen unter-
scheiden:
- Anteflexionstrauma,
- Retroflexionstrauma,
- Schleudertrauma.

Anteflexionstrauma. Durch eine ungebremste Hyper-
flexion der Halswirbelsäule kommt es zu einer Kompression der ventralen und zur Extension der dorsalen

3

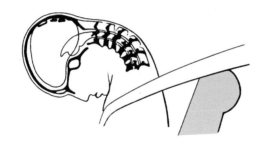

◘ Abb. 3.13. Anteflexionstrauma nach Auffahrunfall

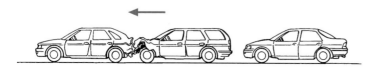

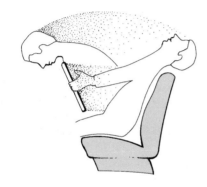

Strukturen. Wirken bei dem Unfallmechanismus große Kräfte ein, z.B. beim Auffahrunfall mit hoher Diffe-
renzgeschwindigkeit, kann es zu **ventralen Wirbelkör-
perkompressionsfrakturen und dorsalen Einrissen** kommen (**◘ Abb. 3.13**):
— im Anulus fibrosus,
— im Bandapparat,
— in der Gelenkkapsel.

Retroflexionstrauma. Infolge einer Hyperextension der
Halswirbelsäule, wie sie beispielsweise nach einem kräftigen Kinnhaken entstehen kann, kommt es zu einer
Kompression der dorsalen und zu einer Distraktion der
ventralen Strukturen. Eine entsprechend große Kraftein-
wirkung kann zu Gelenkfortsatzfrakturen mit der Möglichkeit einer Wirbelluxation führen.

Schleudertrauma. (»whiplash injury«) Unter Schleudertrauma versteht man das **unkontrollierte Hin- und
Herpendeln des Kopfes bei einer plötzlichen, massiven
Rumpfbewegung.** Dabei kommt es infolge der Trägheit
der Massen zuerst zu einer Retroflexion mit nachfolgender Anteflexion oder umgekehrt (**◘ Abb. 3.14**).

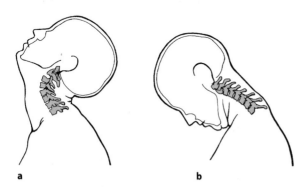

a   b

◘ Abb. 3.14 a, b. Schleudertrauma mit Retro (**a**)- und anschließender Anteflexion (**b**) der Halswirbelsäule

3.3 Thorakale Syndrome

> **Beachte**
>
> Das Thorakalsyndrom stellt den Sammelbegriff für alle klinischen Erscheinungen dar, die durch degenerative Veränderungen der Brustwirbelsäule verursacht werden.

Quantitativ spielen Bandscheibenschäden der BWS allerdings im Vergleich zu denen der HWS und der LWS nur eine untergeordnete Rolle.

> **Beachte**
>
> Nur 2 % aller bandscheibenbedingten Erkrankungen betreffen die Brustwirbelsäulenabschnitt.

Dafür sind im Wesentlichen zwei Gründe verantwortlich:
1. Anders als in der Hals- und Lendenwirbelsäule befinden sich die **Zwischenwirbellöcher der Brustwirbelsäule** nicht hinter den Bandscheiben, sondern **auf Höhe der Wirbelkörper** (◘ Abb. 2.24). Es müssen somit schon ausgedehnte Prolapse sein, die sich weit nach oben oder unten vorarbeiten, um in Kontakt mit einem Spinalnerv zu kommen.
2. Im thorakalen Abschnitt der Wirbelsäule finden im Vergleich zur HWS und LWS nur **geringe Flexions- und Extensionsbewegungen** statt. Selbst wenn es im Rahmen der Bandscheibendegeneration zur Lockerung des Zwischenwirbelabschnittes kommen sollte, ist das thorakale Bewegungssegment über die Kostotransversal- und die Rippenkopfgelenke gewissermaßen geschient, so dass klinisch relevante Verschiebungen der Wirbel nicht entstehen können.

3.4 Lumbale Syndrome

Der Begriff »Lumbalsyndrom« umfasst alle Krankheitszustände, die direkt oder indirekt auf degenerative Veränderungen der Bandscheiben in der Lendenwirbelsäule zurückzuführen sind (◘ Übersicht 3.2).

Dazu zählen:
- lokale Beschwerden im Bereich der Lendenwirbelsäule,
- ins Bein ausstrahlende Schmerzen,
- tiefe Querschnittsyndrome.

◘ **Übersicht 3.2.**
Klassifikation der Lumbalsyndrome

- Lokales Lumbalsyndrom
- Lumbales Wurzelsyndrom
- Kaudasyndrom

> **Beachte**
>
> Fast zwei Drittel aller bandscheibenbedingten Erkrankungen betreffen die Lendenwirbelsäule.

Die Beschwerden stellen sich meist um das 25.–30. Lebensjahr ein und erreichen bei Männern um das 40. Lebensjahr ihre größte Häufigkeit, bei Frauen 10 Jahre später.

Die Ursache hierfür liegt in der besonderen biomechanischen und biochemischen Konstellation in diesem Lebensabschnitt. Die Bandscheiben haben noch einen hohen Quelldruck, sind also noch relativ saftig und flüssig, während der Anulus fibrosus bereits relativ stark verschlissen ist und in seiner Widerstandskraft nachgelassen hat. Damit sind die beiden Grundvoraussetzungen für eine intradiskale Massenverschiebung gegeben.

Insgesamt sind **Männer etwas häufiger betroffen als Frauen**, wofür die vermehrte funktionspezifische Belastung eine Erklärung bieten könnte. Möglicherweise spielt auch ein noch unbekannter, geschlechtsspezifischer Faktor eine gewisse Rolle.

3.4.1 Vertebragene Lumbalsyndrome

Lokales Lumbalsyndrom

Unter einem lokalen Lumbalsyndrom versteht man alle klinischen Erscheinungen, die direkt oder indirekt von den lumbalen Bandscheiben ausgehen und in ihrer Symptomatik im Wesentlichen auf die LWS-Region beschränkt bleiben.

Die **Beschwerdebilder** sind charakterisiert durch:
- positionsabhängige Kreuzschmerzen,
- schmerzhafte Verspannungen der lumbalen Rückenstreckmuskeln,
- Bewegungseinschränkungen der LWS.

Segmentale Ausstrahlungen in die Extremitäten fehlen.

3

Vom akuten Hexenschussanfall (Lumbago), der plötzlich einsetzt und ebenso rasch wieder verschwindet, bis zu chronisch-rezidivierenden Kreuzschmerzen gibt es beim lokalen Lumbalsyndrom sämtliche Übergänge.

Ausgangspunkt der Beschwerden sind degenerative Veränderungen der Wirbelsäule mit mechanischer Irritation des hinteren Längsbands, der Wirbelgelenkkapseln und des Wirbelperiosts. Betroffen sind vorwiegend sensible Fasern des R. meningeus und des R. dorsalis des Spinalnervs.

> **Beachte**
> Je nach Betonung der einzelnen Leitsymptome unterscheidet man beim lokalen Bandscheibensyndrom **akute und chronische Zustandsbilder.**

Lumbago. Die Lumbago stellt eine akute Form des lokalen Bandscheibensyndroms dar. Sie wird häufig durch eine unphysiologische Wirbelsäuleneinstellung beim Bücken und Heben oder durch Kälte- und Nässeeinwirkung hervorgerufen. Der meistens unerwartet und blitzartig einschießende Kreuzschmerz führt

sofort zur »entlastenden« Bewegungssperre der LWS (◻ Abb. 3.15).

Um diese Bewegungssperre als Entlastungshaltung zu erhalten, kommt es reflektorisch zu einem Hypertonus der Rückenstreckmuskeln. Eine drastische Schmerzverstärkung tritt beim Niesen, Husten oder Pressen ein.

Als **Ursache** für die Lumbago kommt in erster Linie eine Protrusion in Frage. Es können aber auch plötzliche Kompression oder Zerrungen der Wirbelgelenke sein.

Die **Hauptschmerzzone** befindet sich in der unteren Lumbalregion und über dem Kreuzbein, entweder in der Mitte oder etwas seitlich davon. Pseudoradikuläre Ausstrahlungen sind möglich.

Chronisch-rezidivierender Kreuzschmerz. Es handelt sich um lang anhaltende, immer wieder auftretende Kreuzschmerzen, die allmählich nach längerer Haltungskonstanz einsetzen und langsam wieder durch Positionsänderung abklingen.

Sie können als Belastungskreuzschmerz bei vertikaler Beanspruchung oder aber auch als Entlastungskreuzschmerz bei Horizontallagerung in Erscheinung treten.

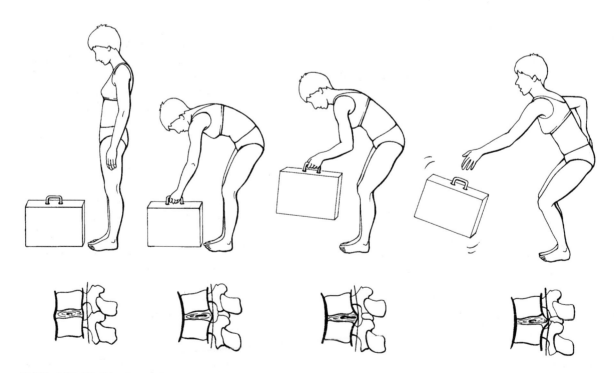

◻ **Abb. 3.15.** Möglicher Entstehungsmechanismus einer Lumbago

Die **Ursache** ist vornehmlich in Elastizitäts- und Volumenänderungen mit ihren sekundären Rückwirkungen auf die Wirbelgelenke und die Muskulatur zu sehen.

Belastungskreuzschmerz. Bandscheibenbedingte Rückenbeschwerden treten als **Lumbalkyphoseschmerz** (schlechte Sitzhaltung) oder als **Hyperlordosekreuzschmerz** (passives Stehen mit Hohlkreuz, hohe Schuhabsätze, Bergabgehen usw.) auf.

Beim **Facettensyndrom** findet man diffuse Schmerzen mit Ausstrahlungen in Gesäß, Leisten, Unterbauch, Oberschenkel oder ins Skrotum. Eine **Schmerzverstärkung** tritt ein beim Rütteln, Klopfen oder Drücken über dem entsprechenden Segment, an den Kreuz-Darmbein-Fugen, am Beckenkamm, am Trochanter major und in der Leiste über dem Iliopsoasansatz.

> ❱ **Beachte**
>
> Die meisten bandscheibenbedingten Rückenbeschwerden sind belastungsabhängig.

Entlastungskreuzschmerz. Charakteristisch ist die Schmerzentstehung unter Horizontallagerung (am frühen Morgen) mit einem Höhepunkt unmittelbar nach dem Aufstehen.

Es entsteht ein lumbagoähnliches Bild mit Schmerzintensivierung durch Husten, Niesen und Pressen. Innerhalb kurzer Zeit verschwinden die Schmerzen und die Bewegungseinschränkung wieder, sodass sich der Patient tagsüber wieder beschwerdefrei bewegen kann.

Die **Ursache** ist – wie bei der Halswirbelsäule – im Nachlassen des Muskeltonus beim Liegen zu sehen. Dadurch geraten die einzelnen Bestandteile des Bewegungssegments in unphysiologische Stellungen zueinander mit Irritation der Fasern des R. meningeus.

Lumbale Wurzelsyndrome

Beim lumbalen Wurzelsyndrom sind die ventralen Äste der Spinalnerven im lumbalen und sakralen Bereich irritiert. Im Vordergrund stehen segmentbezogene Symptome wie:

- Schmerzen,
- verändertes Reflexverhalten und
- motorische Störungen.

Sind Nervenäste betroffen, aus denen sich der N. ischiadicus rekrutiert (L4 – S3), spricht man von einer **Ischi**algie. Sie entsteht bei degenerativen Veränderungen der beiden unteren lumbalen Bandscheiben.

Die von darüber liegenden Bandscheiben ausgelösten sog. hohen lumbalen Wurzelsyndrome betreffen größtenteils Fasern des N. femoralis. Deshalb nennt man sie auch häufig **Femoralisneuralgie.**

Neben Protrusion und Prolaps können auch andere Deformierungen, die direkt oder indirekt mit der Bandscheibendegeneration auftreten, ein lumbales Wurzelsyndrom verursachen. Dazu gehören:

- Bandscheibenlockerungen,
- Wirbelverschiebungen in der LWS,
- Osteophyten an der Hinterkante der Wirbelkörper und an den Wirbelgelenken.

Die weitaus häufigsten Wurzelsyndrome sind in den unteren Segmenten der LWS zu finden. So liegt eine Störung der Nervenwurzel S1 mit etwas über 50 % aller Fälle an der Spitze, gefolgt von L5 mit knapp 45 %.

L1- und L2-Syndrom. Schmerz- und Hypästhesiebezirk, der sich von der oberen LWS nach vorne bis in die Leistengegend erstreckt. Reflexausfälle oder motorische Störungen bestehen nicht, evtl. aber ist der Femoralisdehnungsschmerz (▶ **Kap. 4.1.6**) positiv.

L3-Syndrom. Man findet eine Schmerz- und Hypästhesiezone an der Vorderaußenseite des Oberschenkels, nie im Knie- und Unterschenkelbereich. Die Grobkraft des M. quadriceps ist deutlich reduziert, der Patellarsehnenreflex abgeschwächt oder erloschen (◘ **Abb. 3.16**).

Das Lasègue-Zeichen (▶ **Kap. 4.1.6**) ist negativ, in vielen Fällen lässt sich in Bauchlage ein Femoralisdehnschmerz provozieren. Zur Entlastung wird die LWS häufig in einer Hyperlordose eingestellt.

L4-Syndrom. Das Schmerz- und Hypästhesieband erstreckt sich von der Hüfte und den lateralen Oberschenkel über das Kniegelenk bis zum Unterschenkel (Vorderinnenseite) und und den medialen Knöchel. Der Patellarsehnenreflex ist abgeschwächt.

Muskelschwächen finden sich beim M. quadriceps und beim M. tibialis anterior.

Das Lasègue-Zeichen ist bei der Hälfte der Patienten positiv (◘ **Abb. 3.17**).

L5-Syndrom. Ausstrahlender Schmerz von der Lenden-Kreuz-Gegend über die Hinteraußenseite zum Knie-

3

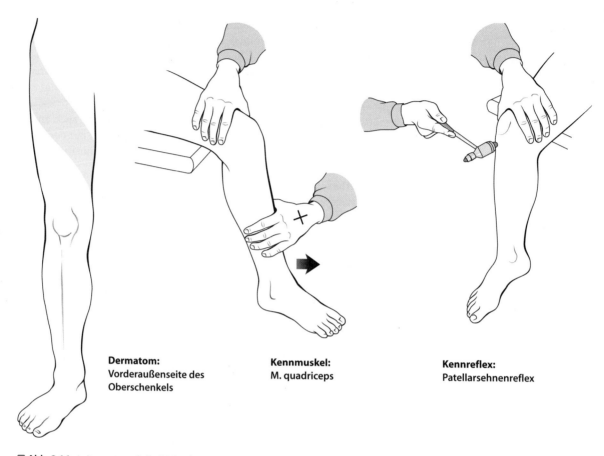

Dermatom:
Vorderaußenseite des
Oberschenkels

Kennmuskel:
M. quadriceps

Kennreflex:
Patellarsehnenreflex

Abb. 3.16. Leitsymptome beim L3-Syndrom

gelenk lateral, entlang der Schienbeinkante zum Au
ßenknöchel und über die Dorsalseite des Fußes bis zur
Großzehenseite des Fußrückens.

Es finden sich deutliche Fuß- und Zehenheberschwächen, der Fersengang ist nicht möglich. Kennmuskel ist
der M. extensor hallucis longus und der M. extensor digitorum brevis. Störungen der Reflextätigkeit liegen häufig
nicht vor (**Abb. 3.18**).

S1-Syndrom. Durch den relativ großen Abstand zwischen dorsaler Bandscheibenbegrenzung und Nervenwurzel sind die segmentspezifischen Ischiassymptome
wie Lasègue und ischiatische Fehlhaltung nicht so stark
ausgeprägt wie beim L5-Syndrom. Ein Großteil der S1-
Syndrome ist deshalb auch eine Ischialgie ohne Kreuzschmerzen.

Das **Schmerz- und Hypästhesieareal** liegt an der Hinterseite des Ober- und Unterschenkels. Die Ausstrahlung
geht zur Ferse und zum Fußaußenrand einschließlich
der Zehen III – V.

Muskelschwächen zeigen sich beim M. triceps surae
und evtl. bei der Glutaealmuskulatur. Die klinische Untersuchung zeigt augenfällige Schwächen beim Stehen
oder Gehen auf den Fußballen.

Typisch ist die Abschwächung des Achillessehnenreflexes (**Abb. 3.19**).

In diesem Zusammenhang muss nochmals erwähnt
werden, dass sich die Angaben der Segmente nicht auf
die Wirbelsäulen-, sondern auf die Nervensegmente beziehen. Bei Kenntnis der Lagebeziehungen in der LWS
wird somit klar, dass ein Vorfall der 5. Lendenbandscheibe eine Störung von dem Spinalnerven aus dem Nerven-

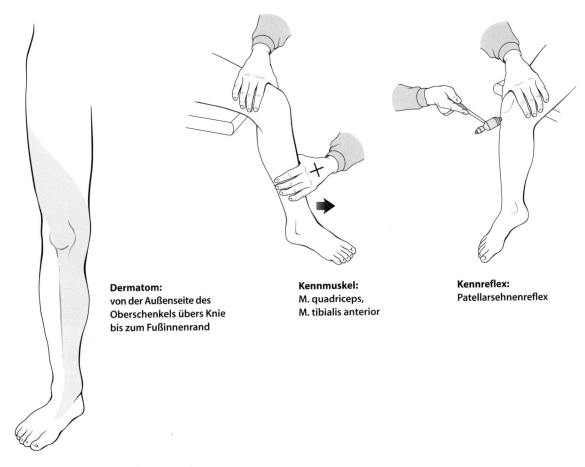

Dermatom:
von der Außenseite des
Oberschenkels übers Knie
bis zum Fußinnenrand

Kennmuskel:
M. quadriceps,
M. tibialis anterior

Kennreflex:
Patellarsehnenreflex

☐ **Abb. 3.17.** Leitsymptome beim L4-Syndrom

segment S1 bewirkt, ein Vorfall der 4. Lendenbandscheibe L4 und L5 irritieren kann (☐ **Abb. 3.20**).

Kaudasyndrom. Beim Kaudasyndrom handelt es sich um ein polyradikuläres lumbales Wurzelsyndrom. Dabei werden alle Nervenwurzeln der Cauda equina im lumbalen Wirbelkanal entweder durch einen großen medianen Bandscheibenvorfall auf der Höhe L3/4 oder L4/5 oder einen Tumor komprimiert, so dass Reizerscheinungen der unteren lumbalen, sakralen und kokzygealen Wurzeln entstehen.

Die Schmerzen hängen vom Ausmaß der Kompression und der betroffenen Etage ab und treten in Form einer doppelseitigen Ischialgie auf.

Zu den **typischen Symptomen** gehören:
- Sensibilitätsstörungen im Genitalbereich und an der Oberschenkelinnenseite (Reithosenanästhesie),
- beidseitiges Fehlen des Achillessehnenreflexes,
- Schwäche der Wadenmuskeln bis zur schlaffen Lähmung der Beine,
- Schließmuskelinsuffizienzen der Blase und des Mastdarms,
- oft auch Potenzstörungen.

Bei höher liegender Läsion können noch Fuß- und Zehenheberparesen, Quadrizepsschwächen und Ausfall des Patellarsehnenreflexes hinzukommen. Röntgenmyelogisch zeigt sich ein totaler Abbruch der Kontrastmittelsäule.

 Cave
Beim Kaudasyndrom ist eine **sofortige Operation** angezeigt, da schon nach wenigen Stunden irreversible Schädigungen entstehen können.

3

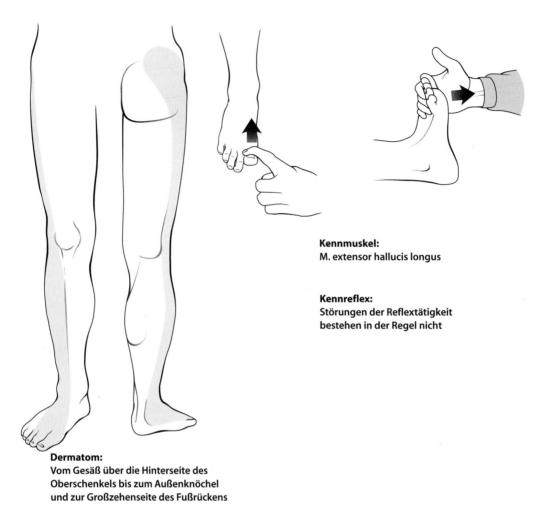

Kennmuskel:
M. extensor hallucis longus

Kennreflex:
Störungen der Reflextätigkeit
bestehen in der Regel nicht

Dermatom:
Vom Gesäß über die Hinterseite des
Oberschenkels bis zum Außenknöchel
und zur Großzehenseite des Fußrückens

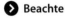 **Abb. 3.18.** Leitsymptome beim L5-Syndrom

3.4.2 Differentialdiagnose

> **Beachte**
>
> An erster Stelle der lumbalen Kreuzschmerzursachen stehen degenerative Veränderungen der Bewegungssegmente im Lendenwirbelsäulenbereich.

Im Folgenden werden mögliche Sekundärerscheinungen und einige weitere vertebrale Krankheitsursachen beschrieben.

Morbus Baastrup

Beim Baastrup-Syndrom handelt es sich um ein schmerzhaftes Aneinanderreiben benachbarter Lendenwirbeldornfortsätze (»kissing spine«) (**Abb. 3.21**). Die **Ursachen** sind zu sehen in der:

- Bandscheibendegeneration,
- ständigen Hyperlordosierung der LWS oder auch
- anlagebedingten Vergrößerung der Dornfortsätze.

Die Symptome ähneln denen der Spondylarthrose.

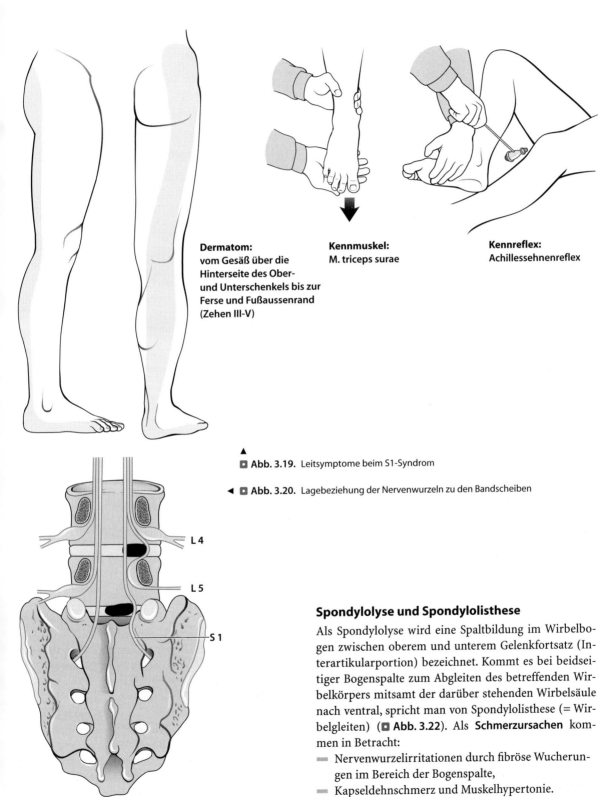

Dermatom:
vom Gesäß über die
Hinterseite des Ober-
und Unterschenkels bis zur
Ferse und Fußaussenrand
(Zehen III-V)

Kennmuskel:
M. triceps surae

Kennreflex:
Achillessehnenreflex

▲
□ **Abb. 3.19.** Leitsymptome beim S1-Syndrom

◀ □ **Abb. 3.20.** Lagebeziehung der Nervenwurzeln zu den Bandscheiben

L 4

L 5

S 1

Spondylolyse und Spondylolisthese

Als Spondylolyse wird eine Spaltbildung im Wirbelbogen zwischen oberem und unterem Gelenkfortsatz (In-
terartikularportion) bezeichnet. Kommt es bei beidseitiger Bogenspalte zum Abgleiten des betreffenden Wirbelkörpers mitsamt der darüber stehenden Wirbelsäule
nach ventral, spricht man von Spondylolisthese (= Wirbelgleiten) (□ **Abb. 3.22**). Als **Schmerzursachen** kommen in Betracht:

- Nervenwurzelirritationen durch fibröse Wucherun-
  gen im Bereich der Bogenspalte,
- Kapseldehnschmerz und Muskelhypertonie.

3

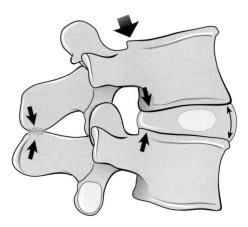

☐ **Abb. 3.21.** Morbus Baastrup (»kissing spine«)

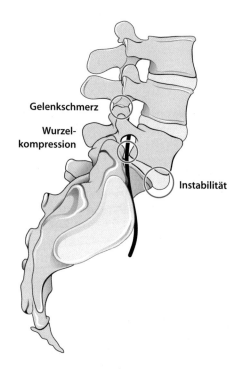

Gelenkschmerz

Wurzel-
kompression

Instabilität

☐ **Abb. 3.22.** Leitsymptome bei Spondylolisthese

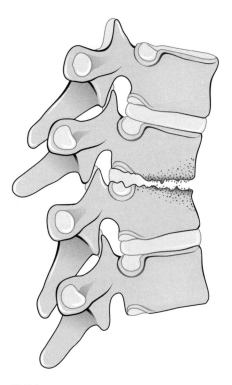

☐ **Abb. 3.23.** Beginnende Spondylitis

Spondylitis

Die Spondylitis ist eine Wirbelentzündung, die akut oder auch chronisch verlaufen kann (☐ **Abb. 3.23**). Bei der **spezifischen Spondylitis** rufen spezifische Erreger die Krankheit hervor, meist handelt es sich um die Tuberku-lose. Sie hat ihren Herd gewöhnlich im Wirbelkörper, in der Halswirbelsäule in den Wirbelgelenken.

❯ **Beachte**

Die **unspezifische Spondylitis** wird durch unspezifische Erreger hervorgerufen.

Bei Belastung, Bewegung und Druck treten Kreuz-schmerzen auf, die leicht als »Rheumatismus« oder Ischias angesehen werden.

Da eine Spondylitis ventral beginnt, gehört die se-kundäre Ischialgie eher zu den Späterscheinungen.

Morbus Scheuermann

Bei der Adoleszentenkyphose handelt es sich um eine Entwicklungsstörung der Wirbelsäule im Wachstumsal-ter, die mit Rundrückenbildung, besonders im Brustbe-reich und thorakolumbalen Übergang, einhergeht. Da-bei kommt es zu Einbrüchen von Bandscheibengewebe in die weniger widerstandsfähigen Wirbelabschlussplat-

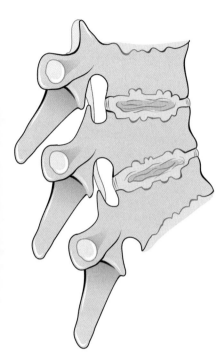

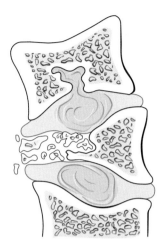

Abb. 3.25. Keilwirbelbildung bei Osteoporose

Abb. 3.24. Schematische Darstellung der Schmorl'schen-Knorpelknötchen bei Morbus Scheuermann

ten (Schmorl'sche Knorpelknötchen, **Abb. 3.24**). Dies führt zu einem keilförmigen Zusammensintern der Wirbel im Krümmungsbogen und schließlich zu einer fixierten Brustkyphose. Die **Folge** sind:

- frühzeitige osteochondrotische Veränderungen mit myostatischen Beschwerden,
- chronisches Zervikal- und Lumbalsyndrom.

Osteoporose

Sehr häufig leiden gerade älteren Menschen an Knochenschwund (Altersosteoporose). Die Osteoporose befällt **zuerst die Wirbelsäule und dann die Röhrenknochen.**

> **!** Cave
> Die Stabilität der Knochen ist in Gefahr, wenn die Knochenmasse 70 % des Ausgangswerts unterschreitet.

Dann reichen schon geringe Belastungen aus, um den porösen Knochen zu brechen (z.B. der plötzliche Stopp einer schnellen Bewegung).

Im Bereich der Wirbelsäule werden die Deck- und Grundplatten der Wirbelkörper brüchig und frakturie-

ren. Es entstehen Keilwirbel im Bereich der BWS und Fischwirbel in der LWS (**Abb. 3.25**).

Die entstehenden Schmerzen sind diffus und ziehend, können bei akuten Wirbeleinbrüchen aber auch äußerst heftig sein mit Ausstrahlungen bis zum Schultergürtel.

Morbus Bechterew (Spondylarthritis ankylopoetica)

Diese **schleichend oder schubweise verlaufende Systemerkrankung des Bindegewebes** befällt vorwiegend:

- den Bandapparat der Wirbelsäule,
- die Kapseln der stammnahen Gelenke,
- die Bandscheiben.

Nach Atrophie des Gelenkknorpels kommt es zur Einsteifung der Intervertebralgelenke und der Wirbelrippengelenke. Die nachfolgende Sklerosierung des Bandapparats und der Bandscheiben führt schließlich schrittweise zur Versteifung der gesamten Wirbelsäule (Bambuswirbelsäule, **Abb. 3.26**). Bei dieser **Entzündung nichtbakterieller Genese** kommt es besonders nachts zu tief sitzenden Kreuzschmerzen, ausgehend meist von den Kreuzdarmbeingelenken.

Tumoren

Tumoren an der Wirbelsäule können vom Wirbel selbst wie auch vom Inhalt des Wirbelkanals ausgehen. Die im

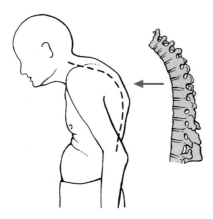

Abb. 3.26. Hyperkyphose der BWS und Bambuswirbelsäule bei Morbus Bechterew

Rückenmark und seinen Hüllen entstehenden Tumoren kommen nur ausnahmsweise als Ursache isolierter Kreuzschmerzen in Frage, da sie in der Regel mit neurologischen Ausfällen einhergehen (z. B. Kauda-Syndrom).

Kokzygodynie

Ausstrahlender Schmerz vom Schmerzzentrum »Steißbein« Richtung Kreuzbein, meist nachts auftretend.

Als **Ursache** kommen in Betracht:
- Neuralgie des Plexus sacralis,
- Neurose,
- Lumbalsyndrom,
- Entzündung des Analbereichs,
- Dislokation des Steißbeins,
- Prostatitis.

Skoliose

Skoliosen sind fixierte Wirbelsäulenabweichungen in der Frontalebene. Zu diesem Krankheitsbild gehört auch eine Torsion der einzelnen Wirbel in sich und eine Rotation der Wirbel gegeneinander. Durch Mitnahme der Rippen kommt es zur Thoraxverformung: An der Konvexseite entsteht ein Rippenbuckel, an der Konkavseite kommt es zu einer Abflachung (**Abb. 3.27**). Bei starker Torsion und Seitverkrümmung kann es zum Abgleiten eines Wirbelkörpers kommen.

Die **Ursachen** der Skoliose sind bei rund 90 % der Fälle nicht bekannt (idiopathische Genese). Bei den Restskoliosen gibt es mehrere Entstehungsursachen:
- Keilwirbel,
- Rippendefekte,

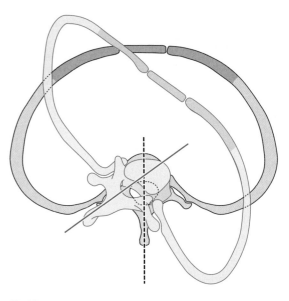

Abb. 3.27. Skoliotische Thoraxdeformierung (*blau*) mit Rotation und Torsion des Wirbels

- Traumafolge,
- Lähmungen,
- Muskelerkrankungen,
- Narbenwucherungen u.v.m.

> **Beachte**
> Eine skoliotische Fehl**haltung** ist in erster Linie auf muskuläre (lasche Haltung) oder statische Gegebenheiten (Beckenschiefstand infolge Beinlängenverkürzung) zurückzuführen.

Über Schmerzen wird von Jugendlichen nur selten geklagt. Die Beschwerden bei erwachsenen Skoliotikern sind auf Muskelinsuffizienzen, Interkostalneuralgien und sekundäre, degenerative Veränderungen der Bandscheiben und Wirbelgelenke zurückzuführen.

3.5   Extravertebrale Kreuzschmerzen

Gynäkologische Ursachen

Der Kreuzschmerz der Frau kann verschiedene Ursachen haben:
- Schwangerschaft,
- Einnahme von Kontrazeptiva,
- Menstruationsbeschwerden,

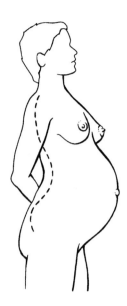

Abb. 3.28. Schwangerschaftshohlkreuz

▬ raumfordernde Prozesse der weiblichen Beckenorgane.

Während der **Schwangerschaft** gehen die Beschwerden oft von dem gelockerten Bandapparat in der Kreuz-Lenden-Region und einer Hyperlordosierung der Lendenwirbelsäule mit Beckenkippung durch die Vorderlastigkeit des Rumpfes aus (**Abb. 3.28**). Zusätzlich kann es auch zu chronischen Muskelverspannungen im oberen Rücken durch die übergroße Brust kommen.

❯ Beachte
Die Kreuzschmerzbeschwerden können auch nach der Schwangerschaft bestehen bleiben.

Die Änderung der hormonellen Situation mit Beckenring- und Bandscheibenlockerung bei **Einnahme von Antikonzeptiva** und **Menstruationsbeschwerden** ist ebenfalls für Kreuzschmerzen verantwortlich zu machen.

Als eigentliche gynäkologische Kreuzschmerzen kommen raumfordernde Prozesse der weiblichen Beckenorgane in Frage, z.B.:
▬ Ovarialzysten,
▬ Uterus myomatosus (gutartige Muskelgeschwulst der Gebärmutter) oder
▬ maligne Tumoren.

Urologische Ursachen

Erkrankungen der Harnblase und der männlichen Genitalorgane können ebenfalls Kreuzschmerzen verursachen.

In der Regel bleiben die Beschwerden infolge urologischer Erkrankungen aber selten allein auf die Lendenregion beschränkt. Gerade Nieren- und Harnleitererkrankungen haben oft kolikartigen Charakter und gehen meistens mit einem Spontanklopfschmerz in der seitlichen Lendenregion einher.

Tumoren des Retroperitonalraums und des Beckens können Lumbago- wie auch Ischiassymptome hervorrufen.

Innere Krankheiten

Von den inneren Organen können Kreuz- und Rückenbeschwerden oft mit bestimmten Schmerzfeldern (Head-Zonen) einhergehen. In erster Linie seien hier Magen-, Gallen- Pankreas-, Leber- und Nierenerkrankungen erwähnt.

Gelenkerkrankungen

Hüftgelenk. Die Schmerzen, die von einer beginnenden Coxarthrose oder Hüftkopfnekrose ausgehen, können mit denen einer Ischialgie leicht verwechselt werden. Die Schmerzausstrahlung betrifft teilweise identische Abschnitte im Hüft- und Oberschenkelbereich. Selbst das Fehlen eines lokalen Lumbalsyndroms ist nicht aussagekräftig, da auch Ischialgien ohne Kreuzschmerz vorkommen.

Schultergelenk. Bei Affektionen des Schultergelenks können ebenfalls Beschwerden wie bei einem radikulären Zervikalsyndrom auftreten. Maximalpunkte und ausstrahlende Schmerzen am Arm, die scheinbar in keinem kausalen Zusammenhang mit dem Schultergelenk stehen, verleiten zu einer Fehldiagnose. Hinzu kommen häufig Verspannungen der Rückenmuskeln, die direkt oder indirekt eine Stabilisierung und Ruhigstellung des Schultergelenks bewirken.

Kreuzdarmbeingelenk. Die Kreuzdarmbeingelenke stellen die Verbindung der Wirbelsäule mit dem Becken her. Es handelt sich hierbei um sehr straffe, echte Gelenke mit minimalen Bewegungsmöglichkeiten.

Entzündliche oder degenerative Erkrankungen der Gelenkfugen können ein Beschwerdebild verursachen, das dem proximalen Schmerzfeld einer Ischialgie ent-

spricht. Weitere Schmerzauslöser an diesen Gelenken
können sein:
- Hypermobilitäten,
- Blockierungen oder
- Bandaffektionen.

Psychische Störungen

Jeder hat bei sich selbst oder bei anderen die Erfahrung
gemacht, dass die »äußere« Haltung in hohem Maße von
der »inneren« Haltung abhängt. Man schreitet aufrecht
mit erhobenem Haupt, wenn man sich gut fühlt, frohge-
launt und optimistisch ist. Hat man jedoch ein bitteres
Erlebnis zu verdauen oder vor irgendetwas Angst, so ist
man »geknickt«, vor Gram »gebeugt« und man fühlt sich
von einer zentnerschweren Last »erdrückt«.

> **Beachte**
>
> Die Haltung offenbart unser Seelenleben.

Wie jede organische Erkrankung Einfluss auf die Psyche
nehmen kann (**somatopsychische Veränderung**), ist es
umgekehrt genauso möglich. Man spricht dann von **psy-
chosomatischen Störungen.**

Sie manifestieren sich meist in einer unphysiologischen Belastungshaltung beim Sitzen, Gehen und Stehen. Dies führt zu einem gesteigerten Muskeltonus, der
wiederum vermehrt Schmerzen verursacht.

Die Wirbelsäule als zentrales Bewegungsorgan und
ihre Muskulatur steht dabei natürlich im Mittelpunkt
der Beschwerden.

Weichteilrheumatismus

Als Weichteilrheumatismus (syn. extraartikulärer Rheumatismus) bezeichnet man Störungen an den Muskeln,
Bändern, Sehnen oder Schleimbeuteln, die aufgrund der
auftretenden Schmerzen bestimmte Bewegungen ein-
schränken oder ganz unmöglich machen. **Ist nur der
Muskel betroffen**, spricht man von »Muskelrheumatismus« oder »**myalgischem Syndrom**«.

**Nicht entzündliche wie auch entzündliche Prozes-
se** üben auf die Rezeptoren der Muskeln und Sehnen einen Reiz aus und **führen schließlich reflektorisch zu einer
Muskelkontraktionen**. Dies gilt auch für Schmerzen, die
nicht unmittelbar auf die entsprechenden Muskelrezep-
toren treffen. Sie werden im zugehörigen Segment auf
die zu den Muskeln ziehenden Bahnen übertragen und
können auf diese Weise ebenfalls im Muskel reflektorische Aktionen in Gang setzen und auch unterhalten.

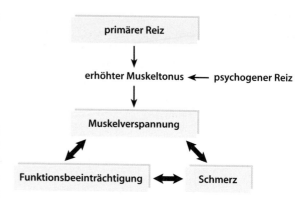

Abb. 3.29. Entstehung und Kausalgefüge des myalgischen Syndroms

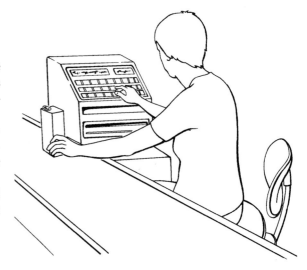

Abb. 3.30. Mögliche Entstehungsursache chronischer Muskelverspannungen im Schulter-Nacken-Bereich durch einseitige Arbeit

Eine **lang anhaltende Reizdauer erzwingt einen Dauertonus**, der den Sauerstoffbedarf des Muskelparen-
chyms pathologisch steigert. Es entwickelt sich schleichend eine relative Hypoxie mit starken Glykogenein-
lagerungen in den Zellwandgebieten. Die Durchblutung
des Muskelgewebes wird durch den Spasmus selbst gedrosselt, Stoffwechselschlacken können nicht mehr in
ausreichendem Maße abtransportiert werden, die Muskulatur beginnt zu schmerzen.

Der **erhöhte Dauertonus zeigt Rückwirkungen** auf
die auslösende Ursache in Form einer Funktionsbeein-

trächtigung. Dies wiederum führt vermehrt zu Schmerzen, worauf der Körper zwangsläufig mit einer weiteren Tonussteigerung der schützenden Muskulatur reagiert. Damit ist ein **Teufelskreis von Schmerz- Muskelverspannung-Schmerz** usw. in Gang gesetzt (◻ **Abb. 3.29**). Eine adäquate Therapie sollte in der Lage sein, das Symptom »Schmerz« zu lindern und nach Möglichkeit die eigentliche Ursache zu beseitigen.

Die häufigsten **Ursachen** des Muskelrheumatismus sind ständige Überlastung, z.B. beim Sport durch extreme Beanspruchung bestimmter, sportartenrelevanter Muskelpartien. Weitere auslösende Momente ergeben sich in Haushalt, Alltag und Beruf durch falsche und einseitige Belastungshaltung der Wirbelsäule (falsche Haltung beim Sitzen und Stehen, Heben und Tragen, einseitige Belastung u.v.m., ◻ **Abb. 3.30**).

Diagnostik

4.1   Klinische Diagnostik   – 90
4.1.1   Funktionsprüfung   – 90
4.1.2   Palpation   – 91
4.1.3   Reflexprüfung   – 91
4.1.4   Motorikprüfung   – 93
4.1.5   Sensibilitätsprüfung   – 93
4.1.6   Nerven-Provokationstests   – 93

4.2   Apparative Diagnostik   – 95
4.2.1   Röntgenübersichtsaufnahme   – 95
4.2.2   Myelographie   – 96
4.2.3   Computertomographie (CT)   – 96
4.2.4   Diskographie   – 97
4.2.5   Kernspintomographie (NMR, MRI, MRT)   – 97
4.2.6   Zusatzuntersuchungen   – 97

4

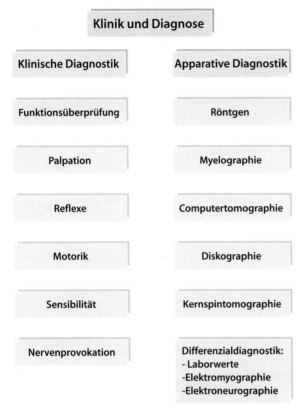

Klinik und Diagnose

Klinische Diagnostik	Apparative Diagnostik
Funktionsüberprüfung	Röntgen
Palpation	Myelographie
Reflexe	Computertomographie
Motorik	Diskographie
Sensibilität	Kernspintomographie
Nervenprovokation	Differenzialdiagnostik: - Laborwerte -Elektromyographie -Elektroneurographie

◘ **Abb. 4.1.** Übersicht zu den wichtigsten klinischen und apparativen Untersuchungen

Um Rückenschmerzen erfolgreich therapieren zu können, ist eine klare Diagnose unerlässlich. Dazu gibt es eine Reihe von Untersuchungsmethoden, die in aller Regel zu einem eindeutigen Befund führen (◘ **Abb. 4.1**). Alle diagnostischen Verfahren, die der Arzt eigenhändig und ohne großen technischen Aufwand in seiner Praxis oder in der Klinik am Patienten vornehmen kann, fasst man unter dem Begriff »klinische Diagnostik« zusammen. Erlauben diese Untersuchungen keine eindeutige Diagnose, können zusätzliche Untersuchungen mit Hilfe technischer Apparaturen im Labor oder beim Radiologen den Befund erweitern, bestätigen oder auch ausschließen. Letztere Vorgehensweise wird als »apparative Diagnostik« bezeichnet.

4.1   Klinische Diagnostik

4.1.1   Funktionsprüfung

Zur klinischen Untersuchung der Wirbelsäulenbeweglichkeit gibt es einige standardisierte Testverfahren, die im Folgenden beschrieben werden.

Halswirbelsäule
Einschließlich Atlantooccipitalgelenk.

Flexion/Extension. Kinn-Jugulum-Abstand   (Norm: 0 – 20 cm).

Rotation. Abstand Kinnspitze zum gleichseitigen Akromioklavikulargelenk (Normwert: Beidseits je 90 °).

Lateralflexion. Abstand des Processus mastoideus zum gleichseitigen Akromioklavikulargelenk (Normwert: Beidseits je 45 °).

Brustwirbelsäule
Flexion/Extension.
- **Ott-Test:** Markierungen an C7 und 30 cm kaudal anbringen (◘ **Abb. 4.2 a**).
- **Normwert:** Bei maximaler Flexion ergibt sich eine Distanzzunahme zwischen den Markierungen von 5 – 8 cm, bei maximaler Extension eine Abnahme von ca. 1 cm (◘ **Abb. 4.2 b,c**).

Lendenwirbelsäule
Flexion/Extension.
- **Schober-Test:** Aus der Neutralstellung Markierung an S1 und 10 cm kranial anbringen (◘ **Abb. 4.2 a**).
- **Normwert:** Bei maximaler Flexion ergibt sich eine Distanzzunahme von 4 – 6 cm, bei maximaler Extension eine Abnahme von ca. 1 – 2 cm (◘ **Abb. 4.2 b,c**).

Brust- und Lendenwirbelsäule zusammen
Lateralflexion. Im Sitz die konvexseitige Hand am Hinterkopf anlegen und den Abstand des Mittelfingers der konkavseitigen Hand zum Boden messen (Seitenvergleich).

Rotation. Im Sitz beide Hände auf die jeweils gegenüberliegende Schulter legen und den Abstand des Processus xiphoideus zur Spina iliaca anterior superior der rotierten Seite messen (Seitenvergleich).

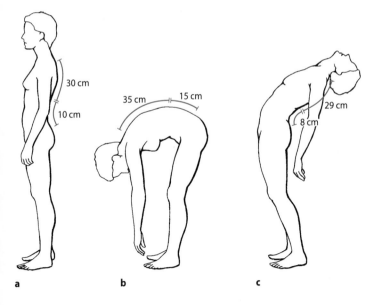

◻ Abb. 4.2 a–c. Test nach Schober und Ott. Markierung der Messstrecke (**a**), Veränderung bei maximaler Flexion (**b**) und Extension (**c**)

a   b   c

4.1.2 Palpation

Die Tastbefunde ergeben meist Muskelverspannungen, Myogelosen und druckdolente Muskelinsertionen an den Wirbelfortsätzen. Aber auch ein umschriebener Rüttel- oder Klopfschmerz im Bereich der Läsion ermöglicht kaum eine exakte Segmentbestimmung.

Dies gelingt eher bei **Provokation eines paraspinalen Druckschmerzes,** was allerdings nur bei schlanken, nicht allzu muskelkräftigen Patienten möglich ist. Durch Tiefenpalpation mit dem Finger wird ein Druck auf das Lig. flavum und die unmittelbar darunter liegende Nervenwurzel ausgeübt. Die Weichteile werden dabei zwischen den Wirbelbögen derart komprimiert, dass die Nervenwurzel bei einer eventuell vorne im Wirbelkanal liegenden Bandscheibenprotrusion komprimiert wird (**◻ Abb. 4.3**). Damit lässt sich der typische Lokal- und Ischiasschmerz auslösen. Einen umschriebenen Druckschmerz findet man auch häufig im Verlauf des Ischiasnervs mit Maximalpunkten im Gesäß und in der Kniekehle (Valleix-Druckpunkte) (**◻ Abb. 4.4**).

Die **Gegend der Kreuzdarmbeingelenke** ist auf der betroffenen Seite ebenfalls druck- und schmerzempfindlich. Es handelt sich hierbei nicht um Blockierung oder Fehlstellung des ISG, sondern um ausstrahlende Schmerzen, die von den Rr. dorsales des Spinalnervs ausgehen.

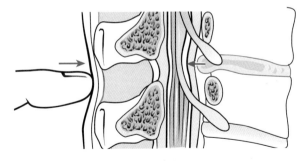

◻ Abb. 4.3. Paraspinale Tiefenpalpation

4.1.3 Reflexprüfung

Der Muskeldehnreflex wird durch ein rasches, kräftiges Anschlagen der Sehne mit einem Reflexhammer ausgelöst. Durch den Schlag erfolgt eine **schnelle Dehnung der zugehörigen Muskulatur und somit der Muskelspindel.** Diese löst den bekannten Mechanismus über den Reflexbogen aus.

 Tipp

Die Reflexprüfung ist nur aussagekräftig, wenn die Extremitäten in eine entspannte Position gebracht werden.

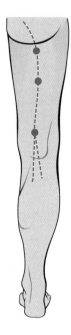

◼ Abb. 4.4. Valleix-Druckpunkte

Durch Prüfung der Reflexaktivität lässt sich anhand des **Seitenvergleichs** recht zuverlässig eine Läsion feststellen und damit die dazugehörige Etage bestimmen. Die Pathologie äußert sich meist in einer abgeschwächten oder fehlenden Reflextätigkeit (Areflexie). Sie hat ihre Ursachen in der Unterbrechung des Reflexbogens in seinem afferenten oder efferenten Anteil bzw. im Rückenmark selbst.

Aufgrund der topographischen Gegebenheiten in der unteren Wirbelsäule kann man davon ausgehen, dass ein **Vorfall der Bandscheibe** zwischen dem 4. und 5. Lendenwirbel die Wurzel L5, die darunter liegende Bandscheibe zwischen dem 5. Lendenwirbel und dem 1. Kreuzbeinwirbel die Wurzel S1 komprimiert.

Entsprechend der motorischen Versorgung kommt es bei **Kompression einer Wurzel** zur Reflexabschwächung oder sogar zu Reflexausfällen der entsprechenden Dehnungsreflexe (◼ **Abb. 4.5**).

Eine **Schädigung der Wurzel L4** ruft eine Reflexabschwächung des Patellarsehnenreflexes hervor, gleich-

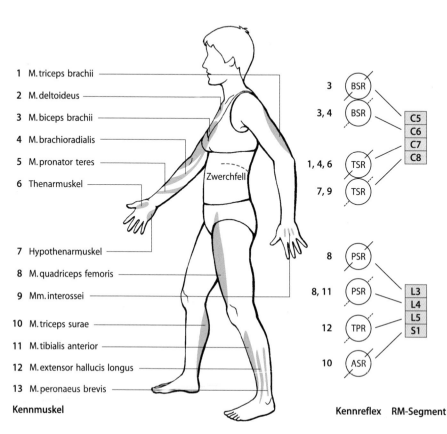

◼ Abb. 4.5. Klinisch wichtige Wurzelsyndrome, deren Kennmuskeln und Eigenreflexverluste

1 M. triceps brachii
2 M. deltoideus
3 M. biceps brachii
4 M. brachioradialis
5 M. pronator teres
6 Thenarmuskel
7 Hypothenarmuskel
8 M. quadriceps femoris
9 Mm. interossei
10 M. triceps surae
11 M. tibialis anterior
12 M. extensor hallucis longus
13 M. peronaeus brevis

Kennmuskel

Zwerchfell

3   BSR
3, 4   BSR   C5
                      C6
                      C7
1, 4, 6 TSR   C8
7, 9   TSR

8   PSR
8, 11   PSR   L3
                      L4
12   TPR   L5
                      S1
10   ASR

Kennreflex   RM-Segment

zeitig verursacht sie ein Kraftminderung des M. quadrizeps femoris und des M. tibialis anterior (◘ **Abb. 4.5**).

◘ **Tabelle 2.1** gibt einen zusammenfassenden Überblick über die Höhenlokalisation der physiologischen Reflexe.

4.1.4 Motorikprüfung

Die Prüfung der Motorik konzentriert sich beim **Lumbalsyndrom** auf die Kennmuskeln der unteren Segmente, beim **Zervikalsyndromen** auf die Muskulatur von Schulter und Arm (s. auch ▶ **Kap. 2.11.3**; ▶ **Kap. 3.2.1**, Abschn. »Zervikobrachiales Syndrom« und ▶ **Kap. 3.4.1**, Abschn. »Lumbale Wurzelsyndrome«).

> **Beachte**
> Der motorische Ausfall ist proportional zu dem Druck, der auf die Nervenwurzel ausgeübt wird.

Große Muskeln der unteren Extremität sind wegen ihrer plurisegmentalen Innervation bei monosegmentären lumbalen Reizsyndromen selbst bei massiver Wurzelkompression in ihrer Motorik nur wenig gestört, d. h. beim Ausfall einer einzigen Wurzel genügen die anderen Wurzeln, um den Muskel abgeschwächt funktionsfähig zu halten.

> **Beispiel**
> Der M. **quadriceps femoris** wird von den Wurzeln L2, L3 und L4 versorgt. Bei einem L3/L4-Prolaps mit einer Kompression der Wurzel findet sich nur eine Schwäche des Quadrizeps bei einer aktiven Kniestreckung.
> Bei der monosegmentalen Innervation des **M. extensor hallucis longus** (Großzehenheber, er wird nur über die Wurzel L5 innerviert) wird der L4/L5-Prolaps mit einer Kompression der Wurzel L5 zu einem deutlichen Ausfall der Zehenheber führen.

> **Tipp**
> Bei Verdacht auf Wurzelkompression in der Lendenwirbelsäule mit motorischer Beteiligung sind der **Fersen- und Fußballengang** Standard der klinischen Untersuchung.

Ein positiver Befund gibt einen deutlichen Hinweis auf die Höhenlokalisation der Läsion. Ist z. B. der Fersengang nicht möglich, weil durch die Abschwächung der Fuß- und Zehenheber der Vorfuß absinkt (sog. Fallfuß mit »Steppergang«), lässt dies auf eine **Störung im Segment L5** schließen (Kennmuskel: M. extensor hallucis longus). Bei einer **Wurzelläsion im Segment S1** kann der Befund beim Fußballengang positiv sein, weil die Kenmuskulatur die Wadenmuskulatur (M. trizeps surae) ist.

4.1.5 Sensibilitätsprüfung

Zur Sensibilitätsprüfung können verschiedene Sensibilitätsqualitäten herangezogen werden, z. B.:
- Berührungsempfinden,
- Schmerzempfinden,
- Temperaturempfinden.

Meist genügt es, taktile Reize der Haut durch Seitenvergleich an seinen einzelnen Dermatomen (◘ **Abb. 2.58**) miteinander zu vergleichen.

> **Tipp**
> Für die **grobe Beurteilung der Empfindungsqualität** reicht die Berührung mit den Fingerspitzen. Zur **genaueren Überprüfung** werden verwendet:
> - Nadelrädchen,
> - Nadelspitzen,
> - Wattebausch oder Ähnliches.

Das Empfinden des Patienten kann gesteigert, abgeschwächt oder ganz aufgehoben sein.

Wie bei der motorischen Innervation bestehen auch Überlappungen bei der sensiblen Versorgung an der unteren Extremität, die vor allem in den proximalen Abschnitten keine exakte segmentale Zuordnung möglich machen. Für den Fuß kann man aber verlässlich sagen, dass der Fußrücken im Großzehenbereich zu L5 und die Ferse mit Fußaußenrand auf der Kleinzehenseite zu S1 gehört.

4.1.6 Nerven-Provokationstests

Lasègue-Zeichen

> **Beachte**
> Die wichtigste Untersuchung zur Feststellung einer Ischialgie ist der Nachweis des Lasègue-Zeichens.

Es handelt sich um einen **Ischiasdehnungsschmerz**, der ausgelöst wird, wenn man das gestreckte Bein von der Unterlage abhebt. Je stärker eine Kompression auf den Spinalnerv ist, desto früher lässt sich dieser typische Dehnungsschmerz provozieren.

Das Lasègue-Zeichen findet man gehäuft zwischen 30 ° und 60 ° Hüftflexion (◨ **Abb. 4.6**).

Bei Schmerzangaben zwischen 60 ° und 90 ° ist der Schmerz eventuell eher als Dehnungsschmerz der ischiokruralen Muskulatur zu werten (◨ **Abb. 4.7**).

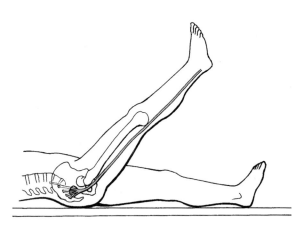

◨ **Abb. 4.6.** Schmerzangabe bei Dehnung der N. ischiadicus zwischen 30 ° und 60 ° Hüftflexion

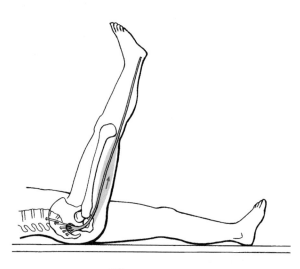

◨ **Abb. 4.7.** Schmerzangabe bei Dehnung der Mm. ischiocrurales zwischen 60 ° und 90 ° Hüftflexion

Bragard-Zeichen

Beim Bragard-Zeichen handelt es sich um eine **Modifikation des Lasègue-Zeichens**. Auf den Ischiasnerv wird ein zusätzlicher Dehnungsreiz ausgeübt, wobei man kurz vor Erreichen des zuvor festgestellten Schmerzwinkels durch Dorsalflexion des Fußes die Dehnung des Nervs verstärkt und damit den Dehnungsschmerz erzeugt, der ohne Dorsalflexion im Sprunggelenk gerade noch nicht entsteht (◨ **Abb. 4.8**).

> ❯ **Beachte**
> Ein fehlendes Bragard-Zeichen spricht gegen eine Wurzelkompression.

Pseudo-Lasègue

Unter der Bezeichnung »Pseudo-Lasègue« verstecken sich Schmerzangaben, die bei der Testung des Lasègue-Phänomens auftreten und trotzdem gegen eine Wurzelkompression sprechen.

Ein **Pseudo-Lasègue** liegt vor, wenn beim Hochheben des gestreckten Schmerzbeins ab einem bestimmten Winkel ein Lasègue-Schmerz auftritt, dieser Schmerz aber nicht besteht, wenn beide Beine zusammen angehoben werden. Ein **echter Lasègue** ist auch beim gleichzeitigen Anheben beider Beine positiv.

Die **Ursache für einen Pseudo-Lasègue** liegt häufig in einer akuten Affektion des Sakroiliakalgelenks der ho-

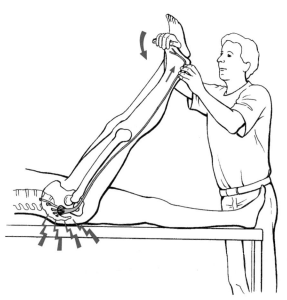

◨ **Abb. 4.8.** Bragard-Zeichen

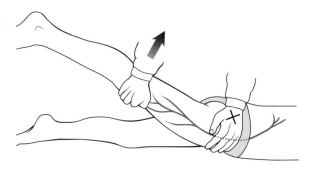

Abb. 4.9. Provokationstest des N. femoralis

molateralen Seite. Sie äußert sich zwar wie das Wurzelsyndrom in ausstrahlenden Schmerzen an der Rückseite des Oberschenkels bis in die Kniekehle. Diesen pseudoradikulären Beschwerden liegt jedoch keine Irritation der Nervenwurzel zugrunde (▶ **Kap. 3.5**)

Femoralisdehnschmerz

Eine höher sitzende Bandscheibenprotrusion liegt vor, wenn der Femoralisdehnschmerz positiv ist. Bei diesem Test liegt der Patient auf dem Bauch und der Untersucher extendiert bei fixiertem Becken das Hüftgelenk. Daduch wird der N. femoralis gedehnt und reagiert mit Schmerz, wenn die Nervenwurzel nicht frei verschiebbar ist (▣ **Abb. 4.9**).

4.2   Apparative Diagnostik

4.2.1   Röntgenübersichtsaufnahme

Röntgenstrahlen können den Körper durchdringen. Die relativ hoch verdichteten Knochen schwächen sie jedoch ab und werden dadurch als »weiße Schatten« auf der belichteten Röntgenplatte sichtbar. Knorpel, Sehnen und Muskeln dagegen sind kaum oder nur unscharf zu erkennen.

❯ Beachte

Die **Aussagefähigkeit** von Röntgenaufnahmen sind **sehr gut** bezüglich:
- Statik,
- Haltung,
- Knochenverletzungen.

Degenerative Bandscheibenveränderungen kann man an der Erniedrigung des Zwischenwirbelabschnittes oder an knöchernen Auswüchsen benachbarter Wirbelkörper diagnostizieren. **Weitere erkennbare prädiskotische Deformitäten** könnten sein:
- Asymmetrische Übergangswirbel,
- Bogenanomalien,
- Tumoren,
- Entzündungen (verwaschene Konturen der Knochenbegrenzungen),
- Morbus Baastrup oder
- juvenile Aufbaustörungen (Morbus Scheuermann) (▣ **Abb. 4.10**).

❯ Beachte

Röntgenaufnahmen erlauben **keine hinreichende Aussagefähigkeit** für die Diagnose von:

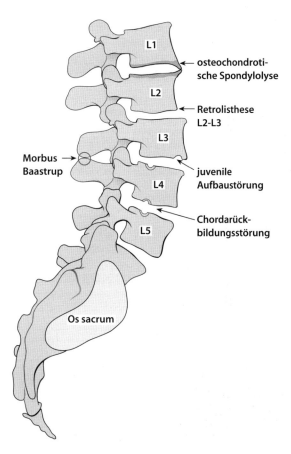

❶ Abb. 4.10. Röntgenbefunde in der LWS-Seitaufnahme

- Protrusionen,
- Prolapse,
- Bandscheibenlockerungen.

Hier haben sie nur ausschließenden Charakter.

4.2.2 Myelographie

Bei der Myelographie (◘ Abb. 4.11) handelt es sich um eine **Kontrastdarstellung des Subarachnoidalraums,** dem außen die Dura mater anliegt. Dieser Duralsack erstreckt sich vom Gehirn bis Höhe S2 und begleitet die Nervenwurzeln bis in die Foramina intervertebralia hinein. Da die ventralen Abschnitte des liquorhaltigen Subarachnoidalraums der hinteren Wirbelkörper-Bandscheiben-Begrenzung anliegen, sind alle Veränderungen der dorsalen Bandscheibenkontur mit entsprechenden Eindellungen des Duralsacks verbunden und im Röntgenbild infolge einer Verdrängung des Kontrastmittels erkennbar.

Die instillierten Kontrastmittel sind wasserlöslich und werden innerhalb von $1/2$ – 1 Stunde resorbiert.

Die **Indikationen** für eine Myelographie können sein:

- therapieresistente Wurzelsyndrome,
- vor einer Bandscheibenoperation,
- vor einer intradiskalen Instillation,
- bei einem Kaudasyndrom,
- bei unklaren neurologischen Störungen.

4.2.3 Computertomographie (CT)

Beim CT fallen von rotierenden Röntgenröhren Röntgenstrahlen von allen Seiten ein, aus denen computergesteuert ein Bild zusammengesetzt wird. Bei der Untersuchung im Nativ-Scan werden **Schichtaufnahmen in mehreren Höhen** gemacht. Die Aufnahmen unterschiedlicher Gewebedichten werden per Computer ausgewertet und optisch dargestellt (◘ Abb. 4.12).

Mit dieser Technik kann man die Bandscheibe und einen eventuell bestehenden Vorfall in seiner Lokalisation und Ausdehnung genau bestimmen und eventuell auch ohne Myelogramm operieren.

❶ Tipp

Computertomogramme sind wie Röntgenbilder zu lesen. Auf den Negativen stellt sich **dichter Knochen weiß** und **Fettgewebe bzw. Luft schwarz** dar. Dazwischen gibt es alle möglichen Grautöne.

Eine weitere Möglichkeit, unterschiedliche Weichteile im CT zu differenzieren, besteht in der **gleichzeitigen in-**

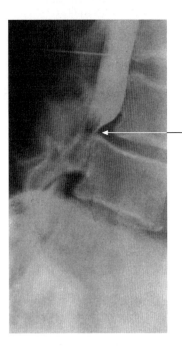

Kontrastmittelstopp bei spinaler Stenose, bedingt durch degenerative Spondylolisthesis

◘ Abb. 4.11. Myelographie. *Pfeil* Kontrastmittelstopp bei spinaler Stenose, bedingt durch degenerative Spondylolisthesis

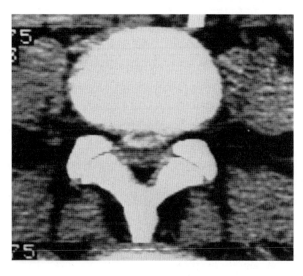

◘ Abb. 4.12. Medianer Massenprolaps der LWS im CT

travenösen Kontrastmittelgabe. Man geht dabei von der Überlegung aus, dass sich gut durchblutetes Gewebe besser mit dem Kontrastmittel anreichert als schlecht oder gar nicht durchblutetes, wie ein frischer Prolaps.

4.2.4 Diskographie

Bei der Diskographie handelt es sich um eine **Kontrastmitteldarstellung des Bandscheibeninnenraums.**

Diese Untersuchung spielt heute keine große Rolle mehr, da ihre Aussage zur Bandscheibendegeneration keinen direkten Zusammenhang mit dem klinisch festgestellten Schmerz haben muss (nicht jede degenerierte Bandscheibe führt zu entsprechenden Beschwerden).

❯ **Beachte**
Heute wird die Myelographie bevorzugt, da sie wesentlich aussagekräftiger ist.
Das Diskogramm dient nur noch als Ergänzung zu den beschriebenen Untersuchungsmethoden.

4.2.5 Kernspintomographie

Der Begriff »Kernspintomographie« ist synonym zu verwenden mit NMR (**N**uclear **M**agnetic **R**esonance-Tomographie), MRT (**M**agnetische-**R**esonanz-**T**omographie) oder auch MRI (**M**agnetic **R**esonance **I**maging).

Bei dieser Untersuchungsmethode wird die Fähigkeit von Körperzellen ausgenutzt, durch magnetische Wellen in Schwingungen versetzt werden zu können. Die Zellen werden durch ein magnetisches Feld angeregt, die Schwingungen gemessen und in ein Bild umgesetzt.

Damit ergeben sich **Schichtaufnahmen ohne Röntgenstrahlen**, die wie beim CT degenerative Veränderungen der Bandscheibe, besonders Prolaps und Protrusion, darstellen.

Differenzierte Weichteildarstellung und kontrastreiche Abbildungen erlauben genaue Aussagen über Lokalisation und Beschaffenheit des Bandscheibengewebes.

4.2.6 Zusatzuntersuchungen

Laborwerte, Liquordiagnostik

Diese Zusatzuntersuchung dient in erster Linie der differentialdiagnostischen Abklärung (entzündliche Prozesse) und kann nur wenig zum positiven Nachweis des Bandscheibenvorfalls beitragen.

Elektromyographie (EMG)

Mit dem EMG besteht die Möglichkeit, **motorische Störungen zu objektivieren**. Ansonsten lässt sich eine Schwäche der Kennmuskeln bei der klinischen Untersuchung nur durch seitenvergleichende Prüfung der groben Kraft feststellen.

Neurogene Muskelstörungen machen sich erst nach längerem Bestehen im EMG bemerkbar. Deswegen ist diese Untersuchung nur als ergänzende diagnostische Maßnahme bei länger andauernden neurologischen Störungen verwertbar.

❯ **Beachte**
Bei der EMG werden die Aktionspotentiale der Muskelfasern von der Haut oder durch Nadelelektroden direkt vom Muskel abgeleitet, verstärkt und als Kurve aufgezeichnet.

Elektroneurographie (ENG)

Unter klinischer Elektroneurographie versteht man die Messung der Nervenleitgeschwindigkeit (NLG) im peripheren Nerven.

Sie dient in erster Linie der Differentialdiagnostik zur Untersuchung von primär-axonalen und primär-markscheidenbedingten Nervenschäden sowie der Lokalisationsbestimmung von z.B. durch Kompression ausgelösten Schäden an peripheren Nerven.

Die motorische NLG beträgt normalerweise an den großen Armnerven ungefähr 50 m/s, an den Beinnerven ungefähr 40 m/s. Methodisch beruht die Messung der motorischen NLG auf der supramaximalen Elektrostimulation eines Nervs an einem proximalen und einem distalen Punkt und der elektromyographischen Ableitung der jeweiligen Summenantwortpotentiale im innervierten Muskel.

Die **Nervenleitgeschwindigkeit** lässt sich nach der Formel berechnen:
»Geschwindigkeit = Weg : Zeit«.

Dazu muss die Zeitdifferenz bei proximaler und distaler Reizung und die Wegelänge zwischen den beiden Reizpunkten festgestellt werden.

Therapiemöglichkeiten

5.1   Schmerzauslöser   – 100
5.1.1   Primär vertebragene Schmerzauslöser   – 100
5.1.2   Muskelschmerzen   – 102

5.2   Konservative Therapie   – 102

5.3   Medikamentöse Therapie   – 106
5.3.1   Arzneimittel   – 106
5.3.2   Infiltrationstherapie   – 106

5.4   Invasive und operative Therapie   – 107
5.4.1   Operationsindikationen   – 107
5.4.2   Minimal-invasive Techniken   – 108
5.4.3   Operative Techniken   – 109
5.4.4   Postoperative Beschwerden   – 113

5.1   Schmerzauslöser

In ► **Kap. 3** »Orthopädie« sind die Hauptursachen für Rückenschmerzen bereits dargestellt und beschrieben worden (◻ **Abb. 5.1**).

Nach einem zusammenfassenden Überblick wird im Folgenden näher eingegangen auf:
- die Schmerzqualität,
- der Ausgangspunkt von Rückenschmerzen und
- die Schmerzübermittlung.

5.1.1   Primär vertebragene Schmerzauslöser

 Beachte

Für die Entstehung von Schmerzen im Bewegungssegment ist nicht allein das **Ausmaß der Deformierung** entscheidend, sondern auch der **Zeitraum**, in dem die Deformierung entsteht.

Selbst stärkste Bandscheibendegenerationen mit Spondylophytenbildung und Achsenabweichungen mit Wirbeltorsion können ohne Beschwerden einhergehen, wenn sie sich über Jahre entwickeln. Die Nervenwurzeln, Bänder und Kapseln haben dann offensichtlich ausreichend Zeit, sich den jeweiligen neuen anatomisch-topographischen Gegebenheiten anzupassen.

Dagegen kann eine kleine dorsale Bandscheibenprotrusion selbst bei nur minimalem Kontakt mit den druckempfindlichen Nervenelementen im hinteren Längsband heftigste Beschwerden hervorrufen, wenn sie plötzlich entsteht. Für die Schmerzvermittlung sind die sensiblen Afferenzen der peripheren Nerven zuständig. ◻ **Tabelle 5.1** zeigt, auf welchem Weg die schmerzenden Strukturen die entsprechenden Signale zum Zentrum leiten.

Schmerzen vom hinteren Längsband

Die von der Irritationsquelle »hinteres Längsband« ausgehenden Schmerzen sind dumpf und schwer lokalisierbar. Sie sitzen in der Tiefe des Kreuzes und können zum Rücken aufwärts und zum Gesäß ausstrahlen.

Bei der **akuten Lumbago** entstehen sie plötzlich und heftig und verschlimmern sich gewöhnlich bei Lageveränderungen. Sie bewirken gleichzeitig eine reflektorische Kontraktur der segmental zugehörigen Rückenmuskeln, die betroffenen Dornfortsätze sind druck- und klopfschmerzhaft.

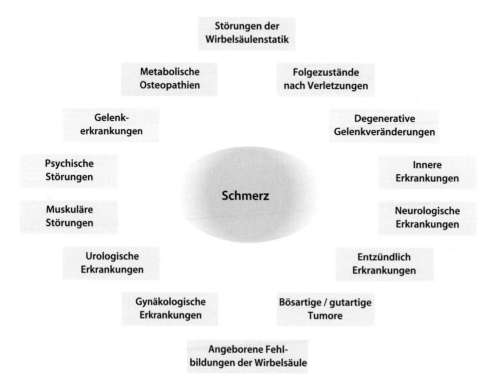

◻ **Abb. 5.1.** Übersicht zu den möglichen Ursachen für Rückenschmerzen

Tabelle 5.1. Ausgangspunkt und Schmerzvermittler bei diskogenen Beschwerden. (Modifiziert nach Krämer 1986, S 68)	
Ausgangspunkt	**Schmerzvermittler**
Hinteres Längsband, Dura mater spinalis	Ramus meningeus
Spinalnerv: diskogen osteogen	N. spinalis Vorwiegend Ramus ventralis
Wirbelgelenk: Kapseldehnschmerz Arthroseschmerz	Ramus meningeus, Ramus dorsalis
Dorsale Muskulatur, sekundär nach primär diskogener Beschwerden oder wegen Insuffizienz bei Bandscheibenlockerung	Ramus dorsalis

Die **Beschwerden können aber auch allmählich einsetzen**, wenn die dorsalen Bandscheibenabschnitte durch starke Kyphosierung unter eine starke Zugspannung gesetzt werden.

> **Beachte**
> Der Träger der eigenen Schmerzsensibilität der Wirbelsäule ist der R. meningeus des Spinalnervs.

Wurzelschmerz

Kompression (diskogen, osteogen, tumorbedingt) und Dehnung der Nervensubstanz sind die mechanischen Ursachen eines radikulären Syndroms.

Eine mechanisch gereizte Nervenwurzel zeigt sich ödematös-gequollen oder atrophisch-dünn und ist bei Berührungsreizen wesentlich empfindlicher als im Normalzustand.

Die **Hauptsymptome** des Wurzelsyndroms sind:
- Schmerzen im zugehörigen Dermatomstreifen (»referred pain«),
- Sensibilitätsstörungen im Versorgungsgebiet (meist Hypästhesie),
- abgeschwächtes Reflexverhalten,
- Muskelatrophien im Myotom.

Schmerzverstärkend wirken:
- Auflösen der Schonhaltung,
- Niesen,
- Pressen,
- Husten.

Ein paravertebraler Druck im entsprechenden Segmentbereich löst häufig eine elektrisierende Schmerzprojektion aus (»Klingelknopfphänomen«).

Je nachdem, an welcher Stelle und wie stark die Spinalwurzel irritiert ist, können Erscheinungen des einen oder anderen Spinalnervenasts im Vordergrund stehen.

> **Beachte**
> Die Schmerzqualität und -quantität ist proportional dem Druck auf die Nervenwurzel.

Bei geringem Kontakt strahlt z.B. ein Ischiasschmerz nur bis zum Oberschenkel, bei starker Kompression bis in die Wade oder den Fuß.

Nervenwurzelkompressionen im Bereich der HWS und der LWS sind in der Regel nicht mit vegetativen Ausfallerscheinungen (z.B. Störungen der Schweißsekretion) verbunden, da oberhalb von Th2 und unterhalb von L2 keine vegetativen Efferenzen das Rückenmark verlassen, die über den Grenzstrang laufen.

Da eine Spinalnervenwurzel Fasern führt, die Haut und Muskeln am Stamm und an den Extremitäten versorgen und außerdem die Wirbelsäule selbst noch innervieren, sind verschiedene Beschwerkombinationen möglich.

> **!** Klinische Aspekte
> Nach Beseitigung der Kompressionsursache ist die Nervenwurzel wieder frei beweglich. Trotzdem können von dieser immer noch Schmerzen und Empfindungsstörungen ausgehen.

Wirbelgelenkschmerz (Facettensyndrom)

Gelenkkapsel, Synovialis und Periost der Gelenkfacetten haben zahlreiche Schmerzrezeptoren und reagieren bei Kompression (z.B. durch Hyperlordose oder schweres Tragen).

Bei **starker Bandscheibendegeneration** tritt eine Höhenminderung des Zwischenwirbelabschnitts ein und die Ausgangsstellung der betreffenden Wirbelgelenke wird meist verändert. Normale Bewegungsausschläge der Wirbelsäule rufen unter diesen Umständen durch Überschreitung der unphysiologischen Endstellung **Kapseldehnungsschmerzen** hervor.

❱❱ Beachte

Bei den Kapseldehnungsschmerzen handelt sich um diffus-flächige, schwer lokalisierbare Lumbalschmerzen mit Ausstrahlung ins Gesäß, den Leisten- und Oberschenkelbereich.

Eine **Schmerzzunahme** tritt bei paraspinalem Druck und segmentaler Rotation ein. Kyphosierung verringert, Lordosierung verstärkt die Beschwerden. Die Folge sind Bewegungssteifigkeit der Lendenwirbelsäule und sekundäre Muskelverspannungen.

Durch die enge Nachbarschaft der Schmerzausgangspunkte im Bewegungssegment und die Tatsache, dass sämtliche Nervenfasern motorische, sensible und z. T. vegetative Fasern führen, können im Rahmen eines Segments unterschiedliche Beschwerdekombinationen auftreten.

5.1.2 Muskelschmerzen

Einige Hauptursachen für schmerzhafte Muskeln sind:
- **Primärer Muskelschmerz** bei Muskelrheumatismus (einseitige Beanspruchung, Verletzungen, Unterkühlung usw.).
- **Sekundärer Muskelschmerz** als somatische Erscheinung:
  - von psychischen Störungen,
  - bei kompensatorischer Überbelastung infolge einer Instabilität des Bewegungssegments oder
  - bei pathologischer Dauerinnervation durch Reizung des Ramus dorsalis des Spinalnervs.

Im Ruhezustand bestehen reißende, ziehende oder dumpfe Schmerzen von wechselnder Intensität im Bereich der Nacken-, Schulterblatt-, Brust-, Rücken- oder Lendenmuskulatur und an Oberschenkeln und Armen. Aus der Schmerzhaftigkeit des Muskels über seine gesamte Länge resultiert ein ischialgieformer oder brachialgischer Schmerz mit radikulärer Symptomatik (pseudoradikuläre Schmerzen).

Der **klinische Befund** zeigt Druckschmerzhaftigkeit im Muskel-Sehnen-Übergang und/oder am Muskelbauch selbst (Trigger points). **Palpatorisch** lassen sich Myogelosen und Muskelhartspann nachweisen.

5.2   Konservative Therapie

Wärme

Thermotherapie ist in jeder Form (Fango, heiße Rolle, heiße Bäder, ABC-Pflaster, Einreibemittel, Rotlicht usw.) ein wesentlicher Bestandteil bei allen akuten Schmerzzuständen.

❱❱ Beachte

Wärme bewirkt durch lokale Gefäßerweiterung eine Hyperämisierung und Lockerung der verspannten Muskulatur.

Dies beruht auf:
- der vermehrten Zufuhr von Abwehrstoffen,
- der Verbesserung der Stoffwechselvorgänge,
- einer positiven Beeinflussung der motorischen Nerven und der spinalmotorischen Aktivität.

Bei tief greifender Erwärmung können auf reflektorischem Wege lokalisierte tendoperiostitische Reizzustände, wie sie im Rahmen der Bandscheibendegeneration vorkommen, gedämpft werden.

Jeder schmerzgeplagte Patient kennt dieses einfache Heilmittel »Wärme« in Form eines entspannenden Vollbades oder Saunagangs. Bei lokalen Verspannungen kann schon das Auflegen einer Wärmflasche spürbare Linderung verschaffen. Auch der Einsatz eines wärmenden Rotlichts ist zu Hause leicht möglich.

❗ Cave

Wärme ist kontraindiziert bei Tumoren und Entzündungen. Durch Hyperämie kommt es zu einer Verstärkung der Beschwerden.

Kälte

Kryotherapie ist bei guter Verträglichkeit durch den Patienten durchaus angebracht. Sie sollten allerdings nicht über einen längeren Zeitpunkt an einer Stelle der Haut stattfinden.

❗ Tipp

Bei der therapeutisch adäquaten Kälteapplikation an der Wirbelsäule wird mit einer **Gelpackung** oder mit **in ein nasses Tuch gewickeltem Eis** vorsichtig über die schmerzhafte Rückenpartie gestrichen und dabei ständig die paravertebrale Seite gewechselt. Diese Anwendung kann 5–10 min dauern.

Beachte

Die Hauptwirkungsweisen der Kälteanwendung sind neuromuskuläre Kutanreflexe und sekundäre Mehrdurchblutung.

Massage

 Cave

Im akuten Zustand kann jede auch noch so schonende Massage eine reflektorische Hypertonie und damit eine Verstärkung der Beschwerden bewirken!

Der dem Willen entzogene Hypertonus stellt eine Schutzfunktion für das betroffene Wirbelsegment dar. Jede Manipulation bedingt kleine Bewegungen im Segment mit einer zusätzlichen Nervenwurzelirritation.

 Tipp

Erst nach Abklingen des akuten Zustands sollte mit leichten Streichmassagen begonnen werden, die im Verlauf vorsichtig gesteigert werden können.

Bei **chronischen Syndromen** können ausgeprägte Muskelhärten mit Knet-, Schüttel-, Druck- und Unterwasserdruckstrahlmassage behandelt werden. Die mechanische und reflektorische Wirkung regt die Blut- und Lymphzirkulation an und setzt den Muskeltonus herab. Dies bewirkt eine Abnahme des intradiskalen Drucks und verlagerte Bandscheibenteile können sich eventuell wieder zurückverlagern.

 Tipp

Bei der Massage ist die richtige Lagerung des Patienten wichtig. Bei der LWS wie auch bei der HWS ist eine Hyperlordosierung zu vermeiden.

Am besten wird eine leicht kyphosierende Stellung gewählt:
- **Bei Nackenmasage:** mit im Sitz auf die Arme abgelegtem Kopf.
- **Bei LWS-Massagen:** durch die »umgekehrte Stufenlagerung« (**◘ Abb. 5.2**) mit angewinkelten Hüft- und Kniegelenken.

 Tipp

Der **Patient kann** vor allem im Schulter-Nacken-Bereich an den schmerzhaften Muskeln auch **selbst ausführen**:
- Streichungen,

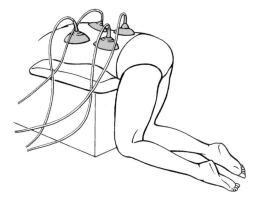

◘ Abb. 5.2. Interferenzstromtherapie mit Vakuumelektroden in umgekehrter Stufenlagerung

- Reibungen,
- Knetungen.

Bei Rückenbeschwerden hat sich **Eigenmassage mit einem Tennisball oder Massageigel** bewährt. Hierbei wird ein Tennisball/Massageigel zwischen Körper und Boden oder Wand eingeklemmt. Die Massage erfolgt durch Bewegen des Oberkörpers, wobei der Ball unter Druck über die Muskulatur rollen muss.

Elektrotherapie

Je nach der Frequenz kann die **Stromtherapie** gerade bei Rückenschmerzen die gewünschten Effekte erzielen:
- Analgesie,
- Hyperämie,
- Muskelrelaxation,
- Durchblutungsförderung,
- Wärmeförderung.

Hochfrequente Ströme. Hochfrequente Ströme ab 100 kHz zeichnen sich durch ihre Wärmewirkung in der Tiefe des durchfluteten Gewebes aus. Die therapeutisch angewendeten Hochfrequenzstromarten gehen über die **Diathermie** mit etwa 3 MHz bis zur **Kurzwellentherapie** mit etwa 27 MHz.

Niederfrequente Ströme. Niederfrequente Ströme zeigen biologische Wirksamkeit auf die Zellen im Frequenzbereich von 15 – 250 Hz. Hierzu zählt die:
- **Galvanisation** unter Verwendung von Gleichströmen (z.B. im Stangerbad).

- **Faradisation** mit Wechselströmen aller Art und Form einschließlich der Schwell- und Exponentialströme.
- **Ultrareizstrom.** Diese nach Träbert benannte Stromart hat eine Impulsdauer von 2 ms mit anschließender Pause von 5 ms. Der Ultrareizstrom wird sensibel überschwellig unter Vermeidung von Muskelaktivierung appliziert.
- **Diadynamische Ströme.** Dieser 50-Hz-Wechselstrom nach Bernard erzeugt Sinushalbwellen, woraus eine Impulsdauer von 10 ms resultiert. Die Einstellung erfolgt so, dass der Patient ein leichtes »Kribbeln« wahrnimmt.
- **TENS.** Die transkutane elektrische Nervenstimulation (TENS) verwendet schmale Impulse von unter 1 ms mit einer Frequenz von 10 – 100 Hz. Ziel der TENS-Therapie ist es, das gestörte Gleichgewicht zwischen schnell und langsam leitenden sensiblen Nervenfasern wieder herzustellen. Somit können Schmerzzustände mit dumpfem oder bohrendem Charakter wirksam behandelt werden.

> ❶ Tipp
>
> Um Gewöhnungseffekte zu vermeiden, können stochastische Impulsfolgen gewählt werden. Dies ermöglicht eine Dauertherapie über 24 h am Tag.

Bei einer **bipolaren Applikation der elektrischen Ströme** befindet sich das **Energiemaximum unter der Elektrode** und die Tiefenwirksamkeit lässt somit rasch nach. Erhöht man die Intensität, entstehen an der Eintrittsstelle Schmerzen. Gerade bei Bandscheibensyndromen kommt es aber auf die Tiefenwirkung an.

Dennoch ergibt sich eine analgetische Wirkung durch eine Erhöhung der Reizschwelle und Verlängerung der Refraktärzeit bis zur reversiblen Unerregbarkeit. Durch die Aktivierung zentralnervöser Strukturen werden Aktionspotentiale nach proximal weitergeleitet mit den bekannten Mechanismen:

- **Gate-control-Effekt:** Durch eine Überflutung der Synapsen kommt es zu einer Aktivierung der hemmenden Systeme der Schmerzleitung.
- **Counter Irritation:** Der akute periphere Reiz aktiviert die hemmenden Schmerzzentren im Hirnstamm.

Mittelfrequente Ströme. Von größerer praktischer Bedeutung ist die Anwendung mittlerer Frequenzen (z.B.

4000 Hz) in Form von **Interferenzstromtherapie nach Nemec.** Dabei werden durch kreuzweises Anlegen der Elektroden (❑ **Abb. 5.2**) zwei Stromkreise mit unterschiedlicher Frequenz (z.B. 4 000 Hz und 3998 Hz) so appliziert, dass sich ihre elektrischen Felder partiell überlappen. In diesem neuen Feld ist der Differenzstrom (also 2 Hz) reizwirksam. Durch dieses Verfahren erreicht man auch tiefer gelegene Schichten der Rumpfmuskulatur und das betroffene Bewegungssegment selbst. Die direkte Einwirkung des Stroms in dieser Intensität führt zu einer Gefäßdilatation mit Hyperämisierung und zu einer positiven Beeinflussung des vegetativen Nervensystems. Bei Schmerzen ohne Muskelbefund sollte diese Stromart allerdings nicht angewendet werden. Als zusätzliche Kombinationsbehandlung bietet die Saug-Massage-Wirkung über die Saugelektroden (Vakuummassage) einen erwünschten Zusatzeffekt (❑ **Abb. 5.2**).

> ❶ Cave
>
> Kontraindikationen der Elektrotherapie:
> - Herzschrittmacher,
> - Querdurchflutung der Herzgegend (außer beim hydroelektrischen Vollbad),
> - Sensibilitätsstörungen oder Metallimplantate im Anwendungsgebiet,
> - motorisch-schwellige Applikation im Thrombosegebiet.

Extensionstherapie

Bei einer Extension der Hals- oder Lendenwirbelsäule zeigen sich mehrere therapeutisch positive Effekte im Bewegungssegment:

- Mögliche **direkte Druckentlastung der Nervenwurzel** durch Erweiterung der Foramina intervertebralia.
- **Indirekte Druckentlastung der Nerven** durch Abfließen des Blutes aus den paravertebralen klappenlosen Venengeflechten mit Rückbildung von Ödemen.
- **Druckreduzierung im Bandscheibeninnenraum** durch Erweiterung des Zwischenwirbelabschnitts. Die dadurch entstehende »Sogwirkung« gibt dislozierten Nukleusteilen Gelegenheit, sich ins Bandscheibenzentrum zurückzuziehen.
- **Aufrichtung der Bandscheibe** infolge einer Erhöhung des osmotischen Potentials mit einem beschleunigten Flüssigkeitsstroms vom extra- zum intradiskalen Raum. Dadurch wird der mögliche Druck auf Nerven und Gelenkfacetten reduziert.

Dehnung paravertebraler Muskeln und Bänder mit einer Lockerung der sog. »Muskelzange« bei einem vertebragenen Kompressionssyndrom mit reflektorischem Muskelhartspann.

 Reposition abnormer Wirbelgelenkstellungen durch Entlastung der Facetten der Wirbelgelenke. Bei streng axialer Entlastung durch Extension zeigen die Wirbelgelenke die Tendenz, in ihre Neutralstellung zurückzugleiten.

Zu Beginn einer Extensionsbehandlung bietet sich eine vorbereitende, detonisierende Wärmeapplikation an.

Die anschließende manuelle oder auch apparative Traktion (Glissonschlinge, Schrägbrett, Extensionsbett, Dekompressionstisch, Schlingentisch) erfolgt mit wenig Kraft über ca. 10–30 min. Sie wird entweder rhythmisch intermittierend (die Zugkraft dabei jeweils 10 s aufrechterhalten) oder als Dauertraktion durchgeführt. Der Patient sollte dabei die aktuell schmerzärmste Position suchen (dreidimensionale Traktion).

> ❗ Cave
> Extensionsbehandlung ist kontraindiziert bei Patienten, die:
> — ihre Beschwerden regelmäßig bei längerer Entlastung bekommen,
> — Hypermobilität im Bewegungssegment aufweisen,
> — Muskelinsuffizienzen aufweisen.

Eine Wirbelsäulenextension findet auch dann statt, wenn sich der Patient selbst an einer Sprossenwand, Teppichstange oder am Türrahmen »aushängt«.

Die meisten Menschen empfinden eine spürbare Linderung ihrer Rückenbeschwerden in der sog. Stufenlagerung, obwohl die damit einhergehende Entlordosierung der Lendenwirbelsäule unter biomechanischen Gesichtspunkten für die Bandscheiben eigentlich pathogenen Charakter hat (die Dorsalverlagerung des Kerns wird gefördert). Der Vorteil bei dieser Stellung liegt darin, dass eine Extension der Wirbelgelenkfacetten und Öffnung der Foramina intervertebralia stattfindet. Dies bringt Entlastung für einen eventuell unter Druck geratenen Spinalnerv.

Eine besonders wirkungsvolle Extension der Lenden- und unteren Brustwirbelsäule ermöglicht die steile Becken-Bein-Aufhängung im Schlingentisch (☐ Abb. 5.3).

Manuelle Therapie

Im chronischen Stadium stellt die Manuelle Therapie bei der Befunderhebung und der Therapie von Muskeldysbalancen und segmentalen Funktionsstörungen eine unverzichtbare Hilfe dar.

Ein wesentliches Ziel der manuellen Wirbelsäulentherapie ist es, mit bestimmten Handgriffen Hypomobilitäten und Blockierungen im Wirbelgelenk aufzulösen. Damit wird der Circulus »Schmerz – Muskelkrampf – Schmerz« mit einhergehenden Funktionsstörungen wirkungsvoll durchbrochen.

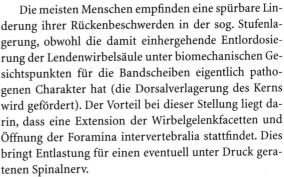

☐ **Abb. 5.3.** Extensionsbehandlung der LWS im Schlingentisch

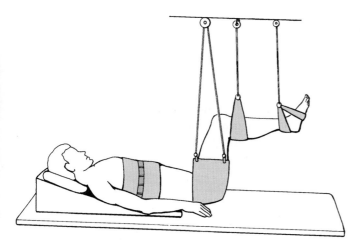

5.3   Medikamentöse Therapie

5.3.1   Arzneimittel

Jede akute Lumbago oder Lumboischialgie ist von heftigsten Schmerzen begleitet. Deshalb ist es vorrangiges Ziel, den Patienten von diesen Qualen zu befreien. Am schnellsten lässt sich das mit einer großzügigen Medikamentengabe erreichen.

Die medikamentöse Therapie verfolgt im Wesentlichen **vier Hauptziele:**
- Schmerzfreiheit,
- Muskelentspannung,
- Entzündungshemmung,
- psychische Beruhigung.

Dabei ist zu berücksichtigen, dass Analgesie allein die Muskelspasmen nicht relaxiert, und die Muskelrelaxantien allein den Schmerz nicht vollständig lindern.

Eine wirkungsvolle Therapie ist erst dann möglich, wenn gleichzeitig der Muskelspasmus relaxiert, der Schmerz gedämpft und der Patient beruhigt wird.

> **Beachte**
>
> In der medikamentösen Therapie gelangen zum Einsatz:
> - Analgetika,
> - Muskelrelaxantien,
> - Antiphlogistika,
> - Psychopharmaka.

Bei **leichteren Schmerzzuständen** können Substanzen verabreicht werden, die den Prostaglandinmechanismus hemmen wie Azetylsalizylsäure (z.B. in Aspirin), Diclofenac (z.B. in Voltaren), Indometacin (z.B. in Amuno) oder Ibuprofen (z.B. in Imbun).

Steht ein **massives Schmerzbild** im Vordergrund oder muss ein kurzer Zeitraum (Stunden bis wenige Tage) bis zur Operation überbrückt werden, kann ein zentral wirkendes Analgetikum helfen, z.B. Pentacozin (Fortral).

Zur **Beseitigung lokaler Muskelverhärtungen** können zentral angreifende Muskelrelaxantien zum Einsatz kommen. Im Gegensatz zu den peripheren Muskelrelaxantien wirken sie nicht an der motorischen Endplatte, sondern vielmehr an den Schaltstellen im zentralen Nervensystem. Hier dämpfen sie die polysynaptische Aktivität. Gebräuchliche Präparate sind u.a.:
- Diazepam (Valium),
- Tetracepam (Musaril),

- Chlormezanon (Muskel Trancopal).

Neben den üblichen Schmerztabletten können auch **Gele, Salben und Cremes mit Rheumamitteln** gute Erfolge erzielen. Einige bekannte sind:
- Rubriment,
- Voltaren Emulgel,
- Rheumon Gel,
- Elmetacin,
- Kytta-Gel,
- Traumasenex u.a.

Der **zusätzliche Einsatz eines Psychopharmakums** bietet sich aus zwei Gründen an:
- Es führt zu einer Veränderung des Schmerzerlebens, »der Schmerz tut nicht mehr so weh«, sodass Analgetika eingespart werden können.
- Es kann den Circulus vitiosus »Schmerz – Angst – Depression – Schmerz« günstig beeinflussen, besteht doch häufig bei chronisch-rezidivierenden Schmerzen im Rahmen der Bandscheibenerkrankung eine leichte depressive Hintergrundsymptomatik.

Zur Anwendung kommen u.a.:
- Levomepromazin (Neurocil),
- Promethazin (Atosil),
- Thioridazin (Melleril),
- Chlorprotixen (Truxal).

> **❗ Cave**
>
> Unabhängig von der spezifischen Wirksamkeit der einzelnen Mittel auf die **möglichen Nebenwirkungen und die Wechselwirkungen** mit anderen Medikamenten achten.

5.3.2   Infiltrationstherapie

Die Infiltrationstherapie hat gegenüber der systemischen Verabreichung von Medikamenten den Vorteil, dass die **Wirkstoffe ganz lokal eingebracht** werden können und damit schon in geringerer Menge und Konzentration eine vergleichbar größere Wirkung erzielen können.

> **❗ Tipp**
>
> In der Regel werden Lokalanästhetika oder Kortison per Infiltration an die betroffenen Strukturen appliziert.

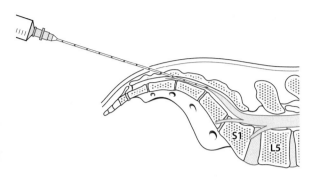

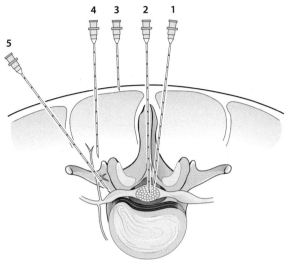

◘ **Abb. 5.4.** Sakralanästhesie im Epiduralraum durch den Hiatus sacralis

◘ **Abb. 5.5.** Schema der lokalen Injektionstherapie. *1* Epidurale Injektion, *2* Injektion im Liquorraum, *3* subkutane Injektion (Quaddeln), *4* Facetteninfiltration (zielt mehr auf das Gelenk), *5* paravertebrale Injektion (zielt mehr auf den Spinalnerv)

Sakralanästhesie

Mittels einer Kanüle werden Kortison oder ein Lokalanästhetikum durch den Hiatus sacralis in den Periduralraum injiziert (◘ Abb. 5.4). Dies bewirkt eine Schmerzreduktion mit einhergehender Muskelentspannung und Abschwellung der nervalen Strukturen.

Therapeutische Lokalanästhesie (TLA)

Die TLA kann bei akuten und bei chronischen Schmerzzuständen Anwendung finden. Es werden Lokalanästhetika injiziert, z. T. in Verbindung mit entzündungshemmenden und entquellenden Mitteln.

❗ **Tipp**

Je genauer der lokale Erregungsherd getroffen wird, desto größer ist die gewünschte Wirkung.

Eine Lokalanästhesie kann erfolgen (◘ Abb. 5.5):
- in den Epiduralraum als Nervenblockade (Sympathikusblockade),
- in das Rückenmark (intrathekal),
- in die Haut und Muskulatur (Triggerpunkte, paravertebral) als Quaddeln,
- in die Gelenke (Facetten-, Iliosakralgelenkinfiltration),
- an die Nervenwurzel (Wurzelinfiltration)

5.4   Invasive und operative Therapie

5.4.1   Operationsindikationen

Im Allgemeinen wird nur operiert, wenn die Diagnose durch Myelographie, Computer- oder Kernspintomo-

◘ **Tabelle 5.2.** Operationsindikationen bei lumbalen Bandscheibenvorfällen

Pathologie	Indikation
Akuter Prolaps mit Kauda-Querschnitts-Symptomatik	Absolut, sofort
Deutliche neurologische Ausfälle, Paresen ohne Rückbildungstendenz	Dringlich
Therapieresistente Schmerzen nach 3–4 Wochen konservativer Therapie	Erforderlich
Häufig rezidivierender Schmerz	Relativ

graphie gesichert ist. Andersartige, den Patienten gefährdende Erkrankungen dürfen nicht vorliegen.

Wie ◘ Tabelle 5.2 zeigt, muss zwischen absoluten und relativen Indikationen unterschieden werden.

Als **absolute Indikationen** für eine Operation gelten:
- Kauda-Querschnitt-Syndrom mit Blasen- und Mastdarmstörungen,
- akuten Ausfallerscheinungen der Fuß- und Zehenheber und des Quadrizeps.

Relative Indikation bedeutet, dass neben dem objektiven Untersuchungsbefund noch weitere Kriterien Berücksichtigung finden können, z.B.:

- Alter des Patienten,
- psychische Einstellung des Patienten,
- Effektivität und Dauer der bisherigen Therapie u.a.m.

5.4.2 Minimal-invasive Techniken

Wirbelsäulen-Katheter-Therapie

Sie wird bei starken, ausstrahlenden Schmerzen in Arm oder Bein ohne massive Lähmungen oder andere neurologische Ausfällen eingesetzt. Hier hilft der RACZ-Katheter gegen starke Schmerzen bei Wurzelirritationen und nach bereits erfolgter Bandscheibenoperation.

Der Arzt schiebt nach örtlicher Betäubung unter Röntgenkontrolle einen dünnen Katheter im Epiduralraum bis an die betroffene Nervenwurzel heran und spritzt eine Enzymlösung, gemischt mit weiteren Medikamenten, gezielt an den Nerv. Die Bandscheibe schrumpft, Entzündungen bilden sich zurück und die Schmerzen verschwinden (■ Abb. 5.6).

Nach der ersten Injektion bleibt der Katheter noch für 3–4 Tage liegen, es erfolgen weitere Injektionen.

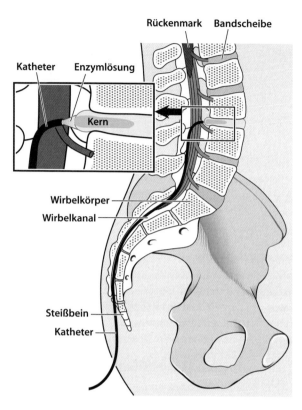

■ **Abb. 5.6.** Kathetertherapie

Laserbehandlung

Über einen Mikrolaser (0,2 mm dünn) werden Laserstrahlen für 1–2 min in die Bandscheibe geschickt. Sie verdampfen einen Teil des geleeartigen Bandscheibenkerns, lassen aber den Faserring intakt (■ Abb. 5.7). Dadurch kommt es zu einer Abnahme des Bandscheibeninnendrucks mit Entlastung der Nervenwurzel. Zusätzlich werden Schmerzfasern unterbrochen und damit die Weiterleitung der Schmerzimpulse unterbunden. Der Faserring wird durch Einschmelzen von Bandscheibengewebe stabilisiert.

Chemonukleolyse

Bei dieser intradiskalen Injektionstherapie wird das Extrakt der Papayafrucht (Chymopapain) oder Kollagenase in die Bandscheibe gespritzt. Es zersetzt das Eiweißgewebe des Bandscheibenkerns und verringert so den Innendruck und ist besonders bei Protrusionen eine erfolgversprechende Therapie (■ Abb. 5.8).

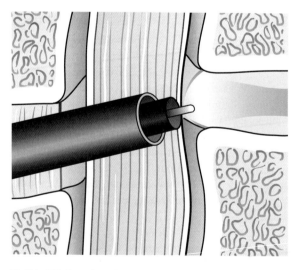

■ **Abb. 5.7.** Lasertherapie

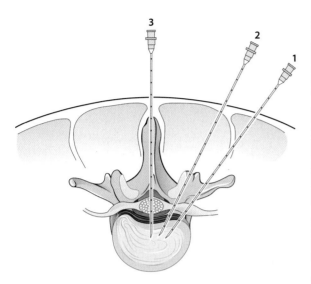

 Abb. 5.8. Chemonukleolyse in der unteren LWS. Zugangsweg: *1* seitlich (lateral), *2* hinten-seitlich (posterolateral), *3* medial (transdural durch den Liquorraum)

⊗ **Cave**

Chemonukleolyse ist kontraindiziert bei perforiertem Bandscheibenring. Das Ferment kann in den Spinalkanal eindringen und könnte das Rückenmark angreifen. Eine vorhergehende Diskographie verschafft darüber Klarheit.

Wegen des schnellen Höhenverlustes (nach 3 Monaten etwa 35 %) kommt es zu einer vermehrten Kompression in den Facettengelenken und oft zu monatelangen, heftigen Rückenschmerzen, die sich aber wieder verlieren.

Perkutane Nukleotomie

Zwei dünne Kanülen werden in die Bandscheibe geschoben. In der einen befindet sich eine Optik, in der anderen ein mechanisches Schneidegerät. Mit kleinsten Messern wird der Bandscheibenkern zerschnitten, mit sterilem Wasser aufgeschwemmt und dann abgesaugt (■ **Abb. 5.9**). Dadurch verringert sich der Bandscheibeninnendruck und die betroffene Nervenwurzel findet Entlastung.

Intradiskale elektrothermale Therapie (IDET)

Bei degenerativen Einrissen im äußeren Faserring kommt es zur Einsprossung von Gefäßen und Nerven aus dem Rückenmarkskanal. In diesem Gewebe bilden sich Schmerzrezeptoren aus, die einen lokalen Schmerz

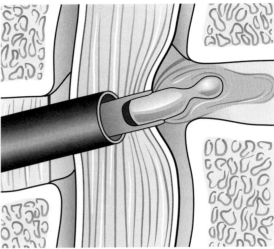

■ **Abb. 5.9.** Perkutane lumbale Nekleotomie

erzeugen können. Zusammen mit der ursächlichen Wirbelsäuleninstabilität und Vorwölbungen entstehen oft hartnäckige Schmerzen, ggf. auch mit Ausstrahlungen ins Bein.

Bei der IDET wir in Lokalanästhesie unter Röntgenkontrolle eine dünne und aufheizbare Sonde in den äußeren Faserring eingeführt und computergesteuert über ca. 17 min langsam auf 90 °C erwärmt.

Mit dem Erhitzungsvorgang werden die schmerzauslösenden Nervenfasern zerstört, die Vorwölbung reduziert und der Bandscheibenring durch Denaturierung der Eiweißbestandteile gefestigt (■ **Abb. 5.10**).

5.4.3 Operative Techniken

Nach der eindeutigen Abklärung der betroffenen Etage wird über den Dornfortsätzen ein ca. 3 cm langer Hautschnitt angebracht. Entsprechend der Seitenlokalisation des Bandscheibenvorfalls werden die Rückenmuskeln beiseite geschoben oder abgetrennt und der Wirbelbogen freigelegt. Durch das Lig. flavum gelangt man in den Wirbelkanal. Der Duralsack und die Nervenwurzel werden vorsichtig zurückgenommen und der Bandscheibenvorfall dargestellt.

Dann wird das prolabierte Gewebe, das aus Nucleus-pulposus-Material und aus Teilen des Anulus fibrosus und der Knorpelplatten bestehen kann, abgetragen und der Zwischenwirbelraum ausgeräumt, ohne dabei

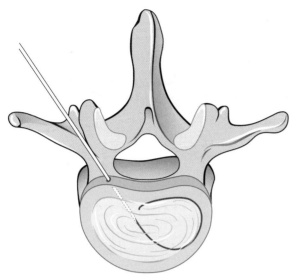

Abb. 5.10. Intradiskale elektrothermale Therapie

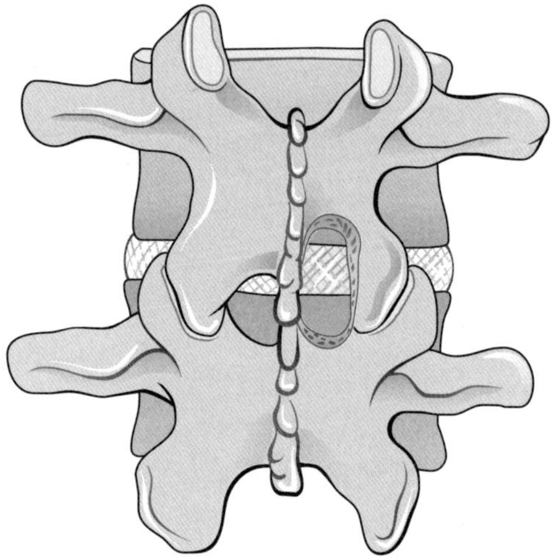

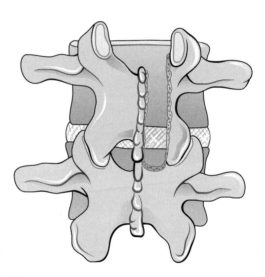

Abb. 5.11. Fensterungsoperation (Fenestrotomie)

den Anulus fibrosus oder die Deckplatten zusätzlich zu zerstören.

Fensterung

> **Beachte**
>
> Die Nukleotomie mittels Fensterung (= Flavektomie oder Fenestrotomie) ist die am häufigsten angewandte Operationsmethode.

Es werden dabei nur unwesentliche Teile des unteren und oberen Wirbelbogens abgetragen und das Lig. flavum entweder mit herausgenommen oder zurückgehalten und später wieder eingesetzt (**Abb. 5.11**). Die Tendenz geht heute dahin, dass durch das »Fenster« nicht die gesamte verlagerte Bandscheibe ausgeräumt wird, sondern nur leicht erreichbare sequestrierte Anteile.

Erweiterte Fensterung

Bei der erweiterten Fensterung (Hemilaminektomie oder Laminotomie) wird ein Wirbelbogen ein- oder beidseitig völlig entfernt (**Abb. 5.12**).

> **Beachte**
>
> Die erweiterte Fensterung ermöglicht eine bessere Übersicht bei der Operation.
> Mögliche Restsequester, die außerhalb der kleinen Öffnung liegen, können nicht so leicht übersehen werden.

Abb. 5.12. Hemilaminektomie

Laminektomie

Bei der Laminektomie werden ein Dornfortsatz und die beidseitig angrenzenden Wirbelbogenhälften herausgenommen (**Abb. 5.13**).

Diese Technik kommt zur Anwendung bei:
- medianen Bandscheibenvorfällen,
- einer Verengung (Stenose) des Wirbelkanals,
- sehr umfangreichen knöchernen Veränderungen nach vorangegangenen Operationen.

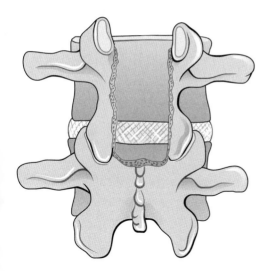

Abb. 5.13. Laminektomie

Biomechanische Untersuchungen haben ergeben, dass die Belastbarkeit lumbaler Bewegungssegmente durch die Entfernung hinterer Wirbelbogenanteile nicht beeinträchtigt wird, solange die Wirbelgelenke intakt bleiben.

> **Beachte**
>
> Bei allen Diskotomien wird nicht der gesamte Diskus, sondern nur der vorgefallenen (sequestrierte) Teil der Bandscheibe entfernt.

Fusionsoperation

Häufig resultieren aus einer segmentalen Instabilität, besonders nach partieller Ausräumung der Bandscheibe, lokale und radikuläre sowie pseudoradikuläre Symptomenkomplexe. Wenn diese konservativ nicht zu beherrschen sind, kann eine knöcherne Verblockung (Fusionsoperation) das Mittel der letzten Wahl sein.

> **Beachte**
>
> Die Verblockung sollte sich über möglichst wenige Bewegungssegmente hinaus erstrecken, damit die Wirbelsäule trotz versteifender Operation so beweglich wie möglich bleibt.

Die **häufigsten Indikationen** für eine Fusionsoperation sind:
- instabile Halswirbelsäule (z.B. nach Schleudertrauma),
- Skoliose,

- Wirbelgleiten,
- Facettensyndrom.

> **Beachte**
>
> Der **Hauptnachteil von Spondylodesen** besteht darin, dass meist die Nachbarsegmente kompensatorisch hypermobil werden mit daraus resultierenden Beschwerdesyndromen.

Teilweise erlangen die Spondylodesen auch primär keine Festigkeit oder führen zu keiner Abnahme der Beschwerden.

Die **gängigsten Operationstechniken** sind:
- interkorporale Spondylodese von ventral oder dorsal,
- posterolaterale Fusion mit autologer Spongiosa,
- Spondylodese mit Fixateur interne.

HWS-Bereich. Im HWS-Bereich stellt die interkorporale Verblockung von ventral die gebräuchlichste Methode dar (**Abb. 5.14**).

Zwei benachbarte Wirbelkörper werden zunächst mit einer Zange distrahiert. Dann wird ein Bohrloch (**Abb. 5.14 a, b**) angelegt und dieses mit einem entsprechenden autologen Knochendübel, der dem Beckenkamm entnommen wird, ausgefüllt (s. **Abb. 5.14 c**). Der Zwischenwirbelraum wird beidseits ausgeräumt und nach Auffrischung der Deckplatten mit Spongiosa aufgefüllt (s. **Abb. 5.14 d**).

Die knöcherne Durchbauung ist nach 2–4 Monaten abgeschlossen. Während dieser Zeit muss der Patient eine Halskrawatte tragen, um eine ungestörte Wundheilung zu ermöglichen.

Je nach Schädigung der Wirbel kann der Operateur sich auch zum Einsetzen eines »Cages« (Käfig) entscheiden. Es handelt sich hierbei um Metall- oder Kohlenstoffblöcke, die vollständig mit Spongiosa aus dem Beckenkamm oder Unterschenkel aufgefüllt werden und die Bandscheibe ersetzen. (Diese Methode eignet sich besonders auch für die LWS, s. **Abb 5.16 c**).

LWS-Bereich. Im LWS-Bereich gibt es Fusionsoperationen verschiedener Technik je nach Lage des Knochendübels und des Zugangs.

Die **lumbosakrale Distraktionsspondylodese** (LSDS) kann zur Anwendung kommen bei (**Abb. 5.15 a–e**):
- Facettensyndrom,
- therapieresistenten Beschwerden nach Bandscheibenoperationen oder

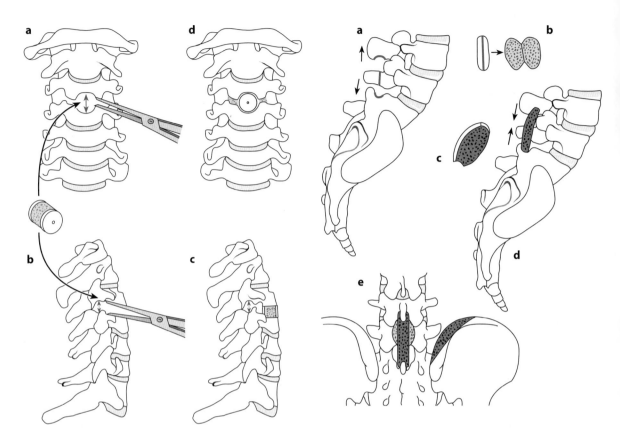

◻ **Abb. 5.14 a – d.** Interkorporale Wirbelfusion von ventral an der Halswirbelsäule: Im distrahierten Zwischenwirbelabschnitt wird ein Bohrloch angelegt (**a**, **b**), dann wird ein aus dem Beckenkamm gewonnener Knochendübel eingesetzt (**c**) und der restliche, ausgeräumte Zwischenwirbelraum mit Spongiosa aufgefüllt (**d**)

◻ **Abb. 5.15 a – e.** Lumbosakrale Distraktionsspondylodese: Der Dornfortsatz L4 und das Kreuzbein werden eingekerbt (**a**), der Dornfortsatz L5 gespalten und aufgeklappt (**b**). Der aus der Spina iliaca posterior gewonnene, oben und unten eingekerbte Knochenspan (**c**) wird zwischen L4 und S1 eingespreizt (**d**) und von den DF-Hälften L5 umschlossen (**e**)

━ Spondylose und
━ Spondylisthesis.

Der kortikospongiöse Span stammt aus der Spina iliaca posterior. An den Dornfortsätzen von L4 und S1 wird durch Einkerbung ein Spanlager geschaffen (s. ◻ **Abb. 5.15 a**). Der Dornfortsatz von L5 wird bis zur Basis gespalten. Die Spanhälften werden zur Seite geklappt und dienen als Spanlager (◻ **Abb. 5.15 b**). Der Knochenspan wird an beiden Enden eingekerbt (◻ **Abb. 5.15 c**) und zwischen die distrahierten Dornfortsätze von L4 und S1 eingespreizt (◻ **Abb. 5.15 d**). Die seitlich angelegten Knochenblätter des gespaltenen Dornfortsatzes L5 sorgen für zusätzlichen Halt von lateral (◻ **Abb. 5.15 e**).

Weitere Möglichkeit der knöchernen Versteifung an der Lendenwirbelsäule sind in ◻ **Abb. 5.16** dargestellt.

Künstliche Bandscheibe

Seit Beginn der 80er Jahre ist es möglich, eine verschlissene Bandscheibe durch eine Bandscheibenprothese zu ersetzen. Sie besteht aus zwei metallenen Abschlussplatten (Cobalt-Chrom-Molybdän-Gusslegierung) und einem dazwischen liegenden Gleitkern aus Kunststoff (hochmolekulares Niederdruckpolyethylen) (◻ **Abb. 5.17**).

Der **Vorteil** dieser Vorgehensweise liegt darin, dass die Beweglichkeit in dem operierten Segment erhalten bleibt und somit im Gegensatz zu einer Fusionsopera-

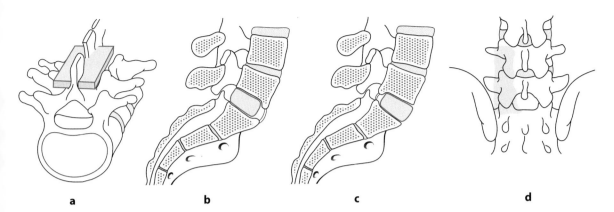

a　　　　　　　b　　　　　　　c　　　　　　　d

⬛ Abb. 5.16 a–d. Fusionsoperation an der Lendenwirbelsäule. **a** Dorsale Fusion mit dem H-Span, **b** interkorporale Fusion dorsal, **c** interkorporale Fusion ventral mit Knochendübel oder cage, **d** posterolaterale Fusion

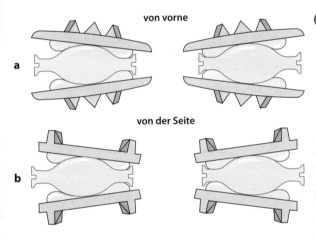

von vorne

a

von der Seite

b

⬛ Abb. 5.17 a,b. Abschlussplatten (*grau*) und Gleitkern (*blau*) der Bandscheibenprothese von vorne und von der Seite

tion eine Überlastung der benachbarten Segmente verhindert wird.

Die **Indikationen** für eine Prothesenoperation können sein:

- fortbestehender Schmerzen nach BS-Operation,
- Verschleißsymptomatik der Nachbaretagen nach Versteifungsoperation,
- Instabilitäten auf einer bis zwei Ebenen mit Reizung der Nervenwurzel bei Verengung der Zwischenwirbellöcher,
- schmerzhafte Degeneration der Wirbelgelenke.

❗ Cave

Absolute Kontraindikationen für Prothesenoperation:
- schlechte Knochensubstanz (z. B. Osteoporose),
- Z.n. WS-Infektionen,
- zu enger WS-Kanal,
- schwere WS-Verkrümmung,
- starkes Wirbelgleiten.

Die Operation erfolgt vom Bauchraum her mit einem ca. 5 cm langen Hautschnitt. Nach Beiseiteschieben des Bauchinhalts gelangt man zur verschlissenen Bandscheibe. Diese wird vollständig entfernt (**⬛ Abb. 5.18 a**) und die beiden Abschlussplatten mit ihren Randzacken unter hohem Druck eingebracht (**⬛ Abb. 5.18 b**). Anschließend wird das Bewegungssegment aufgespreizt und der Plastikbandscheibenkern eingesetzt (**⬛ Abb. 5.18 c**). Die Prothese hält allein durch den Spannungsdruck im Segment, eine weitere Befestigung durch Zement oder Schrauben erübrigt sich (**⬛ Abb. 5.18 d**).

Nach einer 3-monatigen Schonungsphase, in der die Metallplättchen einwachsen, kann der Patient seine normalen bisherigen Tätigkeiten wieder aufnehmen. Außer extremer sportlicher und axialer Belastung gibt es keine Einschränkung mehr.

5.4.4 Postoperative Beschwerden

Jede Wirbelsäulenoperation muss sorgsam nachbehandelt werden, um das Auftreten neuer oder das Fortbestehen der vorherigen Beschwerden weitgehend auszu-

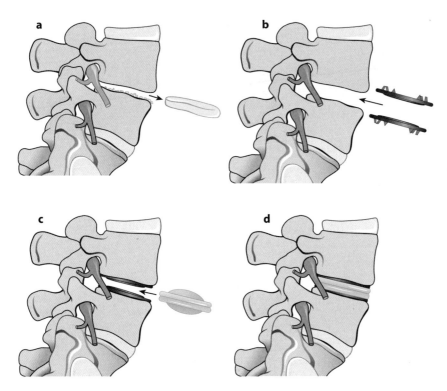

■ **Abb. 5.18 a–d.** Bandscheiben-prothesenoperation: Zuerst wird die verschlissene Bandscheibe entfernt (**a**) und das Segment distrahiert. Dann werden die Abschlussplatten (**b**) und der Plastikkern (**c**) eingebracht. Die Prothese hält allein durch den Spannungsdruck im Segment (**d**)

schalten. Allerdings wird das nicht in allen Fällen erreicht.

Folgende Komplikationen können auftreten:

— Unmittelbar nach dem Eingriff bestehen neben dem üblichen Wundschmerz in den meisten Fällen noch **Restsymptome des Wurzelsyndroms.**

— Wenn die Beschwerden in gleichem Ausmaß andauern, muss eventuell eine **unzureichende Nervenwurzeldekompression** in Betracht gezogen werden.

— In manchen Fällen kommt es zu einer **tiefen Wundinfektion mit Diszitis.**

— Das **Postdiskotomiesyndrom** (PDS) ist gekennzeichnet durch anhaltend starke Beschwerden selbst noch Wochen oder Monate nach der Operation einer Bandscheibe.

Es kann hervorgerufen werden durch eine Segmentinstabilität, Verwachsungen und überschießende Narbenbildung im Operationsgebiet (z.B. narbige Verwachsungen zwischen der Nervenwurzel und ihrer Umgebung, durch organisiertes Blut und/oder Wundsekret entstandene, bindegewebige Stränge im Subarachnoidalraum).

Die Beschwerden gleichen denen bei einem Vorfall mit gemischt pseudoradikulären/radikulären Zeichen.

— Nach konservativer wie auch nach operativer Therapie kann es zu **vegetativen Erscheinungen mit Minderwärme und Durchblutungsstörungen des betroffenen Beines** kommen.

— Nach einem S1-Syndrom besteht mitunter die Neigung zu **Wadenkrämpfen.**

— In der operierten Etage kann durch **Ausstoßung eines weiteren Bandscheibensequesters** auch noch nach längerer Zeit ein Rezidivprolaps auftreten.

Rückengerechtes Verhalten

6.1   Die richtige Haltung   – 116

6.2   Die richtige Haltung beim Stehen   – 117

6.3   Die richtige Haltung beim Sitzen   – 120
6.3.1   Gewohntes Sitzverhalten   – 120
6.3.2   Verschiedene Sitzhaltungen   – 120
6.3.3   Verschiedene Sitzmöglichkeiten   – 124
6.3.4   Entlastungshaltungen im Sitzen   – 125

6.4   Die richtige Haltung beim Aufstehen und Hinsetzen vom Stuhl   – 127

6.5   Richtige Haltung beim Aufstehen vom Bett, Hinlegen und Liegen   – 128
6.5.1   Falsches und richtiges Aufstehen   – 128
6.5.2   Richtiges Liegen und Schlafen   – 128

6.6   Richtige Haltung beim Bücken, Heben und Tragen   – 131
6.6.1   Unterschiedliches Bückverhalten   – 131
6.6.2   Falsches und richtiges Bücken   – 132
6.6.3   Richtiges Heben   – 132
6.6.4   Richtiges Tragen   – 135

6.7   Richtige Haltung im Alltag   – 136

6.8   Rückenschule und Sport   – 142
6.8.1   Grundsätzliche Aspekte   – 142
6.8.2   Verschiedene Sportarten   – 142

6.1   Die richtige Haltung

Was bedeutet »Haltung«?

❯ **Beachte**

Haltung ist das Ergebnis eines ständigen Kampfes aufrichtender, aktiver Kräfte (Muskulatur) gegen die Schwerkraft.

Sie ist die Art unserer Körperstellung bei allen Tätigkeiten während des Tages und beim Ruhen. Es ist also nicht nur das Stehen, Sitzen und Liegen gemeint, sondern auch die Arbeit und das Freizeitverhalten.

Die Haltung ist abhängig von den **passiven (Knochen, Bänder) und aktiven (Muskeln) Haltevorrichtungen.** Diese wiederum sind abhängig von der Erbmasse, dem Alter, dem Kräftevorrat und von der seelischen Verfassung.

❯ **Beachte**

Bei der »**idealen Haltung**« (= neutrale Haltung) herrscht ein optimales Gleichgewicht zwischen Skelett und muskulären Kräften.

Dies bewirkt ein Minimum an Energieverbrauch, die Gelenke und Weichteile werden nicht überbelastet.

Am Beispiel des »Klötzchenmodells« (■ **Abb. 6.1**) kann diese ökonomische Haltung anschaulich dargestellt werden. Nur wenn die Klötzchen vollflächig und im Lot aufeinander stehen, hält sich die Säule bei guter Druckverteilung von allein, d.h. es sind keinerlei Haltekräfte nötig.

Wird aber der Unterbau oder ein Klötzchen in seiner Lage verändert, stimmt die gesamte Statik nicht mehr, und die Säule fällt zusammen.

Auf die Wirbelsäule übertragen bedeutet dies, dass bei jeder Veränderung ihrer physiologischen Schwingungen oder Beckenkippung (Unterbau) die Muskulatur vermehrt eingesetzt werden muss, um ein »Umfallen« und eine vermehrte Belastung der passiven Strukturen zu verhindern.

Entstehen der individuellen Haltung

Bei der Entstehung der individuellen Haltung spielen mehrere Faktoren eine wichtige Rolle:

— Bedingt durch die **Entwicklung vom Vierbeiner zum Zweibeiner** hat der Mensch durch die Aufrichtung in die Vertikale nicht mehr die Möglichkeit, die Wirbelsäule an 4 Stützen aufzuhängen (■ **Abb. 6.2**). Dadurch ist die Unterstützungsfläche auf dem Boden wesentlich kleiner geworden. Das Körpergewicht hat die Tendenz, im Stand nach vorne zu ziehen. Das kann nur mit der Rückenmuskulatur wirkungsvoll ausgeglichen werden.

— Die **Wirbelsäulenkrümmungen** selbst bilden sich in den ersten Lebensjahren aus. Das Neugeborene hat noch wie der Frühmensch eine C-förmig gebogene Wirbelsäule. Erst mit dem Erlernen des Laufens entwickeln sich die normalen Krümmungen. Der Band- und Kapselapparat und das Bindegewebe straffen sich, die Muskulatur profiliert sich. Das Kind kann sich jetzt aufrecht halten und diese Haltung über längere Zeit beibehalten.

— **Ungünstige Lebensbedingungen und Umweltfaktoren** beeinflussen – meist negativ – die Haltung.

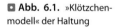

■ **Abb. 6.1.** »Klötzchenmodell« der Haltung

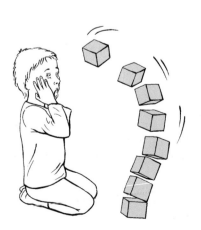
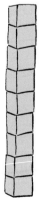
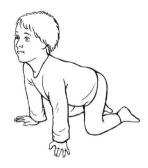

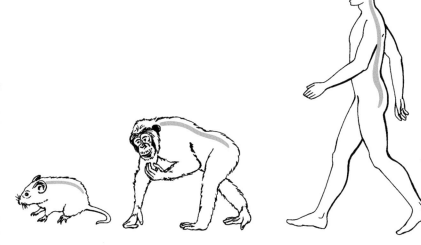

Die zunehmende Technisierung (zu wenig Bewegung, einseitige Belastung, ungünstige Sitzverhältnisse usw.) und die Essgewohnheiten wirken sich oft ungünstig aus. Der Bewegungs- und Halteapparat entwickelt sich nur ungenügend, Dauerleistungen können nicht mehr erbracht werden. Die Muskulatur verkümmert, die Folge ist eine schlechte Haltung, eine Haltungsschwäche oder sogar eine Fehlhaltung.

6.2   Die richtige Haltung beim Stehen

Eine gute Haltung beim Stehen ist gewährleistet, wenn möglichst wenig Kraft notwendig ist, um die Wirbelsäule in einem labilen Gleichgewicht zu halten. Dabei darf das Lot als Gleichgewichtsachse nicht zu weit ventral vom Zentrum, das in der Mitte der 3. Lendenwirbelsäulenbandscheibe liegt, fallen.

Verläuft das Lot etwa 5 cm vor L3, sind die auf die Bandscheiben wirkenden Druckbelastungen mit ca. 80 kp (bei einem angenommenen Körpergewicht von 40 kp) bestmöglich verteilt, da die Rückenmuskeln ebenfalls ca. 5 cm, allerdings hinter L3, verlaufen (▣ Abb. 6.3).

Wichtig dabei ist, dass die Wirbelsäule in ihren physiologischen Schwingungen eingestellt ist, denn nur dann kann der Brustkorb gut aufgerichtet werden.

Der Kopf wird jetzt ohne großen Kraftaufwand ausbalanciert und die Arme hängen locker an der Seite. Die

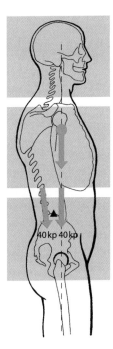

40 kp 40 kp

Knie sind nicht überstreckt und das Körpergewicht befindet sich auf der Mitte der Füße.

Die Gleichgewichtsachsen sollten folgende Punkte durchlaufen:
- **Von hinten betrachtet (▣ Abb. 6.4 a):**
Mitte der Hinterhauptsschuppe – Gesäßfalte – Mitte zwischen den Fersen.

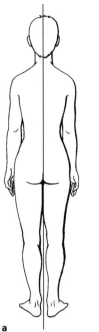
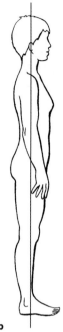

a   b

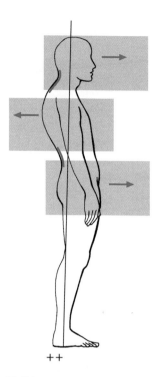

□ **Abb. 6.4 a, b.** Verlauf der Gleichgewichtslinien beim aufrecht stehenden Menschen. Ansicht von hinten (**a**) und von der Seite (**b**)

++

□ **Abb. 6.5.** Auswirkungen auf die Körperstatik beim Stehen mit
vermehrter Fersenbelastung (kompensiertes Gleichgewicht)

Wenn diese Punkte so übereinander liegen wie beschrieben, stützt jeweils der untere Körperabschnitt
den darüber liegenden ab. Wie bei einem aufrecht
stehenden Ei hält die Schwerkraft dann den Körper
im Gleichgewicht. Es ist ein Mindestmaß an Energie-
aufwand notwendig, um das Gleichgewicht aufrecht
zu erhalten.

— **Von der Seite betrachtet** (□ **Abb. 6.4 b**):
Processus mastoideus – Akromion – Mitte der
LWS – Hüftgelenk – Mitte des Kniegelenks – Fuß
etwas vor dem Sprunggelenk.

Die schlechte Haltung beim Stehen

Im Folgenden sollen zwei Beispiele verdeutlichen, welche Auswirkungen eine schlechte Haltung beim Stehen
hat.

Vermehrte Fersenbelastung. Das Becken wird nach vorne geschoben, der Oberkörper weicht reaktiv nach hinten aus, der Kopf wiederum nach vorne (□ **Abb. 6.5**).
Durch die vermehrte Lendenlordose entsteht mehr
Druckbelastung in den Wirbelgelenken und den dorsalen Anteilen der Bandscheiben. Das Brustkorbgewicht

schiebt nach hinten unten, das Kopfgewicht nach vorne/
unten im Sinne einer Protraktion mit reaktivem Hypertonus der zervikalen Muskulatur.

Die Knie stehen in vermehrter Beugehaltung, so dass
der Quadrizeps permanent arbeiten muss.

Vermehrte Vorfußbelastung. Die Knie werden überstreckt (Genu recurvatum), das Gesäß verlagert sich in
Relation zum Oberkörper nach hinten und der Thorax
nach vorne, der Kopf gelangt vor das Lot (□ **Abb. 6.6**).
Die Hüftgelenke stehen in vermehrter Beugestellung
und die LWS in Hyperlordose. Die hinteren Anteile der
Wirbelkörper und der Bandscheiben sowie die Wirbelgelenke stehen unter erhöhter Druckbelastung. Die untere Rückenmuskulatur und die Hüftbeuger sind ange-
nähert und tendieren zur Verkürzung. Die Bauchmuskeln sind überdehnt und abgeschwächt.

Schubbelastungen entstehen am Knie nach dorsal,
von unten zieht das Bauch- Beckengewicht nach vorne/
unten, von oben schiebt das Kopfgewicht nach vorne/un-
ten.

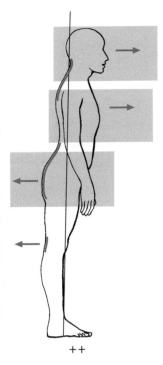

++

◨ Abb. 6.6. Auswirkungen auf die Körperstatik beim Stehen mit vermehrter Vorfußbelastung (kompensiertes Gleichgewicht)

Die Folge ist ein reaktiver Hypertonus bei den Glutäen, im Lumbal- und Zervikalbereich.

Ratschläge fürs Stehen und Gehen

Grundsätzlich ist das aufrechte Stehen ein phylogenetischer Neuerwerb des Menschen.

❯ **Beachte**

Stehen bedeutet für die Hals- und Lendenbandscheiben eine Belastung in ungünstiger Lordoseposition!

Bei **längerem Stehen** sollte man sich möglichst anlehnen oder den Oberkörper an allen erreichbaren Gegenständen abstützen (◨ **Abb. 6.7**).

Zu **Vermeidung des Hyperlordosekreuzschmerzes** ist es ratsam, ein Bein etwas höher, z.B. auf einen Schemel, aufzustellen (◨ **Abb. 6.7**). Auf diese Weise wird eine Dorsalkippung des Beckens erleichtert (s. auch ◨ **Abb. 6.42**).

Eine besondere **Provokation zur LWS-Hyperlordose** stellen Arbeiten über Kopfhöhe dar.

❯ **Beachte**

Bei Tätigkeiten, die eine Hyperlordose provozieren, ist eine physiologische Beckeneinstellung wichtig.

◨ Abb. 6.7. Entlastungsstellungen beim Stehen

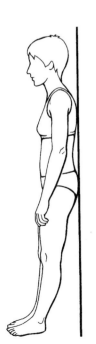
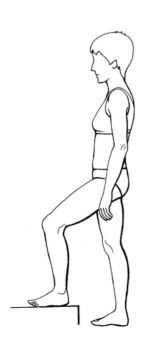
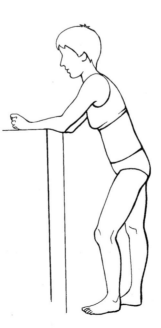

Schuhe mit hochhackigen Absätzen und das Bergabgehen zwingt durch die vermehrte Vorfußbelastung den Körper ebenfalls in die Hohlkreuzstellung.

❗ Tipp

- Jede Gelegenheit nutzen, **lange Stehperioden durch kurzzeitiges Umhergehen zu unterbrechen.**
- **Keine hohen Schuhabsätze** (Stöckelschuhe) tragen. Sie führen unweigerlich in eine Hohlkreuzstellung!

6.3   Die richtige Haltung beim Sitzen

6.3.1   Gewohntes Sitzverhalten

Bereits beim Kleinkind beginnen im Kindergarten, in der Schule und zu Hause die täglich langen Sitzperioden, die zum Schicksal der Bandscheiben werden können.

Mit zunehmendem Alter geht beim Jugendlichen der spontane Drang zum Haltungswechsel verloren. Die gleiche Körperposition wird oft über viele Stunden freiwillig oder gezwungenermaßen eingenommen.

❯ Beachte

Jede **Haltungskonstanz** beim Sitzen, Stehen oder Liegen führt nach einer bestimmten Zeit zum **Stillstand der ernährenden Durchsaftung der Bandscheiben.**

Dieser Aspekt erfährt besondere Bedeutung, weil der Mensch in unserer industrialisierten Arbeitswelt mindestens zwei Drittel des Tages sitzt.

Dennoch kann man nicht generell sagen, dass »Sitzen« die Bandscheiben schädigt und zwangsläufig Rückenschmerzen hervorruft. Dies beweisen die vielen Kreuzschmerzgeplagten, die gerade nach längerem Stehen oder Gehen durch das Sitzen eine Linderung ihrer Schmerzen erfahren. Die Erklärung liegt darin, dass beim Sitzen die Lendenwirbelsäule entlordosiert werden kann. Dadurch erweitern sich die Foramina intervertebralia und die Kompression der Wirbelgelenkfacetten lässt nach.

❯ Beachte

Die **richtige Sitzhaltung** ist wichtig, um eine möglichst geringe und gleichmäßige Druckbelastung der Bandscheiben zu gewährleisten.
Es gilt der Grundsatz:
Selbst die beste Sitzhaltung darf niemals eine Dauerhaltung sein!

Regelmäßige Bewegungspausen, am besten stündlich, sind unerlässlich.

6.3.2   Verschiedene Sitzhaltungen

Vordere Sitzhaltung

Bei der vorderen Sitzhaltung befinden sich **Kopf und Oberkörper vor der Beckenquerachse** (◘ Abb. 6.8). Sind die Oberschenkel dabei horizontal eingestellt und adduziert, muss das Becken zwangsläufig nach hinten kippen. Dies führt zur Entlordosierung der LWS und zur Verstärkung der BWS-Kyphose, was wiederum eine Absenkung des Thorax und des Schultergürtels nach sich zieht. Die HWS stellt sich bei geradem Blick nach vorne kompensatorisch in einer Hyperlordose ein.

Die unphysiologische Stellung des Kopfes und Oberkörpers bei der vorderen Sitzhaltung bringt Ursprung und Ansatz einer ganzen Reihe von Muskeln in Annäherung und führt als Dauer- und Gewohnheitshaltung unweigerlich zu deren Verkürzung:

- **Im Schulterbereich** sind dies:
  - die Nackenstrecker (M. trapezius descendens, M. levator scapulae, M. sternocleidomastoideus, Mm. scaleni),
  - der große und kleine Brustmuskel,
  - der M. subscapularis.

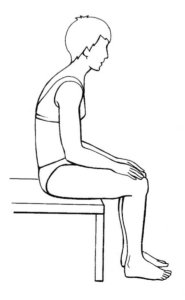

◘ **Abb. 6.8.** Vordere Sitzhaltung

▬ **Durch die Absenkung des Thorax und die verstärkte Beckenkippung verkürzen** die:
  – Bauch- und Glutaealmuskulatur,
  – die Hüftaußenrotatoren und -adduktoren,
  – die Ischiokruralmuskeln.

Außerdem ist bei dieser sternalen Belastungshaltung der intradiskale Druck mit bis zu 200 kp fast doppelt so hoch wie beim Stehen (s. auch ◘ **Abb. 2.45**). Die vermehrte Vorderkantenbelastung der Bandscheiben kann leicht zu Verlagerungen von Bandscheibengewebe nach dorsal und damit zur **Protrusion oder Prolaps** führen.
Durch die kyphotische Einstellung der Wirbelsäule werden die **Kapseln der Wirbelgelenke gedehnt**. Sie reagieren bei einer derartigen, länger andauernden Belastung mit einem dumpfen Ermüdungsschmerz.

Hintere Sitzhaltung

In der hinteren Sitzhaltung befinden sich **Kopf und Oberkörper hinter der Beckenquerachse** (◘ **Abb. 6.9**). Bei fehlender Unterstützung im LWS- Bereich kommt es ebenfalls zu einer runden Rückeneinstellung mit den gleichen negativen Auswirkungen wie bei der vorderen Sitzhaltung.

❯ **Beachte**
  Gravierender Unterschied gegenüber der vorderen Sitzhaltung: die Wirbelsäule nähert sich der entspannenden Horizontallage an. Durch die schräge Einstellung des

Oberkörpers wird die Druckbelastung der Bandscheiben deutlich verringert.

Diese Haltung wird zunächst als angenehm empfunden, weil das Oberkörpergewicht z.T. von der Rückenlehne abgefangen und die Rückenmuskulatur geschont wird.

❯ **Beachte**
  Beide Sitzpositionen sind durch ein passives »Hängen in den Bändern« charakterisiert.

Sie stellen zwar eine Entlastung der Muskulatur dar und verringern den Anpressdruck der Gelenkfacetten, aber diese Entlastung ist nur vorübergehend. Mit zunehmender Sitzdauer in dieser Stellung kommt es zu schmerzhaften Dehnreizen der Bandstrukturen, die letztlich schmerzhafter als die vorangegangenen Druckreize sein können.
Bei der **hinteren Sitzhaltung mit gestreckten Hüftgelenken** kann sich infolge einer Ventralkippung des Beckens auch eine Hyperlordosierung der Lendenwirbelsäule einstellen. Die Ursache liegt in einem starken ventralen Kapselbandapparat des Hüftgelenks und eventuell einer verkürzten Hüftbeugemuskulatur.

❯ **Beachte**
  Die hintere Sitzhaltung wird zu einer »**gesunden**« Entlastungshaltung, wenn bei einer korrekten Einstellung des Lenden-Becken-Bein-Winkels die physiologischen Wirbelsäulenkrümmungen erhalten bleiben. Dieser Winkel sollte je nach Beinabduktion in der Größenordnung von etwa 120 ° liegen.

Um dies zu erreichen, stellt man die Füße zweckmäßigerweise auf einen kleinen Hocker. Dadurch gelangen die Knie über Hüftgelenkniveau (»knees higher than hips«).

❶ **Tipp**
  Die hintere Sitzhaltung ist dann wirbelsäulenfreundlich, wenn folgende Punkte beachtet werden:
  ▬ **Lendenwirbelsäule mit einem Kissen unterlagern.** Eine Dorsalkippung des Beckens wird mechanisch verhindert.
  ▬ **Kopf auf eine Nackenstütze abgelegen**. Die Halswirbelsäule wird entlastet.
  ▬ **Oberkörper um ca. 45 ° zurückneigen**. Wirbelsäule, Bänder und Muskeln werden optimal entlastet.

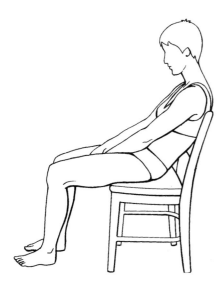

◘ **Abb. 6.9.** Hintere Sitzhaltung

Die aufzubringende Haltearbeit ist deutlich reduziert und die intradiskalen Druckverhältnisse nähern sich einem Wert wie bei der Horizontallage (◨ **Abb. 2.45**).

Mittlere (aufrechte) Sitzhaltung

Der Schlüssel für die aufrechte Sitzhaltung mit physiologischer Wirbelsäuleneinstellung (◨ **Abb. 6.10**) liegt in der richtigen Beckenkippung, aus der die lordotische Einstellung der LWS und die Aufrichtung bis zur mittleren BWS möglich ist.

Bei diesem Sitz **balanciert der Mensch auf seinen Sitzbeinhöckern**. Die ideale Schwerelotlinie durch den Schwerpunkt fällt auf die Berührungsfläche von Sitzbeinknochen und Unterlage.

Das Brustbein zeigt nach vorne-oben. Auf diese Weise wird die BWS so gut wie möglich gestreckt und eine Hyperlordosierung ohne ausreichende Aufrichtung vermieden.

Um dem Becken für die Ventralkippung Platz zu schaffen, sollen die Oberschenkel etwas geöffnet werden. In der mittleren Sitzhaltung ist das Becken ausbalanciert.

Bei dieser **idealen aktiven Sitzhaltung** können die Bauchmuskeln loslassen, ohne dass die Wirbelsäule zusammensinkt. Der Schultergürtel ruht ohne Kraftaufwand auf dem Thorax. Der Kopf befindet sich in einer labilen Gleichgewichtslage, die Augen können ohne Hyperlordosierung der Halswirbelsäule geradeaus blicken.

 Tipp

Die **Knie** stehen etwas breiter als die Hüftgelenke, die Unterschenkel sind senkrecht angeordnet, die Fußspitzen zeigen nach vorne oder leicht nach außen. Die **Sitzhöhe** sollte etwas höher sein als die Knie. Somit zeigen die Oberschenkel leicht nach schräg unten außen. Das **Becken** wird nach vorne gekippt, bis sich der Hauptdruck des Oberkörpers auf den Sitzbeinknochen befindet. Durch die **Aufrichtung der Wirbelsäule** wandern die Schultern in etwa unter die Ohren, die Halswirbelsäule ist gestreckt (»leichtes Doppelkinn«).

Nach »Dr. Brügger« lässt sich der Körper des Menschen in drei Abschnitte unterteilen (◨ **Abb. 6.11**):
- Becken,
- Brustkorb,
- Kopf.

Alle drei Abschnitte greifen wie Zahnräder ineinander. Wenn z.B. das Becken nach vorne dreht, finden »verzahnte Bewegungen« in den darüber liegenden Abschnitten statt, d.h. der Brustkorb richtet sich auf und der Nacken wird gestreckt. An diesem Modell wird ersichtlich:

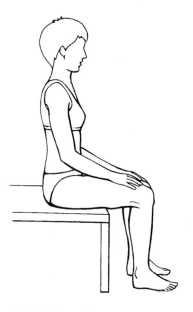

◨ **Abb. 6.10.** Mittlere Sitzhaltung

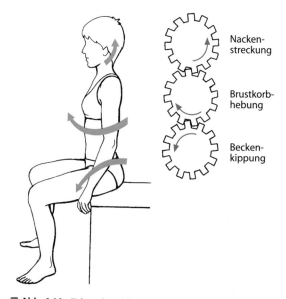

Nackenstreckung

Brustkorbhebung

Beckenkippung

◨ **Abb. 6.11.** Zahnradmodell des Körpers

> **Beachte**
>
> Die Grundvoraussetzung für einen aufrechten Sitz ist die richtige Einstellung des Beckens.

Aufrecht sitzen heißt, im Lot sitzen. Dies bedeutet, dass die dorsalen Muskeln der Tendenz des Oberkörpers, sich nach vorne zu biegen, mit einem Dauertonus entgegenwirken müssen. Wenn sie dies zu irgendeinem Zeitpunkt nicht mehr schaffen, hängt der Mensch wieder lasch in seinen passiven Strukturen, was der Körper irgendwann mit dumpfen Schmerzen kundtut.

Die aktive Sitzhaltung erfordert somit eine gute Kraftausdauer.

Dynamisches Sitzen

Der intradiskale Druck auf den Bandscheiben ist beim aufrechten Sitzen mit rund 100 kp deutlich über der Grenze, bei der die Bandscheiben infolge des osmotisches Drucks Flüssigkeit aufnehmen können.

> **Beachte**
>
> Bei längerem Sitzen kann trotz optimaler Belastungsverteilung auf die gesamte Bandscheibenfläche eine Höhenverminderung der Zwischenwirbelabschnitte mit einhergehendem Druckschmerz der Gelenkfacetten nicht vermieden werden.

Als einzig wirksames Mittel sollte die **Sitzposition möglichst oft verändert** werden, um die Bandscheiben durchzuwalken und ihnen die Möglichkeit zur Quellung zu geben. Dabei können für kurze Zeit auch Sitzhaltungen eingenommen werden, bei denen die passiven Strukturen »gestresst« werden, dafür aber die Muskulatur besser entspannen kann.

> **Beachte**
>
> Haltungskonstanz vermeiden, besonders in einer unphysiologischen Wirbelsäulenstellung.
> **Gesundes Sitzen = dynamisches Sitzen!**

Dynamisch sitzen bedeutet:
- Die Wirbelsäule um das Lot herum zu bewegen, aber immer wieder ins Lot zurückzukehren.
- Möglichst viele Bewegungspausen einzustreuen.

> **Beachte**
>
> - **Viele kurze Bewegungspausen** sind besser als wenige, lang andauernde.

- Keine Sitzhaltung ist so gut, dass sie über einen längeren Zeitraum eingenommen werden sollte. Ziel muss es sein, möglichst viele verschiedene Sitzpositionen einzunehmen, um auf diese Art **abwechselnd eine Entlastung der passiven und der aktiven Strukturen** zu erzielen und die **Bandscheiben durchzuwalken**.

Richtiges Sitzen am Arbeitsplatz

Arbeitsstuhl. Der Arbeitsstuhl sollte Bandscheiben und Rückenmuskulatur entlasten. Dazu müsste die **Rückenlehne ausreichend hoch** (bis etwa zu den Schulterblättern, ca. 1/2 m über Sitzhöhe) und **neigbar** sein. Zur Unterstützung der Beckeneinstellung sollte ein **Lendenbausch** integriert sein.

Die Sitzfläche muss **hinten höhenverstellbar** sein, die **Sitzvorderkante abgerundet**, um unerwünschten Druck auf die Oberschenkelrückseite zu vermeiden (**◻ Abb. 6.12**).

Eine **Armlehne** wäre wünschenswert, denn durch zwischenzeitliches Abstützen werden die Bandscheiben entlastet.

Schreibtisch. Der Schreibtisch muss den anatomischen Gegebenheiten angepasst werden. Wenn die 90° abgewinkelten Arme locker hängen, sollen die Unterarme in etwa waagrecht auf der Tischplatte aufliegen können.

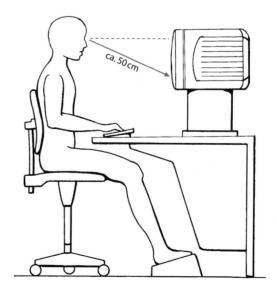

◻ Abb. 6.12. Der körpergerechte Bildschirmarbeitsplatz

Gegebenenfalls die **Füße auf eine Fußstütze abstellen**, die sich in Höhe und Neigung verstellen lässt.

6.3.3 Verschiedene Sitzmöglichkeiten

Autositz

Der Autositz ist dann ideal, wenn er die physiologischen Wirbelsäulenschwingungen unterstützt. Dazu benötigt er individuell nach Härte und Stärke **einstellbare Lendenpelotten** und evtl. eine seitliche Führung (**Schalensitz**).

Die entlastende Rückneigung des Oberkörpers von 30–40 ° ist für den Autositz zu viel, da sie zwar den Rücken entlastet, jedoch für die Kopfstellung und die damit verbundene Anspannung der Nackenmuskulatur Probleme mit sich bringt. In der Regel ist die relativ **aufrechte Sitzposition** am entlastendsten (10 ° bis maximal 30 °). In dieser Position muss allerdings genügend Abstand zwischen Oberkörper und Lenkrad sein, so dass die Arme fast gestreckt werden können (**Abb. 6.13**).

Alternatives Sitzen

Die Sitzmöbelindustrie bemüht sich seit einigen Jahren, den gesundheitlichen Aspekt verstärkt in ihre Produkte einfließen zu lassen. Mittlerweile sind eine Reihe von Modellen auf dem Markt, die multivariabel in ihren Einsatzmöglichkeiten sind und bezüglich Wirbelsäulenfreundlichkeit einen großen Fortschritt bringen. Nicht

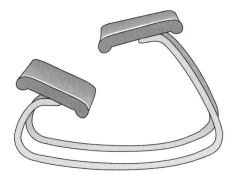

◻ Abb. 6.14. Kniestuhl

zuletzt ist dieses Bemühen natürlich auch auf das wachsende Gesundheitsbewusstsein der Menschen zurückzuführen.

Kniestuhl. Das wohl bekannteste Produkt ist der Kniestuhl mit Schaukelkufen (◻ **Abb. 6.14**). Er erzwingt ein jederzeit dynamisches Sitzen und ermöglicht mehrere Sitzpositionen. Durch die geneigte Sitzfläche fördert er die Beckenkippung nach vorne und verhindert damit den Sitzknick in der Lendenwirbelsäule.

> **!** Cave
>
> **Personen mit vorgeschädigten Knie- und Hüftgelenken** sollten darauf achten, diesen Stuhl nicht ausschließlich mit aufgelegten Schienbeinen zu benutzen. Dies könnte rasch zu Beschwerden in den Kniegelenken führen.
> Die Füße sollten abwechselnd oder gleichzeitig außerhalb der Schienbeinstützen auf dem Boden abgestellt werden. Dadurch ist auch eine verbesserte Durchblutungssituation im Kniegelenkbereich gewährleistet.

Pendelhocker. (Stehsitz) Der Pendelhocker (◻ **Abb. 6.15**) ist **höhenverstellbar und kann somit als Stuhl oder als Stehhilfe Verwendung** finden. Er bietet absolute Bewegungsfreiheit in alle Richtungen und erzwingt den aktiven Sitz.

Pezziball. Ein Pezziball ist ebenfalls ein guter **Stuhlersatz** und zudem noch als **Gymnastikgerät** verwendbar (◻ **Abb. 6.16**). Wie der Pendelhocker fordert er aktive Sitzarbeit und ist offen in alle Arbeitsrichtungen. Bei seinem Einsatz muss man allerdings auf die entsprechende Größe achten.

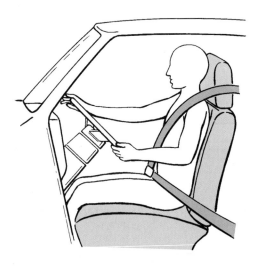

◻ Abb. 6.13. Körpergerechtes Sitzen im Auto

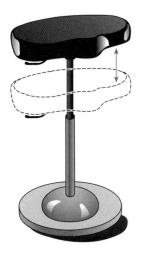

Abb. 6.15. Pendelhocker

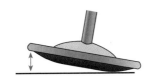

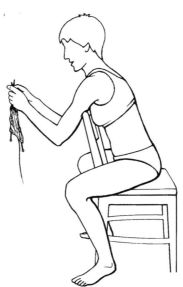

Abb. 6.17. »Sitz verkehrt«

das Ablegen der Arme und damit die **Gewichtsabnahme des Schultergürtels**, was die Wirbelsäule erheblich entlastet.

> **Beachte**
> Jede nach vorne abschüssige Sitzfläche unterstützt die physiologische Beckeneinstellung.

Gerade bei älteren Sitzmöbeln hat dieser gesundheitliche Aspekt noch keine Berücksichtigung gefunden. Die Sitzflächen stehen meist waagrecht. Durch die Verwendung eines **Sitzkeils** (**Abb. 6.18**) kann man dem Abhilfe schaffen.

6.3.4 Entlastungshaltungen im Sitzen

Die wirkungsvollste Entlastung der passiven Strukturen beim Sitzen ist die Dynamik, d.h. die Vermeidung einer längeren Haltungskonstanz.

> **Beachte**
> Sitzposition in kürzeren Abständen verändern und regelmäßig Bewegungspausen einschieben.

Da der aktive Sitz in erhöhtem Maße Muskelaktivität erfordert, kann die ungeübte Muskulatur sehr bald

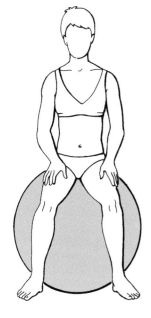

Abb. 6.16. Sitz auf dem Gymnastikball

> **Beachte**
> Die Sitzhöhe muss der Körpergröße und dem Arbeitsmobiliar angepasst sein.

»Sitz-verkehrt«. Der verkehrte Sitz auf einem Stuhl (**Abb. 6.17**) fördert durch die erzwungene Abspreizung und Absenkung der Oberschenkel die **richtige Beckeneinstellung**. Die Lehne vor dem Körper ermöglicht

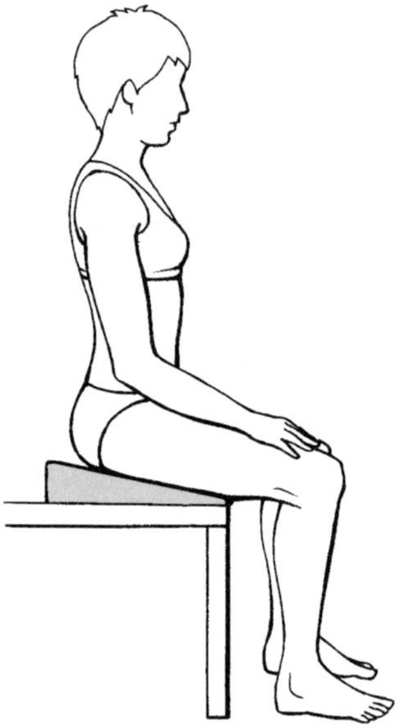

Abb. 6.18. Sitzen auf einem Sitzkeil

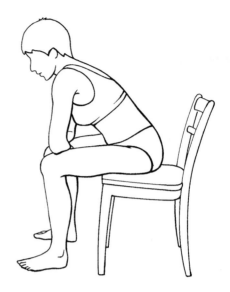

Abb. 6.19. Kutschersitz

mit Überlastungsschmerz reagieren. Es erscheint somit sinnvoll, bei der Umstellung auf wirbelsäulenfreundliches Sitzen nicht zu übertreiben.

Am Anfang wird es reichen, die mittlere Sitzposition in längeren Abständen und über kürzere Zeiträume einzunehmen. Erst **allmählich** sollten sich die Abstände verringern und die Perioden in aufrechter Sitzhaltung verlängern, um der Muskulatur ausreichend Zeit zur Anpassung an die »neue« Anforderung zu lassen.

»Kutschersitz«. Eine gute Entlastungshaltung beim Sitzen lässt sich durch den Kutschersitz erreichen (**Abb. 6.19**). Der axiale Druck auf die Bandscheiben wird wesentlich verringert, zum einen durch die schräge Wirbelsäuleneinstellung und zum anderen durch die Abnahme des Schultergürtelgewichts. Bei diesem passiven Sitz sind auch die Verspannungskräfte der Muskulatur erheblich reduziert.

»Paschasitz«. Die genannten Vorteile beim »Kutschersitz« gelten auch für den Paschasitz (**Abb. 6.20**) und für das Sitzen mit abgelegten Armen (**Abb. 6.21**).

Aushängen der Wirbelsäule am Schultergürtel. Diese Möglichkeit der Entlastung ist jederzeit und überall gut durchführbar. Dazu stützt man sich mit den Ar-

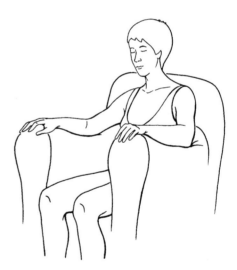

Abb. 6.20. »Paschasitz«

men an der Sitzfläche des Stuhls oder an der Stuhllehne ab und errichtet zusammen mit dem Schultergürtel eine Art Brücke, an der sich die Wirbelsäule aushängen kann.

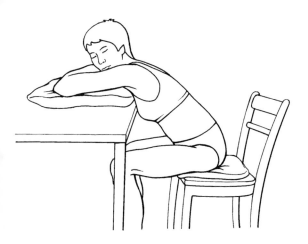

Abb. 6.21. Entspannung mit abgelegten Armen

6.4 Die richtige Haltung beim Aufstehen und Hinsetzen vom Stuhl

Beim rückengerechten Aufstehen aus dem Sitz stellt man die Beine in Schrittstellung dicht an den Stuhl und setzt sich ganz nach vorne an die Sitzkante. Nun wird der Oberkörper nach vorne verlagert, bis sich der Körperschwerpunkt über der Unterstützungsfläche der Füße befindet (**Abb. 6.22**).

Um nun mit gerader Wirbelsäule in den Stand zu kommen, braucht man nur noch mit dem hinteren Bein abzudrücken und das vordere Bein zu strecken.

! Funktionelle Aspekte

Diese Technik kann nur dann funktionieren, wenn die Füße ganz dicht am Stuhl aufgesetzt werden und die Oberschenkelmuskulatur ausreichend kräftig ist.

Hat die Oberschenkelmuskulatur zu wenig Kraft, können die Füße auch auf gleicher Höhe stehen. Zusätzliche Erleichterung bringt das Abstützen der Arme auf den Oberschenkeln (**Abb. 6.23**).

Beim Hinsetzen verläuft der Vorgang in umgekehrter Reihenfolge: Ganz dicht am Stuhl in Schrittstellung stehen (oder schulterbreiter Stand), die Knie- und Hüftgelenke beugen, den Schwerpunkt langsam nach unten verlagern und mit dem Gesäß die Sitzfläche »suchen«. Dabei jede ruckhafte Bewegung vermeiden.

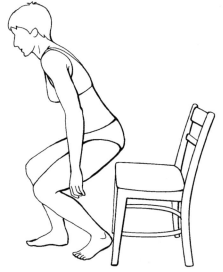

Abb. 6.22. Richtiges Aufstehen mit Verlagerung des Körperschwerpunkts über die Unterstützungsfläche des hinteren Fußes

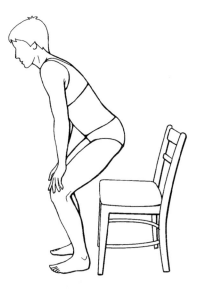

Abb. 6.23. Aufstehen unter Zuhilfenahme der Arme

> Beachte

Der **gesamte Bewegungsablauf sollte stets unter Kontrolle** sein und in jeder beliebigen Phase unterbrochen werden können, ohne dabei das Gleichgewicht zu verlieren.

Gerade beim Hinsetzen ist es besonders wichtig, dass nicht ein zu hartes Absetzen sofort nach Berühren der Sitzfläche zu einer Beckenkippung nach dorsal und damit zu einer Entlordosierung der LWS mit einer Überlastung in den unteren Segmenten der Lendenwirbelsäule führt (»Sitzknick«).

6.5 Richtige Haltung beim Aufstehen vom Bett, Hinlegen und Liegen

6.5.1 Falsches und richtiges Aufstehen

Beim Aufstehen aus dem Bett und beim Hinlegen muss ebenfalls auf Wirbelsäulenschonung geachtet werden.

Die meisten Menschen setzen sich gewohnheitsmäßig längs ins Bett und legen sich dann unter Einsatz der Hüftbeuge- und Bauchmuskulatur und mit einem Totalrundrücken nach hinten ab. Beim Aufstehen wiederholt sich der gleiche Vorgang in umgekehrter Reihenfolge (■ **Abb. 6.24**).

Durch diese extreme Flexionsstellung der Lendenwirbelsäule in Verbindung mit dem starken Kompressionszug des M. iliopsoas ist die Dorsaldislokation des Bandscheibenkerns (▶ **Kap. 2.10.3**) geradezu vorprogrammiert. So sollte der Tag nicht beginnen!

Dem Aufstehen sollte etwas Gymnastik im Bett vorausgehen, um die im Schlaf erschlaffte Muskulatur zu stimulieren:

- ausgiebig strecken, dehnen und räkeln,
- sanfte Mobilisation im Liegen,
- Stimulation der Rumpf- und Beinmuskulatur.

Nach dieser kurzen Morgengymnastik beide Beine anwinkeln und »en bloc«, also mit Schulter und Becken zugleich, zur Seite drehen. Jetzt mit dem unteren Ellbogen und der oberen Hand abstützen, die Beine über den Bettrand schwingen und gleichzeitig mit ganz gerader Wir-

belsäule nach oben in den Sitz kommen (■ **Abb. 6.25**). Idealerweise gelangen dabei der Rumpf und beide Beine zur gleichen Zeit in die Senkrechte, so dass keine Lateralflexion der Wirbelsäule entsteht. Das weitere Aufstehen aus der Sitzposition geschieht mit stabilisierter Wirbelsäule.

Beim **Hinlegen** läuft der ganze Vorgang umgekehrt ab, also aus dem Sitz an der Bettkante zuerst mit gerader Wirbelsäule und Unterstützung der Arme auf die Seite ablegen (auf das synchrone Mitführen der Beine achten!) und dann wiederum »en bloc« auf den Rücken drehen.

6.5.2 Richtiges Liegen und Schlafen

Nachdem man sich wirbelsäulenfreundlich ins Bett gelegt hat, sollte natürlich auch eine entlastende Schlafstellung eingenommen werden.

> **Beachte**
>
> Für Liegen und Schlafen gilt wie für Stehen und Sitzen: nach Möglichkeit eine Entlastungshaltung der Wirbelsäule einnehmen.

Voraussetzung dafür ist **eine der Körperform und dem Körpergewicht individuell angepasste Einheit von Lattenrost und Matratze.** Sie muss von der Konstruktion und der Härte her so beschaffen sein, dass sie an den hervorragenden Körperteilen, also Becken und Schultergürtel in Seitlage und Hinterkopf, Schultergürtel und Gesäß in Rückenlage, dem Gewicht entsprechend nachgibt. In **Rücken- und Seitlage** sollte zudem der Kopf mit einem Kissen unterlagert werden, um die Schulterhöhe auszugleichen (■ **Abb. 6.26**).

Messungen haben ergeben, dass der **intradiskale Druck in Seit- oder Rückenlage mit angewinkelten Knie- und Hüftgelenken am geringsten** ist (s. auch ■ **Abb. 2.45**). Dies sollte somit auch die bevorzugte Schlafstellung darstellen.

■ **Abb. 6.24.** Falsches Aufstehen vom Bett

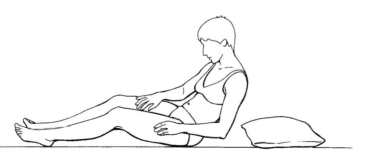

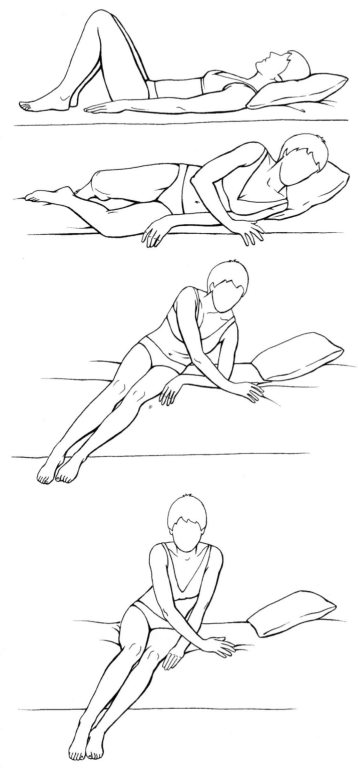

■ **Abb. 6.25.** Richtiges Aufstehen vom Bett über die Seitlage

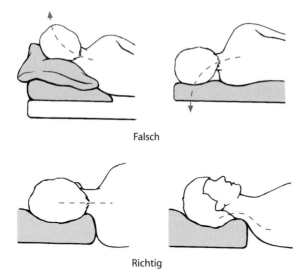

Falsch

Richtig

Abb. 6.26. Richtige und falsche Lagerung des Kopfes

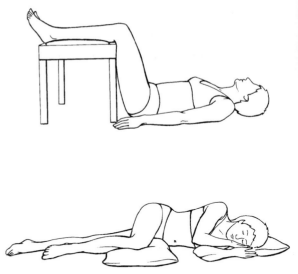

Abb. 6.27. Entlastungshaltungen im Liegen. Stufenlagerung, Seitlage mit angewinkeltem Bein

Die **Bauchlage** ist besonders für jene Leute eine schmerzprovozierende Stellung, die an einem Facettensyndrom laborieren. Es gelingt meist nicht, in dieser Stellung eine Hyperlordosierung der Lendenwirbelsäule selbst bei harter Unterlage zu vermeiden. Zudem muss die Halswirbelsäule dabei in ungünstiger Reklination und Rotation eingestellt werden. Dies wirkt sich negativ auf die Durchblutungsverhältnisse der A. vertebralis und die Nervenwurzeln der Konkavseite aus.

> **Tipp**
>
> Patienten, die habituell auf dem Bauch schlafen, sollten sich zumindest ein festes Kissen in der Magengegend unterlagern, um damit den Rücken abzustützen.

Eine Verstärkung des Hohlkreuzes in Bauchlage ist natürlich auch bei verkürzter Hüftbeugemuskulatur zu erwarten.

All diese Aspekte der Bauchlage beziehen sich aber nicht nur auf die Nachtruhe, sondern gelten ebenfalls z. B. am Strand beim Sonnenbaden.

> **Cave**
>
> — Liegen und Schlafen in Bauchlage vermeiden!
> — Rücken- und Seitlage bevorzugen!

Entlastende Liegepositionen

Abbildung 6.27 zeigt entlastende Liegepositionen, die die tagsüber beeinträchtigte Wirbelsäule entspannen.

> **Beachte**
>
> Idealerweise sollte auch **zwischendurch im Tagesverlauf** eine entspannende Liegeposition zur Entlastung der Zwischenwirbelabschnitte eingenommen werden.

Neben der ungeeigneten Unterlage kann auch eine **ungewohnt lange Liegedauer** zu Beschwerden führen. Infolge der gesteigerten Flüssigkeitsaufnahme der Bandscheiben bei der Horizontallage geraten der Bandapparat und die Kapseln der Wirbelgelenke vermehrt unter Spannung. Dies bewirkt möglicherweise zunehmende Beschwerden, die dann beim Aufstehen wiederum verschwinden.

Selbst jüngere Patienten klagen häufig bei mehrtägiger Bettruhe über Rückenschmerzen, die eventuell auf oben beschriebene Ursachen zurückzuführen sind.

> **Tipp**
>
> Bei mehrtägiger Bettruhe sollte der axiale Druck auf die Bandscheiben durch isometrische Spannungsübungen der Rumpfmuskulatur bei erhöhtem Kopfteil verstärkt werden.

6.6 Richtige Haltung beim Bücken, Heben und Tragen

6.6.1 Unterschiedliches Bückverhalten

Fürs Heben und Bücken ist es besonders wichtig, die Wirbelsäule in ihrer physiologischen Schwingung zu stabilisieren. Bei der Oberkörpervorneigung entsteht ein langer Hebel, der zusammen mit dem Oberkörpergewicht sehr hohe Belastungswerte in der unteren Lendenwirbelsäule, und hier besonders im lumbosakralen Übergang, erzeugt.

Klein-Vogelbach (2000) unterscheidet in der Funktionellen Bewegungslehre zwei grundsätzlich unterschiedliche Bücktypen, die sich je nach der Relation von der Oberlänge (Trochanter major bis zum Scheitel) zur Unterlänge (Trochanter major bis zur Fußsohle) ergeben:

- vertikaler Bücktyp,
- horizontaler Bücktyp.

Vertikaler Bücktyp. Der vertikale Bücktyp (◘ Abb. 6.28 a) weist eine relativ große Oberlänge auf und geht deshalb mit annähernd aufrechter Wirbelsäule in die Hocke, um z. B. einen Gegenstand vom Boden aufzuheben.

Er würde beim Oberkörpervorneigen eher Gefahr laufen, nach vorne aus dem Gleichgewicht zu geraten, da sein Körperschwerpunkt im Stand relativ weit kranial von der Drehachse »Hüftgelenk« liegt, was beim horizontalen Vorneigen einen langen Lastarm ergibt.

Horizontaler Bücktyp. Der horizontale Bücktyp (◘ Abb. 6.28 b) hat durch sehr lange Oberschenkel eine deutlich größere Unter- als Oberlänge.

Sein Körperschwerpunkt liegt näher an der Drehachse »Hüftgelenk«, was in horizontaler Oberkörperposition einen kurzen Lastarm ergibt. Die Gefahr, beim Vorneigen das Gleichgewicht zu verlieren, ist nicht so groß wie beim vertikalen Bücktyp.

> **Beachte**
> Das Bückverhalten wird neben der Konstitution des Menschen auch durch seine Kondition (z. . Kraft der Kniestrecker bzw. der Rückenmuskulatur) beeinflusst.

Beide Bücktypen vereinigen positive wie auch negative Eigenschaften:
- Beim **vertikalen Bücktyp** ist die aufrechte, gerade Wirbelsäule positiv, schlecht dagegen die starke Kniebelastung (über 90 ° Knieflexion) und der unsichere Stand auf den Fußballen.
- Beim **horizontalen Bücktyp** ist die geringere Kniebelastung und der sichere Stand auf der gesamten Fußsohle positiv, schlecht dagegen die starke Vorneigung des Oberkörpers, die für das Geradehalten der Wirbelsäule eine sehr kräftige Rückenmuskulatur erfordert und einen großen axialen Stauchungsdruck auf die Bandscheiben erzeugt.

Unter diesen Aspekten gilt es, einen **Kompromiss** anzustreben, der nach Möglichkeit beider Vorteile beinhaltet und die Nachteile auf ein Mindestmaß reduziert. Diese Forderung erfüllt der **neutrale Bücktyp**.

Neutraler Bücktyp. Der neutrale Bücktyp (◘ Abb. 6.28 c) ist ein sog. Mischtyp von horizontalem und vertikalem Bücktyp. Bei ihm ist die Oberkörper zwischen 30 ° und 60 ° geneigt. Dadurch wird die Belastung der Kniegelen-

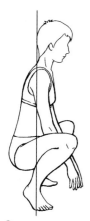
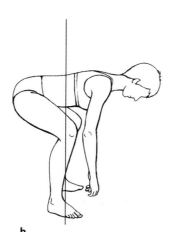
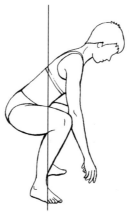

a   b   c

◘ **Abb. 6.28 a – c.** Vertikaler (**a**), horizontaler (**b**) und neutraler Bücktyp (**c**)

ke und der Wirbelsäule in einem Mittelmaß gehalten, so dass z.B. beim Aufheben keine der häufig schon arthrotisch veränderten und schmerzhaften Gelenke übermäßig belastet werden muss. Dieses Bückverhalten sollte auch dem Rückenschüler vermittelt werden, wenn es ihm seine Körperproportionen erlauben.

> **Beachte**
>
> Ein Bücktyp lässt sich nicht verändern, wenn er durch seine Konstitution bestimmt wird.

6.6.2 Falsches und richtiges Bücken

Die meisten Menschen heben einen Gegenstand unphysiologischerweise mit rundem Rücken und durchgestreckten Knien auf (◨ **Abb. 6.29**). Auf diese Art braucht die häufig zu schwache Beinstreckmuskulatur nicht eingesetzt zu werden, und wenn der Patient noch keine zu starken Schädigungen der Wirbelsäule hat, wird er bei dieser falschen Technik auch noch keine allzu großen Beschwerden verspüren. Für ihn ist es also die »angenehmste« Vorgehensweise.

> **!** Cave
>
> Die fortschreitende Degeneration der Bandscheiben bleibt anfänglich klinisch stumm.

Dieser Bewegungsstereotyp wird in der Regel erst geändert, wenn die Rückenschmerzen bereits vorhanden

sind und aus Gründen der Schmerzvermeidung eine rückenschonendere Technik zwingend wird.

> **Beachte**
>
> Man sollte sich bereits **vor dem Einsetzen der Rückenschmerzen** mit gerader Wirbelsäule aus Hüft- und Kniegelenken bücken (◨ **Abb. 6.30**).

Die Beine stehen dabei in einer leichten Schrittstellung, eine Hand stützt am Oberschenkel des vorderen Beins und erleichtert damit das Tiefgehen und Hochkommen des Oberkörpers. Der aufzunehmende Gegenstand befindet sich vor dem hinteren Bein.

Diese Art des Bückens geschieht auf einem Bein und setzt natürlich eine **gut ausgebildete Kniestreckmuskulatur** voraus.

Beim Bücken zum Aufheben von schwereren Gegenständen verteilt man das Körpergewicht zweckmäßigerweise auf beide Beine (◨ **Abb. 6.31**).

6.6.3 Richtiges Heben

Das Aufheben eines leichten Gegenstandes vom Boden entspricht der Technik des richtigen Bückens in Schrittstellung mit anschließender Kniestreckung.

Beim Heben eines schwereren Gegenstandes, z.B. eines Bierkastens oder Wäschekorbs, ist auf mehrere Dinge zu achten.

Grundsätzlich gilt hier wie schon beim Bücken, dass das Tiefgehen aus Hüft- und Kniegelenken und aus einer Oberkörpervorneigung mit stabilisierter, in ihren physi-

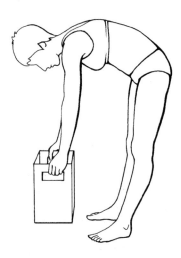

◨ **Abb. 6.29.** Falsches Bückverhalten

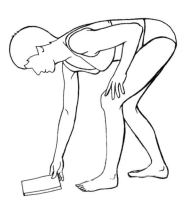

◨ **Abb. 6.30.** Richtiges Bücken aus der Schrittstellung

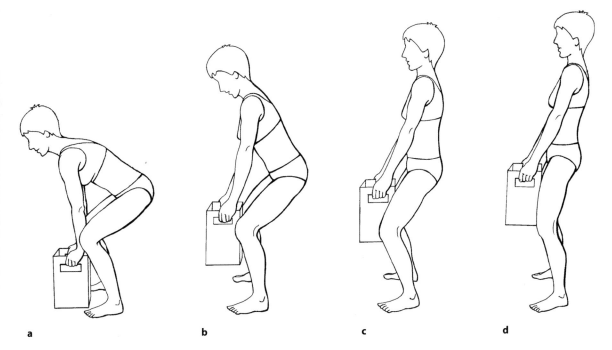

a   b   c   d

◘ **Abb. 6.31 a–d.** Richtiges Heben aus dem Grätschstand

ologischen Schwingungen eingestellten Wirbelsäule erfolgen muss (◘ **Abb. 6.31**).

Dies gelingt, wenn man in **leichter Grätschstellung** möglichst dicht an oder sogar über dem Gegenstand steht. Bei der Kniebeugung soll aus Gründen des Gelenkschutzes ein Winkel von maximal 90 ° nicht überschritten werden. Die Oberkörpervorneigung muss mit gerader Wirbelsäule aus dem Hüftgelenk erfolgen. Nur so verteilt sich die axiale Kompression auf die gesamte Bandscheibenoberfläche.

Das **Anheben** erfolgt nun durch **Streckung der Knie- und Hüftgelenke**. Allerdings darf man nicht den Fehler begehen, zuerst nur die Kniegelenke zu strecken. Dadurch würde der Oberkörper zunehmend in die Horizontallage und die gesamte Wirbelsäule in eine runde Einstellung geraten. Die **Streckung der Gelenke** sollte vielmehr zeitlich überlagert erfolgen, eher mit der Tendenz, zuerst den Oberkörper aufzurichten und dann die Beine gerade zu machen.

❯ **Beachte**
Ziel: Bei optimaler Ökonomie eine maximale Körperschonung.

Unförmige oder größere Gegenständen lassen sich oft nicht aus dem Grätschstand hochheben. Hier empfiehlt es sich, aus dem Einkniestand den Gegenstand erst dicht an den Körper zu holen und sich dann damit aufzurichten. Man darf aber nicht übersehen, dass diese Art sehr viel Beinkraft erfordert.

◘ **Abbildung 6.32** zeigt, wie sich durch den Zug der Rückenmuskeln der Druck auf die Zwischenwirbelscheiben in Abhängigkeit von der Länge des Lastarms verändert.

Die Berechnung erfolgt nach dem physikalischen Gesetz:

»Kraft × Kraftarm = Last × Lastarm«

Der Kraftarm von 5 cm entspricht in etwa dem Abstand der Rückenmuskeln von den Bandscheiben.

Beim Anheben mit rundem Rücken und nahezu gestreckten Beinen (s. ◘ **Abb. 6.32 b**) ist der Lastarm um die Hälfte länger als beim wirbelsäulenschonenden Anheben mit geradem Rücken (◘ **Abb. 6.32 a**). Daraus resultiert ein Kraftmehraufwand der Rückenstreckmuskulatur von ca. 50 %. Die damit verbundene erhöhte Kompression der Wirbelsäule muss zudem ausschließlich von den Vorderkanten der Bandscheiben aufgenommen werden.

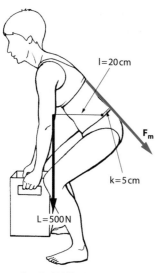

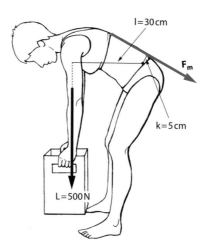

Abb. 6.32 a, b. Kraftaufwand der Rückenmuskulatur in Abhängigkeit von der Lage des Lastarms bei richtiger (**a**) und falscher Haltung (**b**). *k* Kraftarm, *l* Lastarm, *L* Last, F_m Kraft der Rückenstreckermuskulatur

a $F_m \times 5 = 500\,N \times 20; \quad F_m = 2000\,N$

b $F_m \times 5 = 500\,N \times 30; \quad F_m = 3000\,N$

Dieses Zahlenbeispiel erlaubt eine Vorstellung von dem pathogenen Potential, das in einer unphysiologischen und unökonomischen Belastung der Wirbelsäule steckt.

Deshalb gilt:

> **Beachte**
> »Gewicht immer **möglichst dicht** an den Körper heran-nehmen!«

Besonders hohen Belastungen sind die Zwischenwirbelscheiben ausgesetzt, wenn beim Heben bzw. Abstellen eines Gegenstands der Oberkörper zusätzlich zu einer Seite gedreht und gebeugt wird, z.B. beim Verladen von Gegenständen aus dem Einkaufswagen heraus in den Kofferraum des Autos oder Umstellen einer Kiste vom Stuhl auf den Boden (**Abb. 6.33** und **Abb. 6.49**).

Durch die Rotation des Oberkörpers verdrillen sich die passiven Strukturen und die Wirbelkörper werden aufeinander zugezogen. Schon allein dadurch geraten die Bandscheiben unter vermehrten Anpressdruck, der in Kombination mit der Wirbelsäulenflexion noch um ein Vielfaches erhöht wird.

Ein weiterer wichtiger Grundsatz lautet also:

> **Beachte**
> »Immer **frontal** zum Gewicht arbeiten!«

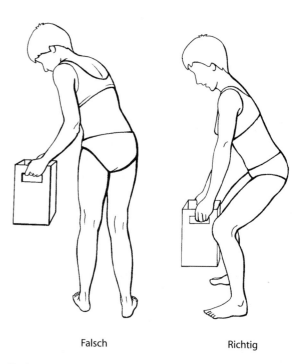

Falsch   Richtig

Abb. 6.33. Falsches und richtiges Aufnehmen/Abstellen von Gegenständen

Wenn man einen schweren Gegenstand von einem Platz zum anderen hebt, sollte man diesen zuerst aus frontaler Position anheben, sich drehen und ihn dann wiederum frontal abstellen (**Abb. 6.34**).

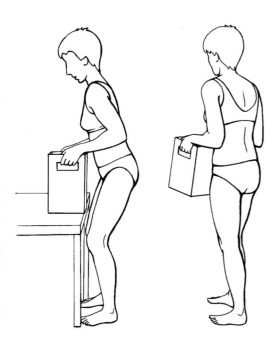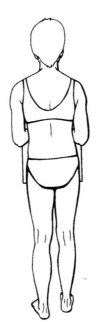

■ **Abb. 6.34.** Richtiges frontales Arbeiten mit Gegenständen

6.6.4 Richtiges Tragen

Wie beim Heben ist es auch beim Tragen wichtig, das **Gewicht möglichst dicht am Körper** zu halten.

Dies muss allerdings mit einer in ihren physiologischen Schwingungen stabilisierten Wirbelsäule geschehen. Besonders schwere Gewichte verleiten dazu, ins Hohlkreuz zu ziehen. Diese Haltung ist aber sehr belastend und somit zu vermeiden (■ **Abb. 6.35**).

Für den Druck auf die Zwischenwirbelscheiben ist aber nicht nur das Gewicht der Lasten, sondern auch deren Verteilung am Körper verantwortlich. Sehr häufig ist zu beobachten, dass sogar schwere Lasten einseitig getragen werden, weil der Gegenstand nicht mit beiden Händen gefasst werden kann (z. B. Aktentasche bei Schülern) oder die andere Hand z. B. zum Öffnen der Tür gebraucht wird. Unwillkürlich neigt man dabei, besonders bei schwacher Rumpfmuskulatur, den Oberkörper zur Gegenseite, um auf diese Weise einen Gewichtsausgleich herzustellen.

Wie sich durch dieses kompensatorische Verhalten die Druckbelastungen im LWS-Bereich verändern, zeigen ■ **Abb. 6.36** und **6.37**. Die Person in den beiden Abbildungen wiegt kranial des dritten Lumbalwirbels 40 kg (= 400 Newton). Die Zusatzlast beträgt in beiden Fällen 30 kg. Der Hebelarm der Rückenmuskeln für das Zur-

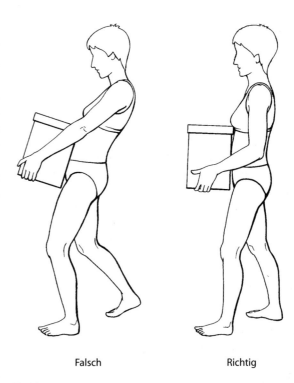

Falsch   Richtig

■ **Abb. 6.35.** Falsches und richtiges Tragen

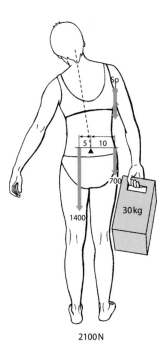

Abb. 6.36. Belastung der 3. Lumbalbandscheibe bei asymmetrischem Tragen, *Sp* Schwerpunkt

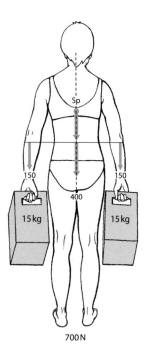

Abb. 6.37. Belastung der 3. Lumbalbandscheibe bei symmetrischem Tragen, *Sp* Schwerpunkt

Seite-Beugen wird mit 5 cm angenommen. Der Schwerpunkt liegt trotz Seitneigung kontralateral.

Die Gesamtbelastung ist beim asymmetrischen Tragen 3-mal so hoch wie beim symmetrischen (2 100 Newton : 700 Newton).

> ❗ **Tipp**
>
> **Einige Möglichkeiten, Lasten günstig zu verteilen (** Abb. 6.38**):**
> - Beim Einkaufen lieber zwei kleinere als eine große Tasche benutzen.
> - Beim Einkaufen/Verreisen eine Tasche/Koffer mit Rollen verwenden.
> - Ein Rucksack zentriert die Last, allerdings sollte man beachten, dass sein unterer Abschluss am Becken aufliegen kann.
> - Den Riemen der Reisetasche über die gegenseitige Schulter legen.
> - Die Getränkekiste mit beiden Händen vor dem Bauch tragen.

6.7   Richtige Haltung im Alltag

Körperpflege

Bei der Köperpflege am Morgen beginnt der Tag sehr oft mit einer wirbelsäulenunfreundlichen Körperhaltung. Nicht mit rundem Rücken über das meist zu niedrig angebrachte Waschbecken beugen, besser den Rücken gerade halten, einen Ausfallschritt machen und mit einem Arm abstützen (Abb. 6.39).

Anziehen

Beim Schuhanziehen sollte man am besten den Fuß auf einem Stuhl aufstellen (Abb. 6.40) oder sich mit geradem Rücken hinknien. Zum Überstreifen der Hose oder Strümpfe ist es ratsam, sich zur Entlastung des Rückens an die Wand anzulehnen.

Bettenmachen

Nicht mit rundem Rücken über das Bett beugen, besser auf das Bett knien und dabei den Rücken gerade halten (Abb. 6.41).

Wäschepflege

Beim **Bügeln** den Bügeltisch möglichst hoch einstellen, den Rücken gerade halten und abwechselnd ein Bein auf einem Fußschemel abstellen (Abb. 6.42).

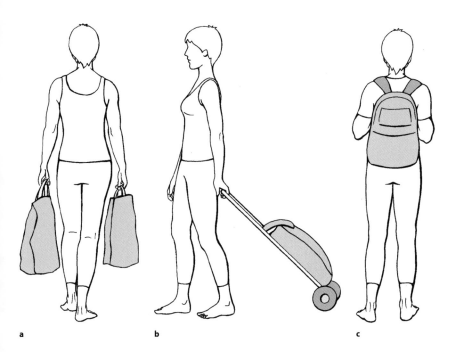

Abb. 6.38 a–c. Wirbelsäulenfreundliches Befördern von schweren Lasten. **a** Mit gleichmäßger Gewichtsverteilung links und rechts, **b** Verwendung einer Einkaufstasche mit Rädern, **c** zentrierte Last

a   b   c

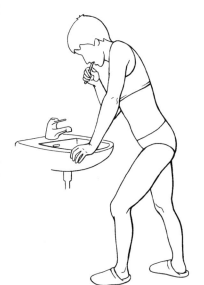

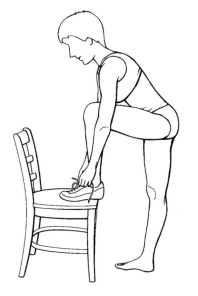

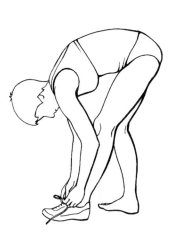

Abb. 6.39. Richtige Haltung beim Zähneputzen

Richtig   Falsch

Abb. 6.40. Richtige und falsche Haltung beim Schuheanziehen

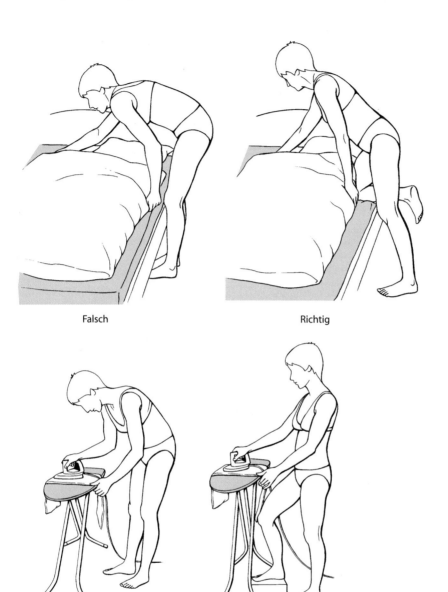

◻ **Abb. 6.41.** Falsche und richtige Haltung beim Bettenmachen

Falsch   Richtig

◻ **Abb. 6.42.** Falsche und richtige Haltung beim Bügeln

Falsch   Richtig

Beim **Wäscheaufhängen** den vollen Wäschekorb nicht auf den Boden abstellen. So braucht man sich nicht wegen jedem einzelnen Wäschestück zu bücken (◻ **Abb. 6.43**).

Küchenarbeit

Egal, welche Arbeit in der Küche verrichtet wird – eine Pfanne in das Backrohr stellen, Geschirr in die Spülmaschine räumen oder aus der untersten Schublade einen Topf herausholen – bei allen Tätigkeiten sind die Grundsätze des »richtigen Bückens« zu beachten (◻ **Abb. 6.44**, s. auch ▸ **Kap. 6.6.2**).

Bei der **Essenszubereitung** aufrecht stehen (◻ **Abb. 6.45**). Bei starken Nackenschmerzen kann es eine Hilfe sein, die Halswirbelsäule durch Anlehnen des Kopfes an einen Hängeschrank zu entlasten.

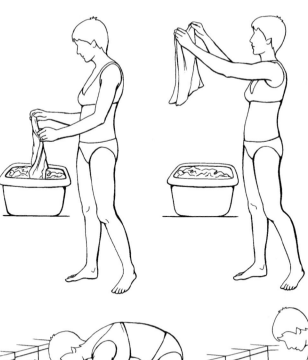

■ **Abb. 6.43.** Richtiges Wäscheaufhängen

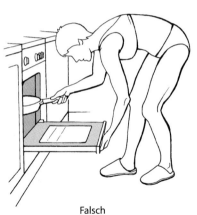

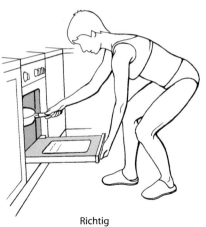

Falsch   Richtig

■ **Abb. 6.44.** Falsche und richtige
Haltung am Küchenherd

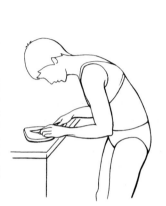

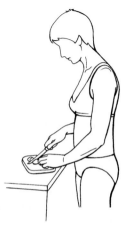

Falsch   Richtig

■ **Abb. 6.45.** Falsche und richtige
Haltung bei der Küchenarbeit

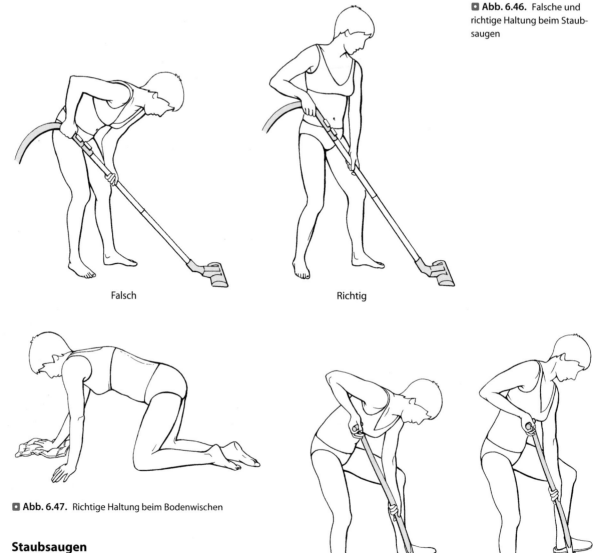

Abb. 6.46. Falsche und richtige Haltung beim Staubsaugen

Falsch   Richtig

Abb. 6.47. Richtige Haltung beim Bodenwischen

Falsch   Richtig

Abb. 6.48. Falsche und richtige Haltung beim Schaufeln

Staubsaugen

Optimal wäre ein so langes Saugrohr, dass man sich nicht zu bücken braucht. Das Vor- und Rückschieben der Saugbürste erfolgt bei stabilisiertem Becken durch Gewichtsverlagerung vom hinteren auf das vordere Bein. Immer frontal arbeiten und nicht »um die Kurve« saugen (**Abb. 6.46**).

Bodenwischen

Fürs Fußbodenwischen am besten mit einem aufgestellten Bein hinknien und den Oberkörper auf dem Oberschenkel abstützen. Noch entlastender für die Wirbelsäule ist es, im Knien zu arbeiten und dabei zusätzlich den Oberkörper mit einer Hand abzustützen (**Abb. 6.47**)

Gartenarbeit

Schubkarrenfahren und Schaufeln nur mit gerader Wirbelsäule! Gerade bei diesen Tätigkeiten ergeben sich enorme Zusatzgewichte und lange Hebel, die sehr leicht unterschätzt werden (**Abb. 6.48**)

Man muss besonders darauf achten, immer frontal zu arbeiten und den Schaufelinhalt nicht mit Wirbelsäulenrotation zur Seite oder nach hinten zu werfen, ohne das Becken mitzudrehen.

> **Beachte**
> **Grundsatz**: Immer frontal arbeiten!

Dies gilt natürlich auch im Winter beim Schneeräumen.

Kofferraum beladen

Frontal arbeiten und die Rotation bei flektierter Wirbelsäule unbedingt vermeiden (■ **Abb. 6.49**, s. auch ■ **Abb. 6.33** und **6.34**).

Wenn beispielsweise die Getränkekiste zu schwer ist, sollte man besser **einige Flaschen zuerst einzeln in den Kofferraum laden** und den jetzt nur noch halb vollen Kasten nach seiner Verladung nachträglich wieder auffüllen.

Handling mit Kleinkindern

Junge Mütter klagen sehr oft über Rückenschmerzen. Die Ursachen liegen häufig in den körperlichen Belastungen, die mit der Schwangerschaft einhergehen. Nach der Ge-

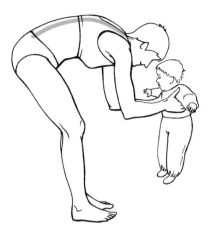

■ **Abb. 6.50.** Falsches Handling mit Kleinkindern

burt persistieren die Beschwerden meist aufgrund falscher Handhabung beim Umgang mit dem Kleinkind.

Ein Problem, das sich immer wieder stellt, ist das Aufnehmen des Kindes (■ **Abb. 6.50**). Hier gelten die gleichen Grundsätze, wie sie in ▶ Kap. 6.6.3 beschrieben sind. Desweiteren ist darauf zu achten, dass der **Lattenrost** des Bettes unter Beachtung der Sicherheitsgrenzen **möglichst hoch am Bettgestell angebracht** ist, um sich ein zu tiefes Bücken zu ersparen. Beim Herausnehmen des Kindes auf eine frontale Position achten und den Rücken gerade halten.

Rückenprobleme ergeben sich ebenfalls sehr häufig, wenn das Kind auf der Hüfte getragen wird, in der Regel immer auf derselben Seite. Besser wäre es, während der Arbeit das Kind abzulegen, damit eine rückenfreundliche Arbeitshaltung eingenommen werden kann. Als Alternative bietet sich ein Tragesack/-gurt an, mit dessen Hilfe das Baby zentral am Körper getragen werden kann.

Handwerklicher Arbeitsplatz

Wenn man die Grundprinzipien für eine schonende Wirbelsäulenbelastung kennt, fällt es nicht schwer, den Arbeitsplatz in einem gewissen Rahmen nach ihnen zu gestalten.

> **Beachte**
> Die Rückenschule lehrt eine **Änderung des Verhaltens** und eine **Änderung der Verhältnisse**.

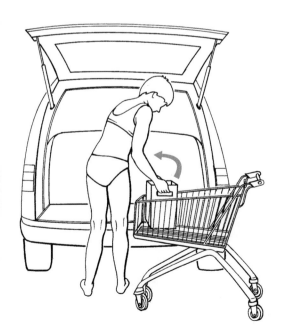

■ **Abb. 6.49.** Falsche Haltung beim Beladen des Kofferraums

Ergonomie, d.h. die Gestaltung der Arbeit und der Arbeitsbedingungen nach den Grundsätzen der Wirbelsäulenfreundlichkeit ist gefordert. So lassen sich viele gleichförmige Bewegungsabläufe häufig ohne großen Aufwand durch abwechslungsreiche Arbeitsprozesse ersetzen. Damit wird einseitige Belastung und eine Überlastung der Wirbelsäule vermieden.

6.8   Rückenschule und Sport

6.8.1   Grundsätzliche Aspekte

Bevor einzelne, häufig betriebene Sportarten auf Wirbelsäulenfreundlichkeit untersucht werden, sollen an dieser Stelle einige Vorüberlegungen grundsätzlicher Natur angestellt werden.

Sporttreiben an sich ist ja der Ausdruck von Lebensfreude und dem Willen, seine persönliche Leistungsfähigkeit zu steigern. Die Regel Nummer 1 der Rückenschule fordert deshalb auch: »**Du sollst dich bewegen**«! Das arthromuskuläre System bleibt nur durch Bewegung funktionstüchtig.

> **Beachte**
> Sport und »Wirbelsäulenfreundlichkeit« stellen **keine** Gegensätze dar.

Der Wille zur körperlichen Betätigung sollte unter präventiven und therapeutischen Aspekten unterstützt werden, allerdings mit einer genauen Berücksichtigung des »**Was**« und des »**Wie**«.

Generell lässt sich sagen, dass Sportarten, bei denen Rückenschmerzen entstehen oder sich verstärken, zu unterlassen sind bzw. die Technik rückenschonender zu gestalten ist.

Zum **Erlernen einer neuen Sportart** sollten **qualifizierte Trainer** zu Rate gezogen werden. Dadurch lässt sich vermeiden, durch unphysiologische und unökonomische Bewegungsabläufe eine ungünstige Belastungssituation für den aktiven und passiven Bewegungsapparat hervorzurufen. Treten **während oder nach einer sportlichen Betätigung Schmerzen** auf, ist dies meist ein sicheres Zeichen für:

- eine fehlerhafte Technik,
- eine Überbelastung und möglicherweise
- eine nicht geeignete Sportart.

Im Folgenden sind einige Aspekte angeführt, unter denen grundsätzlich von einer Sportart abzuraten ist:

- Die **äußeren Gegebenheiten stellen ein unkalkulierbares Risiko dar.** Dies ist besonders bei allen Mannschaftssportarten der Fall, wenn es zu einem direkten Kontakt mit dem gegnerischen Spieler kommen kann (Fußball, Eishockey, Handball usw.). Zu bevorzugen sind somit Individualsportarten ohne direkten Körperkontakt mit dem Gegner.
- Die **Durchführung ist per se mit einer schlechten WS-Haltung verbunden**, z.B. das Radrennfahren mit rundem Rücken, Badminton mit ständiger Überstreckung der HWS und Hyperlordosierung der LWS usw.
- **Permanente Erschütterungen der WS** überfordern das körperinterne und externe Dämpfungssystem, z.B. beim Volleyball, Basketball, spezifische Skigymnastik, Aerobic high impact usw.

> **Beachte**
> Viele Sportarten lassen sich von der Technik her auf das reduzieren, was der Wirbelsäule noch zumutbar ist.

Die Aufgabe eines Rückenschullehrers darf sich somit nicht darauf beschränken, von bestimmten Sportarten abzuraten. Er sollte vielmehr Hilfestellungen geben bei der Findung einer neuen Form der bereits seit langem ausgeübten Sportart, denn wer ein begeisterter Sportler ist, der wird sich ohnehin nur in den seltensten Fällen davon abhalten lassen, seinen Sport weiterhin auszuüben.

Die nachfolgende Beurteilung kann nur sehr allgemein gehalten werden. Sie muss auf die jeweils gegebene Situation individuell abgestimmt werden. Verschieden Faktoren spielen dabei natürlich eine wichtige Rolle, z.B.:

- Alter,
- persönlicher Ehrgeiz,
- gesundheitliche Vorgeschichte,
- Trainingszustand,
- Dauer der Belastungswirkung.

6.8.2   Verschiedene Sportarten

☺ – ☺☺☺   geeignet bis empfehlenswert
☹ – ☹☹☹   ungeeignet bis abzuraten

Aerobic (»low impact«), Jazzgymnastik, Tanzen ☺☺

Alle Gymnastikformen, die mit **rhythmischen, flüssigen Bewegungen** durchgeführt werden, haben eine **positive Wirkung auf die Psyche und das Herz-Kreislauf- und Bewegungs-System.** Die Wirbelsäule profitiert vom ständigen Wechsel von Be- und Entlastung und der damit verbundenen Durchwalkung der Bandscheiben. Die Wirbelgelenke werden permanent in kleinen Bewegungsausschlägen des Beckens gefordert, was ihre Funktion erhält.

 Cave
- Sprünge und hartes Aufsetzen der Füße vermeiden.
- Dämpfendes Schuhwerk ist Pflicht!

Manche »klassischen« Standardtänze können nur bedingt empfohlen werden. Übertrieben steife Haltung kann trotz stabiler WS-Haltung bei langer Haltungskonstanz zu verstärkten Rückenbeschwerden führen!

Aqua-Jogging ☺☺☺

Beim Laufen im Wasser (**◘ Abb. 6.51**) unterscheidet man hauptsächlich zwei Formen:
1. Mit Bodenkontakt im hüft- oder brusttiefen Wasser (»water running«).
2. Ohne Bodenkontakt im tiefen Wasser (»suspended deep water running«) mit einer Auftriebshilfe (Schwimmgürtel).

Aqua-Jogging ist leicht zu erlernen und kann unabhängig von Alter, Geschlecht, Körpergewicht oder Trainings-

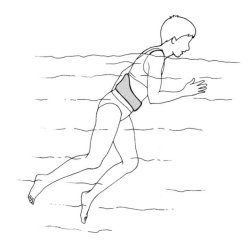

◘ Abb. 6.51. Aquajogging

zustand das ganze Jahr hindurch betrieben werden. Es ist sowohl für den rehabilitativen als auch für den präventiven Bereich bestens geeignet, da es eine Reihe von **gesundheitlichen Aspekten** vereinigt:
- Kein Verletzungsrisiko im Wasser.
- Entlastung der Wirbelsäule und Schonung von Bändern und Gelenken durch annähernde Schwerelosigkeit.
- Einsatz vieler Muskeln.
- Hoher Energieverbrauch, daher ideal zur Gewichtsreduktion bei bandscheibenbelastendem Übergewicht (ca. 800 Kalorien/Stunde).
- Verbesserung der allgemeinen Ausdauer durch Training des Herz-Kreislauf-Systems.

Bodybuilding ☺☺☺

Durch Bodybuilding kann in relativ kurzer Zeit die konditionelle Grundeigenschaft »Kraft« verbessert werden. Allerdings müssen die **Grundsätze der medizinischen Trainingstherapie strengste Berücksichtigung** finden. Außerdem ist größter Wert zu legen auf:
- Übungsauswahl,
- Übungspositionen,
- Dosierung,
- Ausführung.

▶ **Beachte**
Für eine medizinische Trainingstherapie ist ein qualifizierter Trainer gefordert!

Unphysiologische Bewegungsabläufe und zu hohe Gewichte können dem gesamten passiven und aktiven Bewegungsapparat mehr schaden als nützen. Bei einer die Wirbelsäule entlastenden Technik und Ausgangsstellung und dosierten Zusatzgewichten ist Krafttraining (in Kombination mit einem Dehnungs- und Mobilisierungsprogramm) aber durchaus sehr empfehlenswert.

Golf ☹☹☹

Die kyphotische Grundeinstellung mit Vorneigung des Oberkörpers beim Putten und die extreme Rotation und Extension der Wirbelsäule beim Ballabschlag stellen eine **hohe Belastung für den Rücken** dar (**◘ Abb. 6.52**). Besondere Vorsicht ist für Anfänger geboten, denn das Nichttreffen des Balls und das Einschlagen des Schlägers in den harten Boden kann zu Muskelzerrungen, aber auch zu Reaktionen an den Wirbelgelenken führen.

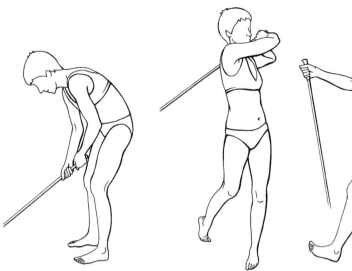

□ Abb. 6.52. Belastungshaltung beim Golfspielen

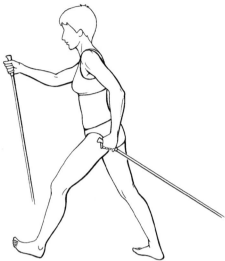

□ Abb. 6.53. Nordic Walking

> **Beachte**
> Selbst für Fortgeschrittene ist Golf nur bedingt empfehlenswert.

Jogging ☺☺☺

Fast ohne Einschränkung empfehlenswert. Durch eine Oberkörper- und Kopfhaltung in leichter Vorneigung befindet sich die Wirbelsäule in ihrer funktionellen Mittelstellung, die Bandscheiben werden gleichmäßig be- und entlastet, was ihre Versorgung günstig beeinflusst. Zudem wird die Wirbelsäulen- und Rumpfmuskulatur aktiviert und in ihrer stabilisierenden Funktion verbessert. Das Laufen unterstützt die diskoligamentäre Spannungsbalance des Bandscheibenapparats und entlastet die Ligamente.

> **Beachte**
> Wichtig sind gut dämpfende Laufschuhe und eine weiche Laufunterlage, z. B. moosiger Waldboden.

Nordic Walking ☺☺☺

Beim »Nordic Walking« werden im Gegensatz zum klassischen Walking noch spezielle Stöcke verwendet (**□ Abb. 6.53**). **Durch den kräftigen Armeinsatz wird der ganze Körper trainiert,** besonders die Rücken-, Bauch- und Armmuskulatur.

Die **Stöcke** bringen folgende Vorteile:
— Sie reduzieren die Belastungen der passiven Strukturen am Rücken und der Fuß- und Kniegelenke.
— Sie dämpfen die Erschütterung.
— Sie geben besseren Halt in jedem Gelände.
   Die **positiven Trainingseffekte** betreffen besonders:
— die Muskulatur,
— das Herz-Kreislauf-System,
— das Körpergewicht (hoher Kalorienverbrauch).

Nordic Walking kann unabhängig von Alter, Geschlecht, Körpergewicht und Trainingszustand das ganze Jahr über betrieben werden.

Radfahren ☺☺

Je nach Ausführung und Fahrradmodell kann diese Sportart günstig oder sogar eher schädigend für die Wirbelsäule sein.

Beim wirbelsäulenfreundlichen Radfahren ist größter Wert auf **Ergonomie und Komfort** zu legen.

Die Anforderungen an das Fahrrad nach Maß sind:
— **Niederer Einstieg.**
— **Rahmengeometrie** (Abstand Sattel zum Lenker, Höhenverstellbarkeit von Sattel und Lenker) muss eine aufrechte Sitzposition erlauben (**□ Abb. 6.54**).
— **Axiale Erschütterungen** sollen gut dämpfbar sein, idealerweise durch Vollfederung.

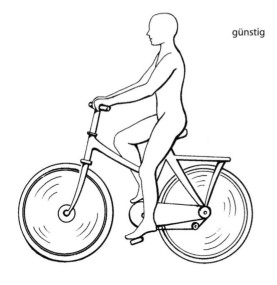

günstig

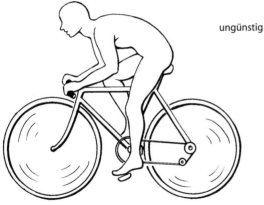

ungünstig

■ Abb. 6.54. Günstige und ungünstige Haltung beim Radfahren

▬ Etwas **breitere, nicht ganz prall aufgepumpte Reifen.**
▬ **Sattelfederung.**

❯ Beachte
Radfahren in der Rennfahrerhaltung ist für die Wirbelsäule ungünstig.

Sie zwingt zu einer Entlordosierung der Lenden- und Hyperlordosierung der Halswirbelsäule.

Grundsätzlich muss erwähnt werden, dass die Arm-Schulter- und Rumpfmuskulatur beim Radfahren durchweg statische Arbeit verrichten muss, was die ohnehin bei vielen Menschen verspannte Schulter-Nacken-Muskulatur noch zusätzlich belastet.

Zu bedenken ist ebenfalls, dass bei einer Verwendung von Pedalschlaufen beim »Ziehen« des Pedals der Psoasmuskel Scherbewegungen im Bereich der unteren Lendenwirbelsäule mit entsprechender Schmerzprovokation hervorrufen kann.

Reiten ☺☺

Gerade in den letzten Jahren hat sich gezeigt, dass das Pferd als »Therapiegerät« auch bei der Wirbelsäulenrehabilitation einen sinnvollen Einsatz finden kann.

Bei der Hippotherapie werden die **Bewegungen und Schwingungen des Pferderückens auf Becken und Rumpf des Patienten übertragen.** Diese rhythmische, axiale Be- und Entlastung erfordert dynamische Muskelarbeit, »massiert« die Bandscheiben und ist in der Lage, vorhandene muskuläre Verspannungen zu lösen.

Nur bei extremen Instabilitäten, bei denen das Reiten Schmerzen verursacht, ist eine Kontraindikation gegeben.

❗ Cave
Akutzustände müssen von jeder Reittherapie ausgeschlossen bleiben!

Schwimmen ☺☺☺

Schwimmen ist grundsätzlich **sehr empfehlenswert,** da sich durch die meist horizontale Körperlage und den Auftrieb des Wassers eine optimale Entlastung der Bandscheiben ergibt und die allgemeine muskuläre Aktivität zu einer Entlastung der passiven Strukturen beiträgt.

❯ Beachte
Die günstigste aller Schwimmarten ist das **Rückenschwimmen.**

Die Wirbelsäule befindet sich beim Rückenschwimmen in einer physiologischen Stellung. Erlaubt und eventuell sogar anzuraten ist das Rückenschwimmen mit entlordosierter Lendenwirbelsäule, wobei der Schwimmer etwas im Wasser »sitzt« (**■ Abb. 6.55**).

Durch den Armzug gegen den Wasserwiderstand kann die Rückenmuskulatur gut gekräftigt werden.

❗ Cave
Beim **Brustschwimmen** ist Vorsicht geboten.

Sehr häufig schwimmt der Patient bei dieser Schwimmart mit steilem Rücken und flach gehaltenen Beinen, was

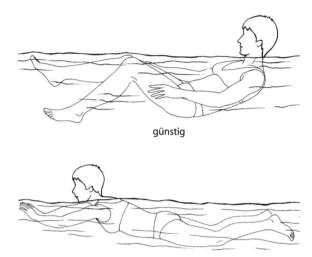

günstig

ungünstig

⬛ Abb. 6.55. Rückenschwimmen als günstige und Brustschwimmen als ungünstige Schwimmart

zwangsläufig zu einer Hyperlordosierung der LWS und der HWS führen muss (besonders ungünstig bei M. Baastrup, Facettensyndrom und bei hypermobiler LWS) (**⬛ Abb. 6.55**).

Deshalb sollte man eher das »sportliche Brustschwimmen« anraten, wobei der gesamte Körper flach im Wasser liegt und der Kopf lediglich zum Atmen über die Wasseroberfläche gelangt.

Zu empfehlen ist ebenfalls das Brustkraulen. Beim Einatmen und Vorführen des Arms sollte aber darauf geachtet werden, dass keine Rotation allein im Oberkörper, sondern vielmehr ein Rollen des gesamten Körpers um die Körperlängsachse erfolgt.

Das **Delphinschwimmen ist äußerst ungünstig**, da es durch die wellenförmige Ganzkörperbewegung zu einer permanenten Hyperlordosierung der Lendenwirbelsäule kommt.

Skilanglauf ☺☺☺

Beim Skilanglauf wird die Wirbelsäule ungefähr in dem gleichen Maße beansprucht wie beim Waldlauf oder Nordic Walking. Der rhythmische Wechsel von Be- und Entlastung stimuliert die Bandscheibenernährung, die harmonische Gleitbewegung dämpft unerwünschte Erschütterungen. Durch kraftvollen Armeinsatz werden zusätzlich die Nacken-, Arm- und Rückenmuskeln trainiert. Bei sehr großen Schritten kommt es allerdings zur

Dehnung und Kräftigung des M. iliopsoas, was manchmal zu Irritationen im Sinne eines vermehrten Baastrup-Syndroms führen kann, besonders dann, wenn die Beugemuskulatur im Becken-Bein-Bereich verkürzt ist. Ansonsten aber ungefährlich und durch die stabilisierende Wirkung sehr zu empfehlen.

Diese Empfehlung gilt allerdings nicht für die »Skate-Technik«, bei der die Beinarbeit vergleichbar ist mit dem Bewegungsablauf beim Schlittschuhlaufen.

Skilauf alpin ☹☹☹

Gegen den alpinen Skilauf sprechen eine Reihe von Gründen. Die Gefahr für die Wirbelsäule besteht vor allem bei abrupten Torsionsbewegungen und nicht einkalkulierbaren axialen Stoßbelastungen, wie sie bei Unebenheiten des Piste oder gar beim Buckelpistenfahren auftreten können. Die bevorzugte Technik mit einer Verwringung des Oberkörpers gegen das Becken bei gleichzeitiger Wirbelsäulenflexion oder auch eine entlordosierende »Abfahrtshocke« beim Schussfahren (**⬛ Abb. 6.56**) belasten die Wirbelsäule erheblich. Dies begünstigt eine Dorsaldislokation des Bandscheibenkerns mit Protrusionsgefahr. Gefahr für den Rücken kann auch durch Auskühlen beim Liftfahren entstehen.

Daher ist der **Skiabfahrtslauf** selbst für Skienthusiasten bei kontrollierter Fahrweise und auf planer Piste

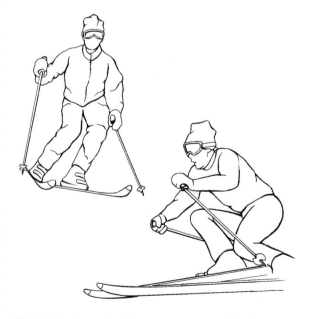

⬛ Abb. 6.56. Ungünstige Belastungshaltung beim Skilauf alpin

nur bedingt empfehlenswert. Für »Unbelehrbare« bietet sich eventuell eine Art der Rotationsschwung an, bei dem die Schulter- und Beckenachse möglichst parallel und gleichzeitig bewegt werden.

Tennis ☺☺

Tennisspielen kann der Wirbelsäule stark zu schaffen machen und stellt hohe Anforderungen an die Rumpfmuskulatur. Bei der doch sehr dynamischen Schlagbewegung muss der Spieler in der Lage sein, den Rumpf zu stabilisieren, damit keine Verdrehungen und daraus resultierend Überbeweglichkeiten in den unteren Wirbelsäulenabschnitten entstehen. Ebenfalls problematisch ist der Bewegungsablauf bei Aufschlag oder Schmetterbällen aus der starken Bogenspannung (Hohlkreuz) mit Rotation, Lateralflexion und Extension der Wirbelsäule. Hier empfiehlt sich die Abänderung in eine Technik, bei der die Wirbelsäule stabilisiert bleibt.

Zum Aufheben des Balls kann der Schläger als Abstützhilfe dienen. In der Ballerwartungshaltung soll die Wirbelsäule in ihren physiologischen Schwingungen eingestellt werden (◘ Abb. 6.57).

Besondere Gefahr besteht für Spieler mit falscher oder schlechter Technik bzw. beim Überschätzen der eigenen Möglichkeiten durch falsche Partner und übermäßigen Ehrgeiz.

❯ **Beachte**
Bei guter (modifizierter) Technik und guter Rumpfmuskulatur kann Tennis empfohlen werden.

Tischtennis ☹☹

Diese Sportart erfordert eine gute Beinarbeit, gute Koordination und Reflexabläufe. Die Gefahr einer schädigenden Einwirkungen auf die Wirbelsäule ist besonders durch die vielen unkontrollierbaren reaktiven Bewegungen im Wettkampf gegeben. **Stärkere Belastungen entstehen bei großen Spielern**, die sich permanent zur relativ niedrigen Tischplatte hinunterbücken müssen. Auch das ständige Aufheben des Balls vom Boden in schlechter Haltung belastet die Wirbelsäule in hohem Maße.

❯ **Beachte**
Tischtennisspielen ist eher als ungünstig zu bewerten!

Windsurfen ☺

Für geübte Fahrer ist das Windsurfen durch die vorwiegend statische Muskelarbeit empfehlenswert, da es zu einer **guten Kräftigung der rumpfstabilisierenden Muskulatur** kommt.

Besondere **Gefahren** liegen speziell für den Anfänger im Segelaufholen beim Start (◘ Abb. 6.58). Dies geschieht meist mit stark flektierter Wirbelsäule und gestreckten Kniegelenken, was im Zusammenhang mit dem Gewicht des Riggs zu sehr hohen Druckbelastungen der unteren Bandscheiben führt und Kerndislokationen provoziert

❗ Tipp
Der geübte Fahrer sollte schon bei mäßigem Wind ein Sitztrapez benutzen, um seinen Rücken zu entlasten.

◘ **Abb. 6.57.** Falsche und richtige Haltung beim Tennis

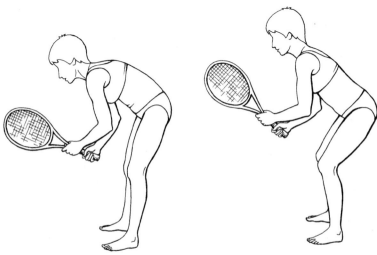

Falsch   Richtig

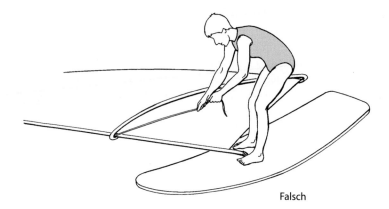

❏ **Abb. 6.58.** Falsches und richtiges Segelaufholen beim Windsurfen

Falsch

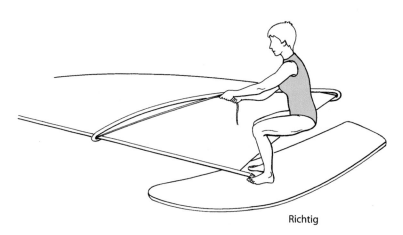

Richtig

Sonnenschein und warmes Wasser täuschen oft über die Gefahr einer Unterkühlung bzw. Auskühlung der Muskulatur hinweg. Deswegen ist es besonders wichtig, **ausreichend Wärmeschutzkleidung (Neoprenanzug) zu tragen.**

Funktionsgymnastik

7.1   Dehnungsübungen   – 150
7.1.1   Grundlagen   – 150
7.1.2   Muskeleigendehnungen   – 155

7.2   Mobilisationsübungen   – 161
7.2.1   Halswirbelsäule   – 162
7.2.2   Gesamtwirbelsäule   – 164
7.2.3   Hubfreie Mobilisationen   – 167

7.3   Kräftigungsübungen   – 168
7.3.1   Grundlagen   – 168
7.3.2   Muskelfunktionsüberprüfung   – 175
7.3.3   Training der Bauchmuskulatur   – 176
7.3.4   Training der Rückenmuskulatur   – 179
7.3.5   Training der Bein- und Gesäßmuskulatur   – 183
7.3.6   Übungen zur Stabilisation des Rumpfes   – 186
7.3.7   Übungen zur Stabilisation der Halswirbelsäule   – 191

7.1   Dehnungsübungen

7.1.1   Grundlagen

Muskuläre Dysbalancen

Das arthromuskuläre System des Menschen ist und bleibt nur dann funktions- und leistungsfähig, wenn es vollständig genutzt wird. Nur in diesen Fällen wirken die meisten Erhaltungsreize auf das System ein.

> **Beachte**
>
> Ein Gelenk sollte **regelmäßig** über das gesamte physiologische Bewegungsausmaß bewegt und die Muskulatur in all ihren Arbeitsweisen mit physiologischen Reizen beansprucht werden.

So können Bewegungseinschränkungen vermieden werden.

Fehlsteuerungen des arthromuskulären Systems durch habituelle unphysiologische Belastungshaltungen (z.B. Computerarbeit) oder länger andauernde Inaktivität (z.B. Immobilisation wegen Schmerz oder Verletzung) können das System sehr schnell aus dem Gleichgewicht bringen. Es stellt sich ein Ungleichgewicht zwischen den Muskeln mit überwiegend tonischen und den Muskeln mit überwiegend phasischen Faseranteilen ein. Man spricht in diesem Fall von einer Muskeldysbalance.

Bei einer gewohnheitsmäßig schlechten Haltung beispielsweise verkürzen aufgrund der Fehlbelastung die betroffenen tonischen Muskeln und inhibieren (= schwächen ab) auf Spinalebene ihre phasischen Antagonisten (▶ Kap. 2.12.1). Dieser Prozess setzt sich autonom fort und führt letztlich zu einem Ungleichgewicht der Muskelfasersysteme und somit zu einer Fehl- und Überbelastungen der Gelenke, Sehnen, Bänder, Bandscheiben usw. Durch Feedback verkürzen die tonischen Muskeln immer mehr, die Schwäche der phasischen Muskeln wird durch Synergisten kompensiert, was die fehlerhafte Stereotypie noch verstärkt. Ein Circulus vitiosus ist in Gang gesetzt (◘ Abb. 7.1).

Diesen Teufelskreis kann nur eine gezielte Therapie durchbrechen:

> **Beachte**
>
> Zuerst müssen die verkürzten tonischen Muskeln gedehnt, dann die abgeschwächten phasischen Muskeln auftrainiert werden.

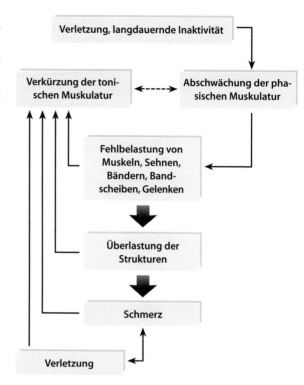

◘ Abb. 7.1. Entstehungsmechanismus und Circulus vitiosus einer muskulären Dysbalance

Dies ist der therapeutisch richtige Weg, um eine muskuläre Balance zu erreichen (◘ **Abb. 7.2**). Sehr häufig sind Muskeldysbalancen und die dadurch bedingten Fehlhaltungen die ursächlichen Auslöser von Wirbelsäulensyndromen.

Eine Verkürzung der Hüftbeuger (v.a. des M. rectus femoris, M. iliopsoas und der Adduktoren) in Verbindung mit der Abschwächung ihrer Antagonisten, vornehmlich der Glutaeal- und der Ischiokruralmuskulatur, führt im Laufe der Zeit zu unphysiologischen Verhältnissen mit vermehrter Beckenrotation nach vorne und Hyperlordosierung der Lendenwirbelsäule (◘ Abb. 7.3). Dies wiederum bringt den lumbalen M. erector trunci in Annäherung. Die antagonistischen Bauchmuskeln werden überdehnt und erschlaffen.

Die Dysbalance zeigt sich in der Statik mit folgendem typischen Erscheinungsbild:

Das Becken wird zu einer Kippfehlstellung nach ventral gezwungen, die hyperlordosierte LWS durch eine vermehrte BWS-Kyphose kompensiert. Der Kopf stellt

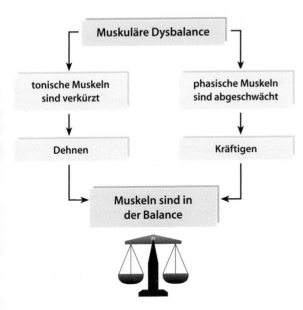

Abb. 7.2. Therapeutische Vorgehensweise bei einer muskulären Dysbalance

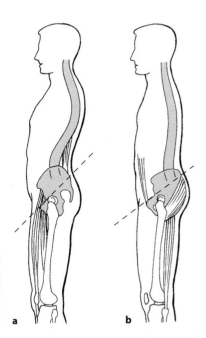

a   b

Abb. 7.3. **a** Muskuläre Dysbalance führt zu vermehrter Beckenkippung. **b** Physiologische Beckenstellung

sich wie die Schultern zu weit nach vorne ein. Die Knie werden meist überstreckt (s. auch ▶ **Kap. 6.2**).

Durch die verstärkte Lendenlordose stehen die Hüftgelenke in einer leichten Beugestellung und bekommen ebenso wie die unteren LWS-Segmente zu viel Druck. Die für das Gehen wichtige Hyperextension und Hüftabduktion ist wegen Schwäche der Glutaealmuskulatur und einem Überwiegen der Hüftadduktoren nicht mehr möglich. Es erfolgt zwangsläufig ein überstarkes Mitbewegen des Beckens mit fortlaufender, unphysiologischer Bewegung in die unteren Lendenwirbelsäulensegmente: Eine Überlastung der Wirbelgelenke mit Kreuzschmerzen ist vorprogrammiert.

Reflektorische und strukturelle Bewegungseinschränkungen

Muskelverkürzungen sind in der Regel das Ergebnis einer länger anhaltenden reflektorischen oder strukturellen Bewegungseinschränkung.

Man spricht von reflektorischer Bewegungseinschränkung, wenn der Muskeltonus erhöht ist. Dies ist beispielsweise dann der Fall, wenn der Körper eine Verlängerung nicht zulässt, um Schmerz zu vermeiden, der sich bei der Verlängerung von aktuell minderbelastbarem Gewebe zwangsläufig einstellen würde (z. B. bei Entzündung, während der Wundheilungsphase). Es handelt sich also um einen **Schutzmechanismus.**

Die Therapie reflektorisch bedingter Bewegungseinschränkung muss folgende **Ziele** verfolgen:

- Schmerzlinderung,
- Entspannung im Muskelgewebe,
- Senkung der sympathischen Reflexaktivität mit einer Verbesserung der Durchblutung und Erhöhung des Zellmetabolismus.

Diese Ziele können am besten mit detonisierenden Maßnahmen erreicht werden, z. B. Bewegen im schmerzfreien Bereich oder Techniken aus der Manuellen Therapie.

> ❯ **Beachte**
> Die **adäquate Therapie eines reflektorisch verkürzten Muskels** besteht darin, ihn zu detonisieren, z. B. durch passive Bewegungen im schmerzfreien Bereich.

Hält der beschriebene Zustand über längere Zeit an oder wird die Muskulatur habituell in einer Annäherungsposition gehalten (z. B. bei schlechter Körperhaltung oder einseitiger Belastung), stellt sich allmählich eine strukturelle Bewegungseinschränkung ein. Sie zeigt sich an einer Reduzierung der in Reihe geschalteten Sarkomere (kleinste kontraktile Einheit, Bereich zwischen 2 Z-Scheiben) in der Muskelzelle und der Bildung pathologischer »Cross links« in den bindegewebigen Anteilen des Muskels. Diese verhindern dann die volle Entfaltbarkeit des kollagenen Gitternetzes. Beides führt gewissermaßen zu einer »Schrumpfung« des Muskels.

> **Exkurs**
> Als »Cross link« bezeichnet man die Verbindungspunkte einzelner kollagener Gewebsfasern untereinander oder zwischen verschiedenen Gewebsschichten. Unter gesunden Verhältnissen erlauben sie die volle Straffung des im Ruhezustand wellenförmig angeordneten Gewebes. Das »Cross linking« kann dann pathologisch werden (anfänglich reversibel, mit zunehmender Zeitdauer irreversibel), wenn aufgrund verringerter Bewegung die Matrixsynthese reduziert ist. Dies führt zu:
> - einem Mangel an Grundsubstanz,
> - verringertem Flüssigkeitsgehalt im Gewebe,
> - einer erhöhten Ausbildung von Verbindungspunkten.
>
> Die Folge ist eine Störung der Entfaltbarkeit des Gewebes mit einer eingeschränkten Beweglichkeit im Gelenk.

Die Therapie strukturell verkürzter Muskeln besteht darin, den Muskel im schmerzfreien Bereich über einen gewissen Zeitraum unter Zugspannung zu bringen (s. Abschn. »Dehntechniken«). Die Wirkungen bei regelmäßiger Ausführung über einen längeren Zeitraum (mehrere Wochen bis Monate) sind:
- Abschwächung oder Auflösung pathologischer Cross links.
- Verlängerung der Muskelfaser durch eine vermehrte Neubildung von Sarkomeren.
- Produktion von neuem, zusätzlichem Bindegewebe.

> ❯ **Beachte**
> Die **adäquate Therapie eines strukturell verkürzten Muskels** besteht darin, ihn unter lang anhaltende Zugspannung zu bringen!

Propriozeption in Muskel und Sehne

Die **Muskulatur kann zwei Funktionen ausüben:**
- Haltefunktion,
- Bewegungsfunktion.

Die **Haltefunktion** verlangt, dass der Muskel seine Länge trotz von außen angreifender Kräfte konstant halten kann.

Für die **Bewegungsfunktion** muss eine ständige Anpassung an die sich ändernde Muskellänge und Muskelanspannung erfolgen können.

Um Länge und Spannung des Muskels und der Sehne zu messen, befinden sich in den Muskeln und in den dazugehörigen Sehnen **spezielle Fühler (Rezeptoren)**:
- im Muskel die Muskelspindel,
- in der Sehne die Golgi-Organe (Sehnenspindel).

Muskelspindel. Die **Muskelspindel** besteht aus einer bindegewebigen Kapsel, die 2–10 intrafusale Fasern umhüllt (❏ **Abb. 7.4**).

Diese **intrafusalen Fasern** sind parallel zu den extrafusalen Fasern (Skelettmuskelfasern) angeordnet und bestehen aus:
- kontraktilen Anteilen, die von Motoneuronen aus supraspinalen Zentren versorgt werden, und
- dem Dehnungsfühler (Dilatorezeptor).

Der **Dilatorezeptor ist ein sog. PD-Rezeptor** (Proportional-Differential-Rezeptor), d.h. er reagiert proportional zur Längenveränderung (also bei einer sehr starken Dehnung) und differential zur Zeit (also bei einer sehr schnellen Dehnung).

Golgi-Organ. Im Übergang zwischen Muskel und Sehne liegen, in Serie hintereinander geschaltet, die **Golgi-Organe** (Sehnenspindeln, ❏ **Abb. 7.5**). Es handelt sich hierbei um sog. **Spannungsrezeptoren** (Tensorezeptoren).

> ❯ **Beachte**
> Spannungrezeptoren werden erregt, wenn bei passiver Dehnung oder aktiver Muskelarbeit die Spannung in der Sehne sehr stark ansteigt.

Neuromuskuläre Regelkreise

Dehnreflex. Die Informationen aus der Muskelspindel werden über schnell leitende, sensible Ia-Afferenzen (80–120 m/s) zum Hinterhorn des Rückenmarks geleitet und von dort direkt (monosynaptisch) auf die motorischen Aα-Efferenzen im Vorderhorn umgeschaltet.

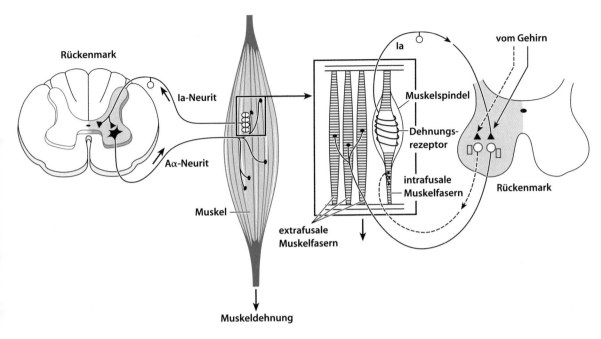

◻ Abb. 7.4. Lage, Innervation und Reflexbahn der Muskelspindel

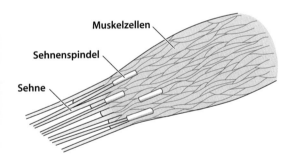

◻ Abb. 7.5. Golgi-Organe

❯ Beachte

Bei einem Eigenreflex sitzen der Rezeptor (Muskelspindel) und der Effektor (extrafusale Muskelfaser) im selben
Organ.

Die Wirkungsweise des Dehnreflexes liefert die Erklärung dafür, dass eine Muskeldehnung durch dynamische
Schwunggymnastik nicht effektiv sein kann. Das Wippen
oder Federn bewirkt nämlich ein plötzliches und schnelles
Auseinanderziehen des zu dehnenden Muskelbauches und
damit auch der Muskelspindel. Dies wiederum aktiviert
die Dehnungsrezeptoren, die sofort über den Reflexbogen
eine Kontraktion der extrafusalen Fasern veranlassen.

Diese leiten den Reiz weiter und bewirken dadurch eine
Kontraktion der zugehörigen extrafusalen Muskelfasern.
Eine zusätzliche neuronale Schaltung hemmt die antagonistische Beugemuskulatur (◻ **Abb. 7.6**). Durch die Verkürzung des Skelettmuskels wird die Muskelspindel wieder entdehnt und sendet **keine weiteren Impulse mehr
an das Motoneuron. Der Muskel erschlafft.** Man bezeichnet diese Art des Reflexes als Eigenreflex.

Reziproke Hemmung (Inhibition). Die durch Hemmneurone ausgelöste Inhibition eines antagonistischen Muskels kann nicht nur über die Reflexaktivität erreicht werden, sondern auch durch eine willentliche Anspannung
des Agonisten. Die Reizleitung erfolgt dabei wie beim
Dehnreflex ebenfalls über die Ia-Afferenzen zum Rückenmark und schaltet dort auf eine hemmende Aα-Efferenz des Antagonisten um. Diesen Vorgang bezeichnet
man als antagonistische oder **reziproke Hemmung** der
Antagonisten.

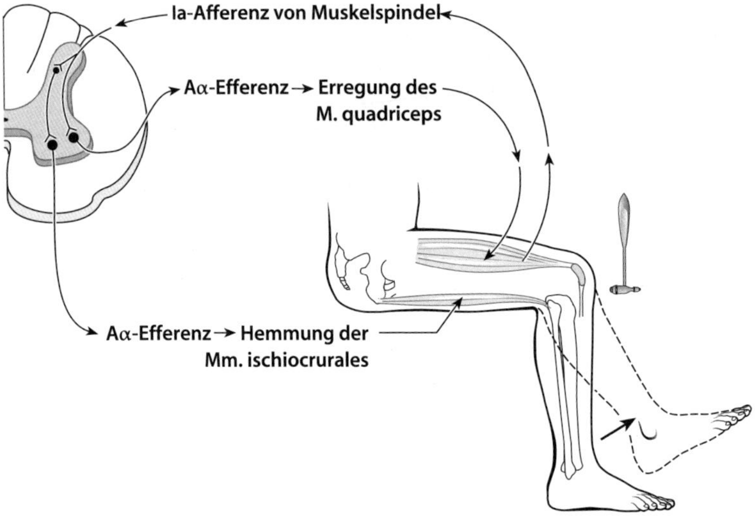

Abb. 7.6. Schematische Darstellung der Erregungsleitung beim Dehnreflex am Beispiel der Kniemuskulatur

Ia-Afferenz von Muskelspindel

Aα-Efferenz → Erregung des M. quadriceps

Aα-Efferenz → Hemmung der Mm. ischiocrurales

> **Beachte**
>
> Bei der **starken Anspannung eines Beugemuskels** wird die zugehörige, antagonistische Streckmuskulatur gehemmt und entspannt, bei **Aktivierung des Streckers** die zugehörige Beugemuskulatur.

Die Technik des aktiv statischen Dehnens nutzt diese neuromuskuläre Verschaltung: Bei einer Anspannung z.B. der Kniestreckmuskulatur (M. quadriceps femoris) wird die antagonistische Beugemuskulatur (Mm. ischiocrurales) »reziprok« gehemmt und kann so bei zunehmender Kniestreckung gedehnt werden.

Autogene Hemmung. Die Impulse der Sehnenspindeln werden über die Ib-Afferenzen (ca. 100 m/s) zum Rückenmark geleitet und dort auf motorische Hemmneurone des eigenen Muskels umgeschaltet. Die Antwort ist eine Abschwächung der Muskelkontraktion und somit eine Entspannung des Muskels und der Sehne. Dieser Vorgang wird als **Eigenhemmung** (autogene Hemmung) bezeichnet.

Dehntechniken

Wenn durch die Überprüfung der Muskeldehnfähigkeit festgestellt wurde, dass ein Muskel strukturell verkürzt ist, muss die regelmäßige Dehnung des betreffenden Muskels so lange erfolgen, bis dieser die altersentsprechende physiologische Dehnfähigkeit wieder erlangt hat. Hierfür stehen verschiedene, in ihrer Wirkungsweise unterschiedliche Dehntechniken zur Verfügung.

Bei **starker Muskelverkürzung** haben sich folgende neuromuskulären Dehntechniken (**Abb. 7.7**) am effektivsten erwiesen:

- Anspannungs-Entspannungs-Dehnen,
- aktives statisches Dehnen.

Beim **Anspannungs-Entspannungs-Dehnen** (weitere Synonyma: PIR-Dehnen = Dehnen während der **P**ost-**I**sometrischen-**R**elaxation, oder CHRS-Dehnen = »**C**ontract-**H**old-**R**elax-**S**tretch«) wird die nach einer isometrischen Kontraktion eintretende »postisometrische« Hemmung ausgenutzt.

Beim **aktiven statischen Dehnen** wird die reziproke Hemmung des zu dehnenden Muskels während der isometrischen Spannung des Antagonisten ausgenutzt.

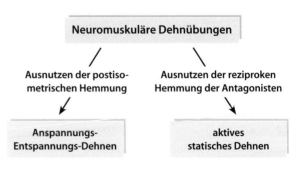

Abb. 7.7. Überblick über die neuromuskulären Dehntechniken

Technik des Anspannungs-Entspannungs-Dehnens. In der aktuellen maximalen Dehnstellung des Muskels (sie wird durch ein leichtes, nicht schmerzhaftes »Ziehen« in der zu dehnenden Muskulatur angezeigt) erfolgt eine **isometrische Kontraktion** über die Dauer von 7–10 s. Nach der Anspannung den Muskel bewusst 2–3 s lockerlassen! In der weiteren postisometrischen Relaxationsphase wird die Dehnung etwas verstärkt und für ca. 20–30 s aufrecht erhalten. Aus dieser neu erreichten Dehnstellung erfolgt eine erneute isometrische Anspannung mit anschließender Dehnung usw. Bei strukturell stark verkürzten Muskeln werden 3–5 Wiederholungen durchgeführt.

Technik des aktiven statischen Dehnens. Beim aktiven statischen Dehnen wird der zu dehnende Muskel **aktiv durch seinen Antagonisten in die Dehnstellung gebracht** und in dieser Stellung ca. 10–20 s gehalten. Nach einer kurzen Pause wird der gleiche Vorgang wiederholt.

> **Beachte**
> Das aktive statische Dehnen hat den Vorteil, dass zusätzlich zur Dehnung eine Kräftigung des ohnehin oft abgeschwächten phasischen Antagonisten erfolgt.

Technik des passiven statischen Dehnens. Bei weniger stark verkürzter Muskulatur oder um strukturell nicht verkürzte Muskulatur in ihre funktionelle Dehnstellung zu bringen, kann man das passive statische Dehnen, das eigentliche »**Stretching**«, anwenden.

Der **Muskel wird langsam in die Dehnstellung geführt**, die gerade noch als angenehm empfunden wird. In dieser Position wird der Muskel 20–30 s lang gehalten und wieder in die Ausgangslage zurückgebracht. Den ganzen Vorgang mit jeweils halbminutiger Pause 3-mal wiederholen.

> **Beachte**
> Das Stretching wird noch **effektiver**, wenn man nach Abschluss der ersten Dehnungsphase nicht sofort in die Ausgangsstellung zurückkehrt, sondern noch ein wenig weiter dehnt und diese neugewonnene Dehnstellung für weitere 20–30 s aufrecht erhält.

> **Tipp**
> — Die Dehnübungen nach den Kräftigungsübungen durchführen.
> — Vor dem Dehnen die Muskulatur aktiv erwärmen.

— Bei allen Dehnübungen stets auf eine korrekte Ausgangsstellung achten (physiologische Wirbelsäuleneinstellung).

— Nie ruckartig, federnd oder wippend dehnen.

— Das Gelenk, über das die zu dehnende Muskulatur läuft, darf in seiner Beweglichkeit nicht eingeschränkt und nicht schmerzhaft sein.

— Beim Dehnen sollte immer ein gut erträgliches »Ziehen«, kein Schmerz spürbar sein.

— Während des Dehnens ruhig weiteratmen, nicht den Atem pressen.

— Es wäre günstig, für jeden verkürzten Muskel über die Woche verteilt 2–3 Übungseinheiten durchzuführen. Bei jeder Einheit sollten 3–5 Dehnungen hintereinander erfolgen.

7.1.2 Muskeleigendehnungen

M. pectoralis major

Test auf Muskelverkürzung. In Rückenlage soll der Arm in Verlängerung der Fasern des klavikularen und des sternokostalen Anteils, also mit ca. 120 °Abduktion, auf der Unterlage abgelegt werden können. Ist dies nicht möglich und liegt ein weicher Stopp vor, kann man von einer Muskelverkürzung ausgehen (◼ Abb. 7.8).

Bei diesem Test muss durch Anstellen der Beine eine Hyperlordosierung der Lendenwirbelsäule ausgeschlos-

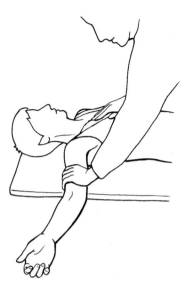

◼ **Abb. 7.8.** Austestung des M. pectoralis major auf Verkürzung

sen werden. Bei einseitiger Untersuchung kann durch Rotation der Brustwirbelsäule das Ergebnis verfälscht werden.

Eigendehnung. Der **gleichseitige Unterarm** wird an eine Wand, den Türrahmen oder einen Mauervorsprung im Raum angelegt.

Zur Dehnung mit dem wandnahen Bein einen kleinen Schritt nach vorne gehen und die Schulter und das Becken etwas in den Raum drehen. Dabei dürfen der Unterarm und die Hand nicht auf der Wand verrutschen. Die quere Becken- und Schulterachse bewegen sich parallel, sodass es zu keiner Verwringung des Oberkörpers kommt (◻ **Abb. 7.9**).

Durch Höher- und Tieferhalten des Oberarms kann nach den verschiedenen Anteilen des Brustmuskels differenziert werden. Während bei ca. 90 ° Abduktion die klavikularen Anteile betroffen sind, können bei zunehmender Abduktion die sternokostalen und abdominalen Fasern gedehnt werden.

> ❯ **Beachte**
> Der Oberarm wird immer in Verlängerung der Fasern eingestellt, die gerade gedehnt werden sollen.

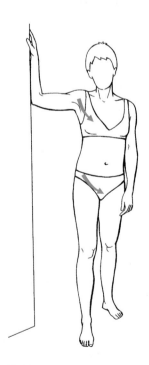

◻ **Abb. 7.9.** Eigendehnung des M. pectoralis major

Technik. Anspannungs-Entspannungs-Dehnen.

Weitere Ausgangsstellungen

— Im **Sitz oder Stand** (ein Fuß auf einem Hocker) vor der Wand oder der Zimmerecke beide Hände bzw. Unterarme in gewünschter Einstellung der Oberarme an die Wand anlegen. Zum Dehnen das Brustbein Richtung Wand bewegen.

— Im **Kniestand** mit mindestens 90 ° Hüftbeugung (also beinahe im Fersensitz) beide Unterarme bei gebeugten Ellbogengelenken auf einen Stuhl oder Pezziball links und rechts vom Körper ablegen. Zum Dehnen das Brustbein Richtung Fußboden bewegen.

> 🛇 Häufige Fehler
> — Schulter- und Beckenachse werden nicht gleichzeitig bewegt, sodass es zu einer Rotation in der Wirbelsäule kommt (Stand seitlich).
> — Bei ungenügender muskulärer Fixation des Beckens kommt es zu einer Hyperlordosierung der LWS (Sitz, Stand, Kniestand).
> — Der Kopf wird protrahiert.

M. trapezius (Pars descendens)

Test auf Muskelverkürzung. Der absteigende Teil des Trapezius (Pars descendens) ist in den meisten Fällen verkürzt und daher dehnungsbedürftig.

Bewegt sich beim Seitneigen des Kopfes die kontralaterale Schulter frühzeitig nach oben, ist eine Verkürzung der Pars descendens anzunehmen. Meist ist diese auch durch die starke Hautspannung im Verlauf des Muskelstranges gut sichtbar.

Eigendehnung. Im Sitz auf einem Stuhl oder Hocker mit der gleichseitigen Hand unter der Sitzfläche festhalten. Aus dieser aufrechten Stellung mit geradem Rücken den Kopf zuerst nach vorne beugen, dann zur Gegenseite neigen und zur gleichen Seite drehen (in die Achsel schauen wollen), bis bereits ein leichtes Ziehen in der seitlichen Nackenpartie zu spüren ist. Die freie Hand greift nun über den Kopf und fixiert ihn in dieser Einstellung. Die anschließende Dehnung erfolgt einzig durch ein Neigen des Rumpfes zur Gegenseite. Um die Halswirbelsäule keinem unnötigen Stress auszusetzen, darf nicht am Kopf gezogen werden! In der Anspannungsphase wird versucht, die ipsilaterale Schulter nach oben zu ziehen, ohne dass eine Bewegung stattfindet (◻ **Abb. 7.10**).

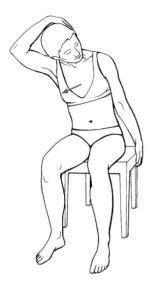

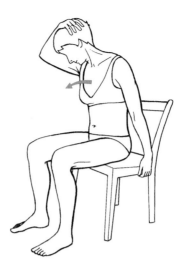

☐ **Abb. 7.11.** Eigendehnung des M. levator

☐ **Abb. 7.10.** Eigendehnung des M. trapezius pars descendens

Technik. Anspannungs-Entspannungs-Dehnen oder passives statisches Dehnen.

🔴 Häufiger Fehler

Die Dehnung erfolgt durch einen Zug am Kopf in die vermehrte HWS-Lateralflexion und nicht durch die Seitneigung des Rumpfes.

M. levator scapulae

Test auf Muskelverkürzung. Der M. levator scapulae steht meist an vorderster Stelle, wenn es um Verspannungsschmerzen im Nackenbereich geht. Bei seiner Verkürzung und Hypertonie findet man druckschmerzhafte Ansatzpunkte am oberen, inneren Schulterblattwinkel. Wird der Kopf nach vorne geneigt und zur Gegenseite gedreht, stellt sich ein brennender Schmerz im Muskelverlauf ein. Die Diagnose rundet sich bei einem Krepitieren im paramuskulären Bindegewebe ab.

Eigendehnung. Ähnlich wie bei der Dehnung des M. trapezius descendens beginnt die Eigendehnung im Sitz am vorderen Stuhlrand. Die gleichseitige Hand greift jedoch etwas weiter hinten unter die Sitzfläche. Nun den Kopf nach vorne beugen und zur Gegenseite neigen und drehen. Die freie Hand greift wiederum über den Kopf und fixiert ihn in dieser Stellung. Zum Dehnen den Oberkörper mit gerader Wirbelsäule schräg nach vorne weg von

der zu dehnenden Seite lehnen. In der Anspannungsphase wird versucht, die ipsolaterale Schulter isometrische nach oben zu spannen (☐ **Abb. 7.11**).

Technik. Anspannungs-Entspannungs-Dehnen oder passives statisches Dehnen.

🔴 Häufiger Fehler

Die Dehnung erfolgt durch einen Zug am Kopf in die vermehrte HWS-Lateralflexion und nicht durch die Bewegung des Rumpfes.

M. iliopsoas

Test auf Muskelverkürzung. In Rückenlage auf dem Boden oder einer Bank mit Beinüberhang ein Knie so dicht an den Körper heranziehen, bis die Lendenwirbelsäule entlordosiert auf der Unterlage aufliegt.

Bleibt dabei der Oberschenkel des anderen Beins gestreckt auf der Unterlage liegen bzw. in der Horizontalen eingestellt, ist der gleichseitige M. iliopsoas nicht verkürzt. Hebt sich der Oberschenkel allerdings von der Unterlage ab und zeigt schräg nach vorne oben, spricht dies für eine Verkürzung der M. iliopsoas (☐ **Abb. 7.12**).

Muskeleigendehnung. Aus dem Kniestand ein Bein breitspurig in etwa rechtwinklig vor dem Körper abstellen (Schrittknien). Zum Dehnen nun das Becken mit gerader Wirbelsäule (Bauch- und Gesäßmuskeln anspan-

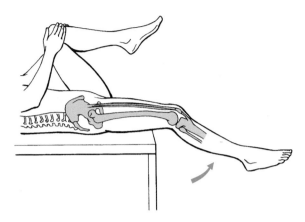

◻ **Abb. 7.12.** Austestung des M. iliopsoas und des M. rectus femoris auf Verkürzung

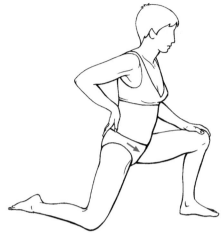

◻ **Abb. 7.13.** Eigendehnung des M. iliopsoas

nen) nach vorwärts bewegen, bis ein leichtes Ziehen im Leistenbereich spürbar ist. In der Anspannungsphase das kniende Bein isometrisch nach vorne in die Unterlage spannen (◻ **Abb. 7.13**).

Weitere Ausgangsstellung. Aus dem Stand bei weiter Schrittstellung den vorderen Fuß auf einen Hocker oder Stuhl stellen, das hintere Bein steht gestreckt auf dem Boden. Die Dehnung erfolgt wie beim Schrittknien, wobei in der Anspannungsphase das Standbein in den Boden drückt.

Technik. Anspannungs-Entspannungs-Dehnen.

🛈 Häufige Fehler
  ▬ Das kniende Bein ist nicht hoch genug unterlagert (Schrittknien).
  ▬ Das Becken dreht beim Nach-vorne-Schieben auf und die quere Beckenachse steht nicht mehr senkrecht zur Dehnrichtung, sondern diagonal.
  ▬ Hyperlordosierung der Lendenwirbelsäule.
  ▬ Wacklige Ausgangsposition (in diesem Fall die Spurbreite vergrößern und mit den Händen festhalten).
  ▬ Das hintere Bein wird nicht ganz durchgestreckt gehalten (Stand).

M. rectus femoris

Test auf Muskelverkürzung. Ausgangsstellung in Rückenlage auf einem Tisch mit Beinüberhang wie bei der Austestung des M. iliopsoas (◻ **Abb. 7.12**). Fällt der überhängende Unterschenkel locker in eine Knieflexion

von wenigstens 80 °, ist der M. rectus femoris nicht verkürzt. Steht er jedoch mit weniger als 80 ° Knieflexion nach vorne unten weg, ist von einer Verkürzung auszugehen.

Muskeleigendehnung. Die Muskeleigendehnung des M. rectus femoris sollte, falls keine andere Pathologie dagegen spricht, über das Hüftgelenk als das kräftigere und stabilere Gelenk erfolgen.

Im **Halbsitz** zuerst den Fuß mit der Ferse möglichst dicht ans Gesäß ziehen und dort halten, dann das Knie langsam, ohne den Abstand zwischen Ferse und Gesäß zu verändern, nach hinten bewegen. Zum Anspannen mit dem Fußrist in die Hand drücken (◻ **Abb. 7.14**).

Technik. Anspannungs-Entspannungs-Dehnen   oder passives statisches Dehnen.

Weitere Ausgangsstellungen
  ▬ In **Seitlage bei gleicher Becken-Bein-Einstellung:** Das untere Bein mit 90 ° in Hüft- und Kniegelenk ablegen, das obere Bein dehnen.
  ▬ Im **Schrittknien** (wie bei der Dehnung des M. iliopsoas) **bei gleicher Becken-Bein-Einstellung:** Zur Dehnung das Becken mit geradem Rücken nach vorne schieben.
  ▬ Im **Einbeinstand** erst eine Ferse ans Gesäß und dann das Knie nach hinten ziehen (nur empfehlenswert, wenn die physiologische Beckeneinstellung über die Bauchmuskulatur gesichert werden kann).

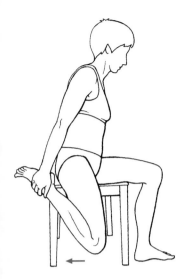

◻ Abb. 7.14. Eigendehnung des M. rectus femoris

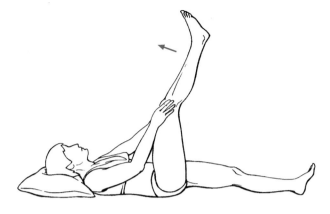

◻ Abb. 7.15. Eigendehnung der Mm. ischiocrurales

Technik. Aktives statisches Dehnen.

Weitere Ausgangsstellungen

— Im **Einbeinstand** das zu dehnende Bein mit der Ferse leicht gebeugt auf einen Stuhl oder Tisch auflegen. Die Dehnung erfolgt durch Strecken des Kniegelenks. Verstärkt wird die Dehnung, wenn man dabei den Oberkörper mit geradem Rücken leicht nach vorne beugt. Zum Anspannen die Ferse in die Sitzfläche des Stuhl drücken (Technik: »Anspannungs-Entspannungs-Dehnen«).

— **In Rückenlage mit einer Gesäßhälfte an einem Türstock liegen**, ein Bein am Boden, das andere Bein mit Fersenkontakt am Türrahmen nach oben schieben (die gleichseitige Gesäßhälfte liegt am Türstock). Die Dehnung erfolgt durch Streckung des Kniegelenks. In der Anspannungsphase die Ferse gegen den Türstock drücken (Technik: »Anspannungs-Entspannungs-Dehnen«).

— Im **Sitz** an der vorderen Stuhlkante ein Bein gebeugt aufstellen, das zu dehnende Bein gestreckt mit der Ferse am Boden auflegen. Nun mit gerader Wirbelsäule den Oberkörper nach vorne neigen (versuchen, mit der Brustbeinspitze Richtung Zehen zu gelangen). In der Anspannungsphase die Ferse in den Boden drücken. (Technik: »Anspannungs-Entspannungs-Dehnen«).

Häufige Fehler

— Die aufrechte Sitzposition kann beim Halten des Fußes nicht beibehalten werden (evtl. ein Handtuch zur Hilfe nehmen, um damit den Arm zu »verlängern«) (Halbsitz, Seitlage, Schrittknien).

— Hohlkreuzstellung wegen fehlender muskulärer Beckenfixierung (Einbeinstand).

— Die zuvor eingenommene maximale Kniebeugung wird verringert.

Mm. ischiocrurales

Test auf Muskelverkürzung. In Rückenlage ein Bein auf der Unterlage ablegen, das andere Bein gestreckt zur Decke heben. Bei normal dehnfähiger Ischiokruralmuskulatur sollte es möglich sein, das Bein mit gestrecktem Knie bis ca. 80 ° Hüftflexion anzuheben. Die LWS darf dabei Kontakt mit der Unterlage bekommen, das gegenseitige Bein muss ruhig auf der Unterlage liegen bleiben können.

Muskeleigendehnung. In Rückenlage ein Bein gestreckt ablegen, den Oberschenkel des zu dehnenden Beines senkrecht stellen und mit beiden Händen seitlich am Kniegelenk in dieser Stellung fixieren. Jetzt mit dem Quadrizeps das Bein so weit strecken, bis ein »Dehnungsziehen« an der Oberschenkelrückseite zu spüren ist. Das Sprunggelenk bleibt in der lockeren Neutralstellung (◻ **Abb. 7.15**).

Häufige Fehler

— Das am Boden liegende Bein wird abgehoben (Rückenlage mit gestrecktem Bein, Rückenlage mit einer Gesäßhälfte an einem Türstock liegen).

- Das Standbein wird angebeugt (Einbeinstand).
- Der Rücken wird nicht gerade gehalten (Einbeinstand, Sitz).

Hüftadduktoren

Test auf Muskelverkürzung. Die Hüftadduktoren sind dann verkürzt, wenn die Abduktionsfähigkeit bei gestreckten Hüftgelenken vor 45 ° mit einem weichen Stopp endet.

Muskeleigendehnung. Im **Halbsitz** das zu dehnende Bein zur Seite abspreizen. Das Kniegelenk ist dabei ganz durchgestreckt und die Fußspitzen zeigen nach vorne. Zum Dehnen die Ferse seitlich wegschieben, dazu evtl. die gleichseitige Beckenhälfte leicht absenken. Zum Anspannen den Fuß in den Boden drücken (◨ **Abb. 7.16**).

Technik. Anspannungs-Entspannungs-Dehnen.

Weitere Ausgangsstellungen
- Im **Schneidersitz** beide Knie nach außen ablegen, wobei die Ellbogen die Dehnung durch Druck nach außen auf die Knie unterstützen können (Technik: Passives statisches Dehnen).
- In **Rückenlage** mit dem Gesäß ganz dicht an die Wand rutschen und die gestreckten Beine geöffnet an die Wand anlehnen. Zum Dehnen die Beine langsam weiter öffnen und zur Seite absinken lassen. Zur Verstärkung kann man mit den Händen von der

Beininnenseite aus nachhelfen (Technik: Passives statisches Dehnen).

ⓘ Häufige Fehler
- Die Kniegelenke sind nicht ganz gestreckt und die Fußspitzen zeigen nicht nach vorne, sondern nach außen (Außenrotation in den Hüftgelenken) (Halbsitz),
- Der Rücken wird nicht gerade gehalten (Schneidersitz).

Triceps surae

Test auf Muskelverkürzung. Gut dehnbare Wadenmuskeln müssen bei gestrecktem Kniegelenk eine Dorsalextension des Fußes von ca. 20 ° zulassen.

Eigendehnung des M. gastrocnemius

In **Schrittstellung** vor einer Wand oder einem Tisch stehen und den Oberkörper mit den Armen abstützen. Das vordere Bein ist leicht gebeugt, das hintere, zu dehnende Bein wird im Kniegelenk ganz gestreckt und soweit zurückgesetzt, dass der Fuß gerade noch ganzflächig, also mit Fersenkontakt, aufgesetzt werden kann. Die Fußspitzen zeigen dabei nach vorne. Zum Dehnen nun das Becken mit geradem Rücken nach vorne bewegen und die Ferse fest gegen den Boden drücken. Zum Anspannen mit dem Fußballen den Druck in die Unterlage verstärken, in der Entspannungsphase weiter dehnen wie oben beschrieben (◨ **Abb. 7.17**).

Technik. Anspannungs-Entspannungs-Dehnen.

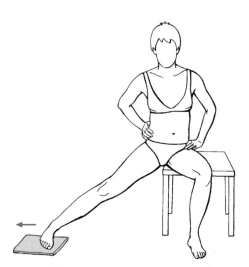

◨ **Abb. 7.16.** Eigendehnung der Mm. adductores

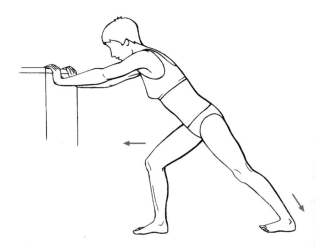

◨ **Abb. 7.17.** Eigendehnung des M. gastrocnemius

Weitere Ausgangsstellungen.

- In **Rückenlage** ein Bein gestreckt Richtung Decke heben und mit einem Handtuch den Vorfuß Richtung Knie ziehen (Technik: Passives statisches Dehnen).
- Im **Sitz** ein Bein ganz gestreckt mit der Ferse abstellen und mit dem Handtuch den Vorfuß Richtung Knie ziehen (Technik: Passives statisches Dehnen).
- **Nur mit den Fußballen auf einer Erhöhung** (z. B. Treppe) stehen und die Fersen durch das Körpergewicht unter das Fußballenniveau absinken lassen. (Technik: Passives statisches Dehnen).

🛑 Häufige Fehler
- Die Fußspitzen zeigen nicht genau nach vorne (Stand).
- Die Ferse wird während der Dehnung abgehoben (Stand).

Eigendehnung des M. soleus

In **Schrittstellung vor der Wand** oder einer anderen Abstützmöglichkeit das hintere Bein so weit zurückstellen, dass bei gestrecktem Kniegelenk die Ferse gerade noch Bodenkontakt halten kann. Zur Dehnung das Knie beugen und nach vorne unten drücken, die Ferse darf dabei nicht abheben. Zum Anspannen mit dem Fußballen isometrisch in die Unterlage drücken. Nach der anschließenden Entspannung das Knie wieder etwas weiter beugen usw. (◘ Abb. 7.18).

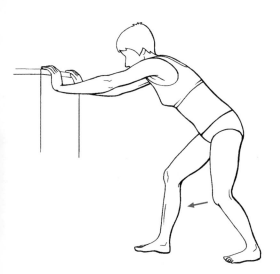

◘ **Abb. 7.18.** Eigendehnung des M. soleus

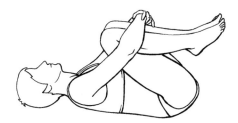

◘ **Abb. 7.19.** Eigendehnung des M. erector trunci, lumbaler Anteil

Technik. Anspannungs-Entspannungs-Dehnen.

Weitere Ausgangsstellungen. Das zu dehnende Bein auf einen Stuhl stellen und zur Dehnung das Knie nach vorne schieben, ohne dass die Ferse abhebt.

🛑 Häufige Fehler
- Die Fußspitzen zeigen nicht genau nach vorne.
- Die Ferse wird während der Dehnung abgehoben.

M. erector trunci (Pars lumbalis)

Test auf Muskelverkürzung. Bei einer bereits länger anhaltenden Gewohnheitshaltung in starker LWS-Hyperlordose und ungenügender Fähigkeit, das Becken nach dorsal zu kippen, ist von einer Verkürzung der lumbalen Rückenstrecker auszugehen.

Muskeleigendehnung. In Rückenlage werden die Knie mit beiden Armen dicht an den Körper und damit die Oberschenkel an den Bauch gezogen. Der Oberkörper und der Kopf bleiben dabei entspannt liegen. Zum Anspannen die Knie isometrisch gegen die die Arme drücken, in der folgenden Dehnphase die Knie noch etwas dichter zur Brust ziehen (◘ Abb. 7.19).

Technik. Anspannungs-Entspannungs-Dehnen.

🛑 Häufiger Fehler
Die Kniegelenke werden nicht direkt genug an den Oberkörper gezogen, so dass es zu keiner Flexion in der Lendenwirbelsäule kommt.

7.2 Mobilisationsübungen

Bei der Durchführung von Mobilisationsübungen müssen die **Faktoren** beachtet werden, **die auf die Gelenkbeweglichkeit Einfluss nehmen.** Hierzu zählen u. a.:

— Alter,

— Psyche,

— Gesundheits- und Trainingszustand,

— Temperatur,

— Tageszeit.

Die **Gelenkbeweglichkeit ist bestimmt durch:**

— die Dehnfähigkeit der Muskulatur,

— die Gelenkigkeit, also die Gelenke selbst und die Bandscheiben.

Eingeschränkte Gelenkigkeit hat meist mehrere Ursachen. Zur Unterscheidung kann man sie in eine reflektorische und eine strukturelle Bewegungseinschränkung einteilen (s. auch ▶ **Kap. 7.1.1**, »Abschn. Reflektorische und strukturelle Verkürzung«).

Reflektorische Bewegungseinschränkung. Die **reflektorische Bewegungseinschränkung** ist gekennzeichnet durch das schmerzhafte Bewegungsende, hervorgerufen durch sympathische Reflexaktivität. Grund hierfür können z.B. entzündliche Prozesse sein.

Strukturelle Bewegungseinschränkung. Anders verhält es sich bei der **strukturellen Bewegungseinschränkung.** Sie beruht auf der Bildung von pathologischen »Cross-links« und/oder in der Verklebung zwischen intraartikulären Strukturen (z.B. der Gelenkflächen).

Die strukturelle Bewegungseinschränkung ist normalerweise nicht von Schmerz begleitet. Vielmehr kommt es am Bewegungsende zu einem fest-elastischen Stopp des Bindegewebes.

Während eine reflektorische Hypomobilität in den meisten Fällen sehr schnell auf Therapie reagiert, ist die strukturelle sehr hartnäckig und die Besserung geht langsam voran. Das Ergebnis ist in hohem Maße abhängig vom Engagement des Rückenschülers in Form von Eigentraining bzw. -mobilisation.

❯ **Beachte**

Beim Mobilisieren darf **kein** Schmerz auftreten (gilt besonders für die reflektorischen Einschränkungen).

Die **strukturellen Einschränkungen** therapiert der Rückenschüler am effektivsten durch zyklisches Bewegen. Am Bewegungsende sollte ohne große Kraft gearbeitet werden, denn bei sanften Dehnreizen auf das Bindegewebe ist der Abbau der pathologischen Cross-links durch Freisetzung von Kollagenase (= körpereigener

Stoff, der die pathologischen Cross-links auflöst) am erfolgreichsten. Unterstützend wirkt die vorherige Erwärmung des Gewebes.

Rückenschule. Im Rahmen von Rückenkursen ist es in den meisten Fällen nicht möglich, ganz individuell auf Hyper- oder Hypomobilitäten der einzelnen Teilnehmer einzugehen. Dennoch sollte der Rückenlehrer in der Lage sein, Bewegungseinschränkungen erkennen und interpretieren zu können, um im Unterricht und als Hausaufgabe nicht die falschen Anleitungen zu geben. Als Maßstab für Bewegungseinschränkungen gilt in der Regel immer:

— die Beweglichkeit im Links-rechts-Vergleich,

— das Alter der Teilnehmer,

— die Anamnese der Teilnehmer.

❯ **Beachte**

Ziel der Rückenschule ist es, die altersgemäße physiologische Beweglichkeit mit Hilfe spezieller Mobilisationsübungen zu sichern bzw. bestehende Hypomobilitäten aufzulösen.

❶ **Tipp**

Grundsätze

— Bei den Mobilisationsübungen darf **kein Schmerz** auftreten. In solchen Fällen muss die Übung reduziert oder abgebrochen werden.

— Der Rückenschüler darf bei schmerzlos eingeschränkter Beweglichkeit **auf keinen Fall mit zu viel Kraft versuchen, die Bewegung voran zu treiben.** Dadurch würde er eventuell Schmerz provozieren und somit lediglich das Gegenteil bewirken.

7.2.1 Halswirbelsäule

Dreidimensionale Mobilisation der Halswirbelsäule

Ausführung. Im Sitz auf dem Hocker, Stuhl oder Pezziball das Kinn zum Brustbein ziehen, den Kopf im Halbkreis von links nach rechts und am Ende nach hinten bewegen, d.h. den Blick nach hinten unten über die Schulter werfen (◘ Abb. 7.20).

Varianten. Folgende Varianten sind möglich:

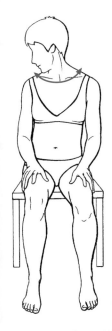

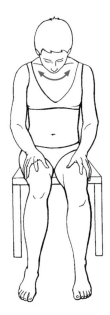

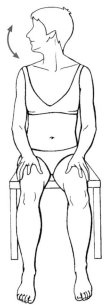

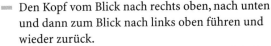

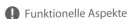

- Den Kopf vom Blick nach rechts oben, nach unten und dann zum Blick nach links oben führen und wieder zurück.
- Den Kopf vom Blick nach rechts oben, nach links unten führen und wieder zurück, dasselbe gegengleich, also von links oben nach rechts unten und wieder zurück.

Eigenmobilisation des Atlas-Axis-Gelenks

Ausführung. In voller Anteflexion wird der Kopf mit kleinen Ausschlägen mehrmals nach links und rechts gedreht (■ **Abb. 7.21**).

❗ Funktionelle Aspekte

Rotationsmobilisation des Atlas-Axis-Gelenks. Durch die Einstellung der HWS in die maximale Flexion werden die Gelenke der unteren HWS verriegelt.

Eigenmobilisation des Atlantooccipitalgelenks

Ausführung. Den Kopf so weit wie möglich zur Seite drehen und dann mit kleinen Ausschlägen (Nickbewegungen) auf und ab bewegen (■ **Abb. 7.22**).

❗ Funktionelle Aspekte

- Mobilisation des oberen Kopfgelenkes (Atlanookzipitalgelenk) in verriegelter Position für alle anderen Gelenke der HWS.
- Auf beiden Seiten üben.

Mobilisation in die Retraktion

Ausführung. Bei gerade gehaltenem Kopf das Kinn nach vorne bewegen (Protraktion) und wieder zurück (Retraktion) (■ **Abb. 7.23**).

❗ Funktionelle Aspekte

- Mobilisation des zervikothorakalen Übergangs und Streckung der Halswirbelsäule.

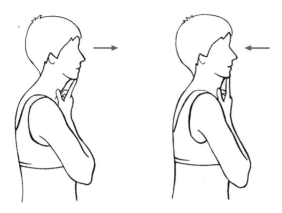

■ **Abb. 7.23.** Mobilisation in die HWS-Retraktion

— Die Protraktion dient lediglich dafür, das Bewegungsgefühl in die Nackenstreckung zu schulen. **Ziel der Übung ist die Retraktion.** Als Bewegungsaufgabe könnte man angeben: »Doppelkinn machen!«

7.2.2 Gesamtwirbelsäule

Eigenmobilisation der BWS und LWS in die Lateralflexion im Sitz

Ausführung. Im Sitz auf einem Hocker die Hände fassen und möglichst lang zur Decke strecken. Jetzt das Gewicht auf eine Gesäßhälfte verlagern und den Oberkörper zur Gegenseite neigen (■ **Abb. 7.24**).

❗ Funktionelle Aspekte

In der Frontalebene bleiben und keine Begleitbewegungen zulassen.

Eigenmobilisation der BWS und LWS in die Lateralflexion bei gestreckter BWS aus der Rutschhalte

Ausführung. Aus der Rutschhalte (Hüftbeugewinkel mindestens 90 °) mit Händen und Oberkörper zur Seite nach links und rechts wandern. Die Oberschenkel bleiben dabei senkrecht stehen (■ **Abb. 7.25**).

❗ Funktionelle Aspekte

Die LWS darf nicht hyperlordosieren. Ist dies der Fall, muss der Becken-Bein-Winkel verkleinert werden!

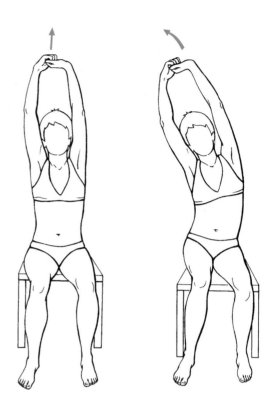

■ **Abb. 7.24.** Eigenmobilisation der BWS und LWS in die Lateralflexion

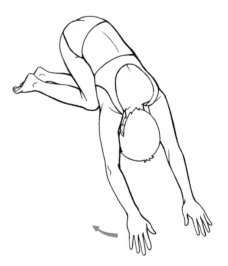

■ **Abb. 7.25.** Eigenmobilisation der BWS und LWS in die Lateralflexion bei gestreckter BWS aus der Rutschstellung

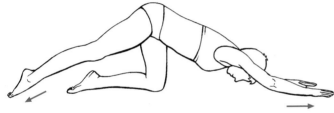

■ **Abb. 7.26.** Eigenmobilisation der BWS und LWS in die Lateralflexion bei gestreckter BWS

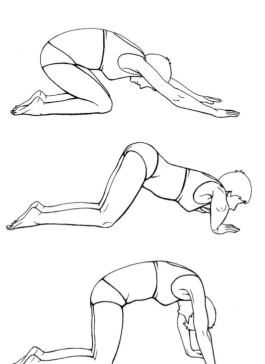

■ **Abb. 7.27.** Eigenmobilisation der gesamten Wirbelsäule in die Flexion/Extension

Eigenmobilisation der BWS und LWS in die Lateralflexion bei gestreckter BWS aus dem Einbeinkniestand

Ausführung. Aus der Rutschhalte (Hüftbeugewinkel mindestens 90°) einen Arm verstärkt nach vorne und das seitgleiche Bein lang nach hinten rausstrecken (■ **Abb. 7.26**).

❗ Funktionelle Aspekte
- Die LWS darf nicht hyperlordosieren. In diesen Fällen muss der Becken-Bein-Winkel der Standbeinseite verkleinert werden.
- Beide Seiten beüben!

Eigenmobilisation der gesamten Wirbelsäule in die Flexion/Extension

Ausführung. Aus dem Vierfüßlerstand das Gesäß weit Richtung Fersen zurückschieben und dabei den Rücken rund machen. Mit zunehmender Vorwärtsbewegung den Rücken hohl machen und nach vorne durchziehen, wobei sich das Brustbein dicht über dem Boden bewegt (kleine Bodenwelle in der Bankstellung) (■ **Abb. 7.27**).

❗ Funktionelle Aspekte
   Mobilisation vor allem der BWS und LWS in Flexion und Extension.

Eigenmobilisation der BWS und LWS in die Flexion/Extension mit Rotation

Ausführung. Aus dem Vierfüßlerstand mit horizontal eingestellter Wirbelsäule gleichzeitig einen Arm und das gegenseitige Bein nach vorne bzw. nach hinten wegschieben und dabei die Wirbelsäule gut durchstrecken. Anschließend das Knie und den Ellbogen soweit unter den Bauch ziehen, dass sie sich berühren oder sogar aneinander vorbeibewegen (■ **Abb. 7.28**).

❗ Funktionelle Aspekte
   Die weggestreckte Hand bzw. der Fuß sollten nicht über das Schulter- bzw. Gesäßniveau angehoben werden.

Eigenmobilisation der BWS und LWS in die Rotation

Ausführung. In Rückenlage beide Beine anstellen und die Arme seitlich ablegen. Abwechselnd beide Beine möglichst geschlossen nach links und rechts schwenken (■ **Abb. 7.29**).

❗ Funktionelle Aspekte
   Die LWS sollte dabei nicht hyperlordosieren. Ist dies der Fall, muss der Becken-Bein-Winkel verkleinert werden!

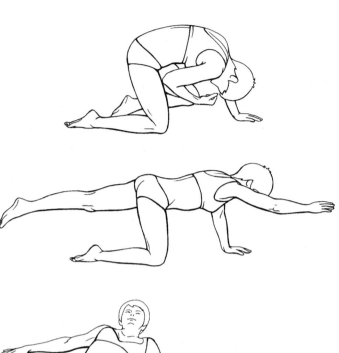

■ **Abb. 7.28.** Eigenmobilisation der BWS und LWS in die Flexion/Extension mit Rotation

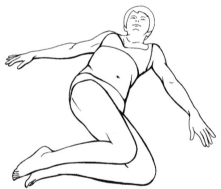

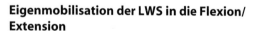

■ **Abb. 7.29.** Eigenmobilisation der BWS und LWS in die Rotation

Eigenmobilisation der LWS in die Flexion/Extension

Ausführung. Im Kniestand den Oberkörper leicht nach vorne neigen und mit beiden Händen oder den Unterarmen an einem Stuhl abstützen. Jetzt das Becken vor- und zurückkippen, wobei die Brustwirbelsäule gut gestreckt bleibt (■ **Abb. 7.30**).

❗ Funktionelle Aspekte

Mobilisation der Lendenwirbelsäule in die Flexion und Extension.

Variante. Im Vierfüßlerstand bei horizontal eingestellter Wirbelsäule das Becken abwechselnd kippen und

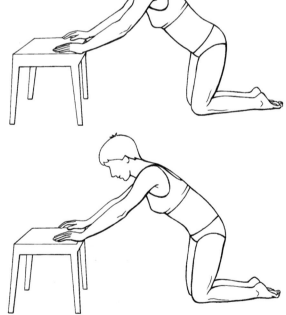

■ **Abb. 7.30.** Eigenmobilisation der LWS in die Flexion/Extension

aufrichten. Die Brustwirbelsäule soll dabei stabil gehalten werden. Weitere Ausgangsstellung: Seitlage (s. **Abb. 7.33**).

7.2.3 Hubfreie Mobilisationen

Wann immer möglich, sollte die Mobilisation hubfrei durchgeführt werden, d.h. die Bewegungen erfolgen unter reduzierter Einwirkung der Schwerkraft auf die zu mobilisierenden Strukturen. Dazu stehen die **Bewegungsachsen vertikal, die zu mobilisierenden Körperabschnitte** bewegen sich bei möglichst geringem Reibungswiderstand in einer **horizontalen Ebene**. Nur so werden die bewegten Teilgewichte des Körpers nicht gegen die Schwerkraft gehoben oder gebremst, und man kann unphysiologische Scherbewegungen weitgehend ausschließen.

Hubfreie Eigenmobilisation der gesamten Wirbelsäule in die Rotation

Ausführung. Im aufrechten Sitz auf dem Hocker den gesamten Rumpf und den Kopf nach links und rechts verdrehen, sodass die quere Beckenachse und die Achse des Schultergürtels einen möglichst großen Winkel erreichen (**Abb. 7.31**).

! Funktionelle Aspekte

- Das Gesäß darf nicht mitbewegt werden, der Blick soll der Bewegung vorauslaufen und den Oberkörper damit noch weiter in die Rotation »ziehen«.
- Die Hände jeweils auf die gegenüberliegende Schulter auflegen oder mit dem gleichseitigen Arm soweit wie möglich nach hinten zeigen.

Hubfreie Eigenmobilisation der LWS in die Lateralflexion links und rechts

Ausführung. In Rückenlage die Hände auf die Beckenschaufeln legen. Nun eine Rumpfseite verkürzen (die Beckenschaufel zu den Rippen ziehen) und die andere verlängern (**Abb. 7.32**). Bei gleichzeitigem Wechsel ergibt sich ein rhythmisches Kopf-/Fußwärtsrutschen der Beine auf der Unterlage.

! Funktionelle Aspekte

- Langsam und mit kleinen Bewegungsamplituden beginnen. Ist der Rhythmus durcheinandergekommen, von vorne beginnen.
- Wenn sich bei abgelegten Beinen eine Hyperlordose nicht vermeiden lässt, den Rückenschüler mit angestellten Beinen üben lassen. **Nur** das Becken bewegt sich auf der Unterlage.

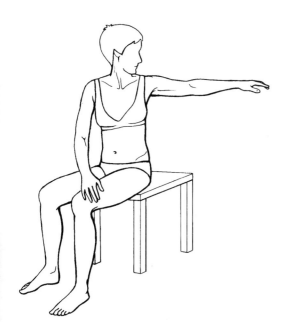

Abb. 7.31. Hubfreie Eigenmobilisation der gesamten Wirbelsäule in die Rotation

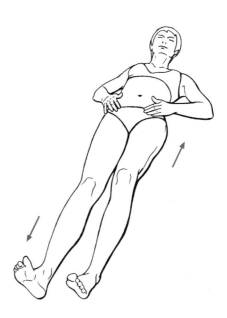

Abb. 7.32. Hubfreie Eigenmobilisation der LWS in die Lateralflexion links und rechts

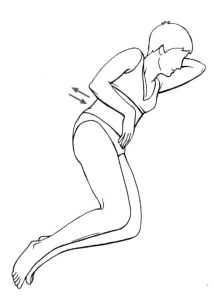

▣ Abb. 7.33. Hubfreie Eigenmobilisation der LWS in die Flexion und Extension

Hubfreie Eigenmobilisation der LWS in die Flexion/Extension

Ausführung. In Seitlage die Knie- und Hüftgelenke leicht anwinkeln und das Becken im Wechsel nach dorsal und ventral kippen (**▣ Abb. 7.33**). Dadurch verkürzt bzw. vergrößert sich der Abstand Schambein – Bauchnabel. Der Abstand Nabel – Sternumspitze darf dabei nicht verändert werden.

❗ Funktionelle Aspekte
- Eventuell die Taille unterlagern!
- Zur **Eigenkontrolle** kann mit der oberen Hand die Bewegung kontrolliert werden. Dazu liegt die Daumenkuppe auf dem Bauchnabel und die Spitze des Mittelfingers auf dem Schambeinknochen. Bei Dorsalkippung müssen die Finger zusammen und bei Ventralkippung auseinander wandern. Rhythmisch üben!

7.3 Kräftigungsübungen

Untersuchungen an Feuerwehrleuten haben ergeben, dass **zwischen Rückenbeschwerden und »Fitness« ein direkter Zusammenhang** besteht. Anhand von Kraft-, Ausdauer- und Beweglichkeitstests wurden die Probanden **je nach Fitnessgrad eingeteilt** in eine:

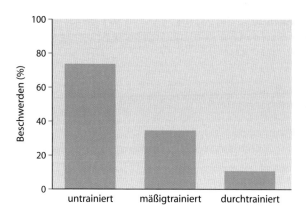

▣ Abb. 7.34. Zusammenhang zwischen Trainingszustand und Rückenbeschwerden

- untrainierte Gruppe,
- mäßig trainierte Gruppe,
- durchtrainierte Gruppe.

So konnte ermittelt werden, dass es bei den durchtrainierten Männern in den vorausliegenden 3 Jahren praktisch keine Rückenbeschwerden gegeben hatte, während fast 80 % der untrainierten Probanden im gleichen Zeitraum von Rückenschmerzen betroffen waren (**▣ Abb. 7.34**).

7.3.1 Grundlagen

Kontraktionsformen der Muskulatur

Isometrische Kontraktion. Der Muskel ist an Ansatz und Ursprung fixiert. Bei einer Anspannung des Muskels findet keine Längenänderung mit Gelenkbewegung statt, sondern nur eine Spannungsänderung im Muskel selbst. Der Abstand der Insertionsstellen des Muskels verändert sich also nicht.

❯ Beachte
Keine Längenänderung, nur Spannungsänderung des Muskels.

Isotonische Kontraktion. Bei der isotonischen Kontraktionsform bleibt der Spannungszustand im Muskel während der Bewegung immer gleich groß. Dies kommt sehr selten vor, da mit einer Gelenkbewegung immer Veränderungen der Hebelverhältnisse und damit der Spannungsanforderung im Muskel einhergehen.

> **Beachte**
> Muskel verändert seine Länge bei gleich bleibender Spannung.

Auxotonische Kontraktion. Zwischenstellung zwischen isometrischer und isotonischer Kontraktion.

> **Beachte**
> Gleichzeitige Längen- und Spannungsänderung des Muskels.

Dies ist bei fast allen Körperbewegungen der Fall.

Arbeitsweisen der Muskulatur

Dynamische Arbeit. Wenn die Muskulatur **dynamisch** arbeitet, übt sie eine Kraft auf Ursprung und Ansatz aus und verändert ihre Länge. Dadurch bewegt sich das von dem Muskelstrang überbrückte Gelenk.

> **Beachte**
> Längenänderung des Muskels mit Gelenkbewegung.

Wirkt die Kraft des Muskels so, dass sich Ursprung und Ansatz einander nähern, spricht man von **dynamisch-konzentrischer** oder **dynamisch-positiver Arbeit**. Der Muskel verkürzt sich und wirkt überwindend (**◻ Abb. 7.35 a**).

Wenn bei der Kraftentfaltung des Muskels sein Ursprung und Ansatz auseinander wandern, so spricht man von **dynamisch-exzentrischer** oder auch von **dynamisch-negativer Arbeit**. Der Muskel verlängert sich und wirkt bremsend (**◻ Abb. 7.35 b**).

Statische Arbeit. Unter statischer Arbeit versteht man, dass der **Muskel eine Kraft auf Ursprung und Ansatz ausübt**, ohne dass er sich sichtbar verkürzt.

> **Beachte**
> Trotz Muskelanspannung findet **keine Gelenkbewegung** statt.

Bei dieser **isometrischen Muskelkontraktion** hält die vom Muskel entwickelte Kraft das Gleichgewicht zu einer Gegenkraft. Da die Last nicht bewegt wird, findet **keine Arbeit im physikalischen Sinn** statt (**◻ Abb. 7.35 c**).

Kraftarten

Je nach Qualität der Muskelkraft lassen sich verschiedene Kraftarten unterscheiden (**◻ Abb. 7.36**).

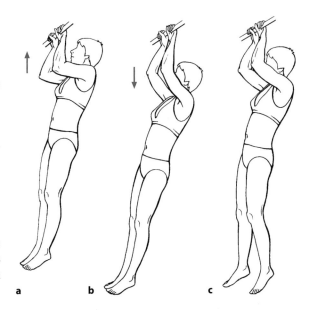

◻ **Abb. 7.35 a–c.** Beispiel für verschiedene Arbeitsweisen des M. biceps brachii. **a** Konzentrisch beim Nach-oben-Ziehen, **b** exzentrisch beim Herablassen, **c** statisch beim Stillhalten mit gebeugten Ellbogengelenken

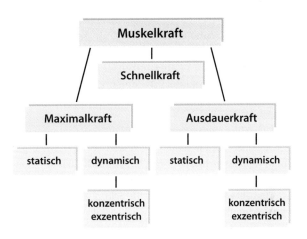

◻ **Abb. 7.36.** Einteilung der verschiedenen Arten von Muskelkraft

Maximalkraft. **Maximalkraft** ist die höchst mögliche Kraft, die ein Mensch willentlich entwickeln kann.

Maximalkraftvermögen besteht darin, durch Kontraktion der innervierbaren Muskelfasern hohen Widerständen entgegenzuwirken (statisch Maximalkraft) bzw. sie zu überwinden (dynamische Maximalkraft). In diesem Fall werden schnelle und auch langsame Fasern aktiviert.

 Tipp

Die **aktuelle dynamische Maximalkraft** ist erreicht, wenn ein entsprechendes Gewicht gerade einmal bewegt und 5 s gehalten werden kann = eine Repetitio maxima.

Werden autonom geschützte Kraftreserven ausgeschöpft, die unter normalen Bedingungen willentlich nicht mobilisiert werden können, spricht man von »**absoluter Maximalkraft**«. Hierzu müssen dem Körper extreme Belastungen abverlangt werden (z. B. Todesangst o. ä.).

Die **Maximalkraft hängt von folgenden Faktoren ab:**
- Querschnittsgröße der eingesetzten Muskelfasern,
- Anzahl der einsetzbaren Muskelfasern,
- intramuskuläre Koordination (= Zusammenspiel einzelner Muskelfasern und -bündeln innerhalb desselben Muskels),
- intermuskuläre Koordination (= Zusammenspiel mehrerer Muskeln),
- Längenzustand des Muskels,
- Zugwinkel,
- Motivation.

Schnellkraft. Schnellkraft ist die **Kraft pro Zeiteinheit**, die eine Muskelgruppe bei einem Bewegungsablauf willkürlich gegen einen Widerstand ausüben kann (= dynamische Kraftentwicklung pro Zeiteinheit). Sie ist abhängig von der zu bewegenden Masse und dem zurückzulegenden Weg.

Schnellkraftvermögen ist die Fähigkeit, aufgrund von Kontraktionen schnellzuckender Muskelfasern geringe Widerstände mit hohen Geschwindigkeiten zu bewegen.

Limitierende Faktoren für die Schnellkraft sind die:
- Maximalkraft,
- zu bewegende Last,
- Koordination,
- Kontraktionsgeschwindigkeit der Muskulatur,
- Muskellänge,
- Berücksichtigung physikalischer Gesetze (Hebel).

Ausdauerkraft. **Ausdauerkraft** oder auch Kraftausdauer ist die Widerstandsfähigkeit gegen die Ermüdung von lang anhaltenden oder sich wiederholenden hohen Belastungen. Man unterscheidet eine **statische** und eine **dynamische Kraftausdauer**.

Zusammenhang zwischen Maximalkraft und Kraftausdauer. Die **Energiebereitstellung** erfolgt **bei Belastungen** von mehr als ca. 40 % der aktuellen Maximalkraft fast ausschließlich anaerob. Steigert man nun durch gezieltes Maximalkrafttraining die Kraftfähigkeit, vergrößern sich auch die anaeroben Energiebereitstellungsmöglichkeiten. Da zur Realisierung der Kraftausdauerleistung aber immer nur eine bestimmte Anzahl von Muskelfasern benötigt wird, bedeutet ein größerer Muskelquerschnitt bzw. eine größere anaerobe Kapazität eine geringere Belastung der einzelnen Muskelfaser.

Folglich können bei gleichem Belastungswiderstand nun mehr Wiederholungen bzw. die gleiche Wiederholungszahl mit höherer Belastung durchgeführt werden (**dynamische Kraftausdauer**), oder eine Kraftausdauerleistung kann länger bzw. in derselben Zeit mit einem höheren Belastungswiderstand aufrecht erhalten werden (**statische Kraftausdauer**).

 Beachte

Leistungsbestimmende Faktoren der Kraftausdauer sind die:
- Maximalkraft,
- aerobe Kapazität,
- lokale und zentrale Ermüdung.

Trainingsparameter

Das Ziel planmäßigen Trainings ist die funktionelle, biochemische und morphologische Veränderung des Muskels unter dem Aspekt »Leistungssteigerung«. Die gewünschten Anpassungserscheinungen sind abhängig vom adäquaten Trainingsreiz. Dieser wird im Wesentlichen durch folgende Parameter bestimmt:
- Intensität,
- Umfang,
- Häufigkeit,
- Pause.

Intensität. Hierbei handelt es sich um den prozentualen Krafteinsatz in Hinblick auf die aktuelle Maximalkraft. Sie kann objektiv mit Hilfe von **Trainingsmaschinen** ermittelt werden und muss natürlich mit fortschreitender Trainingsdauer immer wieder aktualisiert werden. Im Rahmen der Rückenschule spielen eher subjektive Kriterien wie Erschöpfungsgefühl, brennende Muskulatur oder Unkorrektheit bei der Bewegungsausführung (Ausweichbewegungen) eine Rolle. Bei **leistungsheterogenen Gruppen** kann der Lehrer die Intensität durch Veränderung der Hebel oder Ausgangsstellungen, kleine Zusatzgewichte usw. ganz individuell festlegen.

Umfang. Jeweils eine bestimmte Anzahl von Anspannungen bzw. Wiederholungen einer Bewegung hintereinander wird als »Satz« oder »Serie« bezeichnet. Der Trainingsumfang beschreibt die Anzahl der Repetitionen je Satz und die Anzahl der Sätze, die im Rahmen der Trainingseinheit durchgeführt werden. Das Ziel des Krafttrainings (Ausdauer oder Hypertrophie) wird neben der Intensität auch durch die Wiederholungszahl erreicht. Untrainierte Personen sollten grundsätzlich mit vielen Wiederholungen/Satz (20–40) und entsprechend geringem Widerstand beginnen, um den Körper in seinem Adaptionsvermögen nicht zu überfordern.

Häufigkeit. Sie bezieht sich auf die Zahl der Trainingseinheiten pro Woche.

Pause. Die Pausendauer zwischen den einzelnen Sätzen bestimmt die Reizdichte und ist ein entscheidendes Kriterium für die Regulation von Belastung und Erholung (◘ Tabelle 7.1).

❯ **Beachte**
Je besser der Leistungsstand ist, desto kürzer können die Pausen zwischen den Sätzen sein.

Dies gilt auch für die Anzahl der Trainingseinheiten pro Woche.

Trainingsprinzipien
Unter Muskeltraining versteht man die systematische Wiederholung gezielter, überschwelliger Muskelanspannungen zum Zwecke der Leistungssteigerung. Diese erreicht man durch biologische Anpassungsmechanismen im morphologischen und funktionellen Bereich.

◘ **Tabelle 7.1.** Regenerationszeiten nach Kraftbelastungen

	Anfänger	Leistungssportler
Regeneration zwischen den Sätzen	2–5 min	1–2 min
Regeneration zwischen Trainingseinheiten	24–36 h	3–12 h

Um dieses Ziel zu erreichen, müssen mehrere wichtige Trainingsprinzipien beachtet werden:
- Prinzip der Belastungsvorbereitung,
- Prinzip der optimalen Relation von Belastung und Erholung,
- Prinzip der progressiven und variierenden Belastung.

Prinzip der Belastungsvorbereitung. Auf eine Belastung, wie sie im Training oder im Wettkampf vorkommt, muss man sich durch ein **Aufwärmprogramm** vorbereiten. Das kardiopulmonale System wird dabei aktiviert und die Durchblutung der Muskulatur verbessert. Dadurch wird der Muskel geschmeidiger, Stoffwechselprozesse in Gang gesetzt und die physiologische und psychovegetative Einstellung optimiert.

Das Aufwärmen sollte aktiv z. B. durch Warmlaufen, Radfahren u. ä. erfolgen. Die **physiologischen Wirkungen des aktiven Aufwärmens** sind im einzelnen:
- Die **Temperatur im Muskel** steigt von ca. 34 ° auf Werte bis über 40 ° an, mit dem Blutstrom wird zeitlich verzögert auch die Körperkerntemperatur erhöht.
- Die **Stoffwechselprozesse im Muskel**, z. B. die Energiebereitstellung, laufen schneller ab. Nach der R-G-T-Regel (Reaktions-Geschwindigkeits-Temperatur-Regel) erhöht sich die Stoffwechselrate pro Grad Temperatursteigerung um etwa 13 %.
- Die **Leitungsgeschwindigkeit für Nervenimpulse** nimmt zu.
- Elastische und visköse Widerstände werden herabgesetzt, wodurch die **Kontraktionsgeschwindigkeit des Muskels** ansteigt.
- Durch die körperliche Tätigkeit nehmen das **Atem-Minuten-Volumen** und das **Herz-Zeit-Volumen** zu, wodurch die Voraussetzung für eine gesteigerte Sauerstoff-Aufnahme geschaffen wird.

Eine positive Begleiterscheinung der aktiven Aufwärmarbeit ist das »Einarbeiten«. Dadurch wird die koordinative Leistung bereits mit dem Aufwärmen verbessert.

Prinzip der optimalen Relation von Belastung und Erholung. Jeder weiß aus eigener Erfahrung, dass der Körper nach einer großen Anstrengung eine gewisse Zeit benötigt, um sich wieder zu erholen. Bei einem **gezielten Krafttraining** sollte auf das zeitliche Verhältnis von Belastung und Erholung geachtet werden.

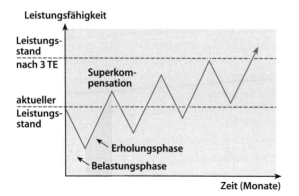

◘ Abb. 7.37. Schema der Leistungssteigerung durch regelmäßiges Training nach dem Prinzip der Superkompensation

Durch Einhaltung der optimalen Regenerationsphasen nach den Trainingseinheiten (TE) kommt es zum Phänomen der **Superkompensation**, d.h. die Leistungsfähigkeit steigt über das Ausgangsniveau (**◘ Abb. 7.37**).

Die neue Trainingseinheit beginnt nun auf diesem höheren Niveau und endet mit einer erneuten Superkompensation.

> **Beachte**
>
> Durch die **Aneinanderreihung vieler Trainingseinheiten im Rahmen eines regelmäßigen Trainings** wird die Leistungsfähigkeit nach dem Prinzip der Superkompensation allmählich gesteigert.

In diesem Zusammenhang muss allerdings erwähnt werden, dass bei einer zu **langen Erholungsphase** (mehr als 3 Tage) **der Effekt der Superkompensation wieder verloren geht** und sich das ursprüngliche Leistungsniveau wieder einstellt.

Prinzip der progressiven und variierenden Belastung. Mit zunehmender Leistungsfähigkeit und je mehr man sich der **individuellen, absoluten Leistungsfähigkeit** annähert, desto höher muss auch die Belastungsintensität und der Trainingsumfang sein, um einen adäquaten Reiz für die biologische Anpassung des Muskels zu setzen: Während beim Untrainierten zu Beginn des Trainings die Reizschwelle bei 30–40 % des aktuellen Leistungsstands liegt, muss z.B. bei einem Leistungssportler die Reizschwelle über 70 % liegen, um eine Leistungssteigerung zu erfahren.

> **Tipp**
>
> Für die Progression der Belastung empfiehlt sich folgende Vorgehensweise:
> 1. **Erhöhung der Trainingshäufigkeit.** Von 2-mal/Woche auf täglich.
> 2. **Erhöhung des Trainingsumfangs.** Zuerst mehr Wiederholungen pro Satz, dann mehr Sätze pro Trainingseinheit.
> 3. **Erhöhung der Reizintensität.** Steigerung der Widerstände bzw. der Schwierigkeit der Ausführung, d.h. die Anzahl der Sätze wird wiederum reduziert, die Wiederholungen jedoch mit einem höheren Widerstand ausgeführt.

Unter Variation der Belastung ist zu verstehen, dass dieselbe Muskelgruppe nicht immer mit derselben Übung und nach derselben Trainingsmethode geschult wird.

> **Beachte**
>
> Den ständig wechselnden Beanspruchungen im täglichen Leben kann man nur durch **Übungsvielfalt** und **alternierende Ausgangsstellungen** gerecht werden.

Selbst bei Beachtung aller Trainingsgrundsätze wird man die Erfahrung machen, dass mit zunehmender Trainingsdauer und gestiegener Leistungsfähigkeit die Leistungssteigerung selbst bei steigendem Trainingsumfang in immer kleineren Schritten vorangeht.

Ein **Untrainierter** wird also zu Beginn des Trainings **sehr schnelle Fortschritte** machen, seine Leistungsfähigkeit ist nach längerer Trainingspause allerdings genauso schnell wieder verloren.

Der **Trainierte** erfährt nur noch einen **langsamen Leistungsfortschritt**, dafür kann er sein Kraftniveau jedoch auch ohne Training über einen längeren Zeitraum erhalten.

Aus diesen Trainingsgrundlagen leiten sich einige wichtige Forderung ab, die der Rückenkursleiter seinen Schülern immer wieder mit Nachdruck ans Herz legen muss:

> **Wichtige Merkregeln für den Rückenschüler**
> — Nach anfänglich sichtbar guten Erfolgen muss das Training unbedingt weitergeführt werden, damit der Leistungszuwachs erhalten bleibt und nicht innerhalb kürzester Zeit wieder verloren geht.
> — Eine versäumte Trainingseinheit kann durch ein doppeltes Programm beim nächsten Mal nicht wieder

aufgeholt werden. Der Effekt der Superkompensation ist verloren, und man beginnt wieder von vorne.

- Mit zunehmendem Training muss die Anstrengung immer größer werden, um eine Leistungssteigerung zu erreichen. Dies bedeutet, für das tägliche Übungsprogramm etwas mehr Zeit einzuplanen.

Methoden des Krafttrainings

Statisches Krafttraining. Diese Form ist gekennzeichnet durch starke isometrische Muskelanspannung gegen einen unüberwindlichen Widerstand. Es wird deshalb auch als **isometrisches Krafttraining** bezeichnet.

Werden dabei weniger als 15 % der Maximalkraft eingesetzt, kann die Haltedauer praktisch unbegrenzt lang sein. Mit **steigendem Krafteinsatz** nimmt sie jedoch rapide ab, da durch die zunehmende Kompression der Kapillaren die Durchblutung gedrosselt wird. Bei 40 % der Maximalkraft beträgt sie nur noch ca. 2 min. Bei einem **statischen Krafteinsatz**, der größer ist als 50% der Maximalkraft, sind die Muskelkapillaren verschlossen und damit ist die Durchblutung komplett unterbrochen. Die geforderte Energie muss jetzt auf anaerobem Wege gewonnen werden. Dabei bildet sich zunehmend Milchsäure (Laktat), der Muskel beginnt allmählich zu schmerzen und ermüdet in der Folge rasch.

❯ **Beachte**

Ein Hauptanwendungsbereich des statischen Krafttrainings ist die **Verbesserung der Stabilisationsfähigkeit bestimmter Muskelgruppen** bei bestimmten Gelenkstellungen.

Das statische Krafttraining bietet die Möglichkeit der schnellen und gezielten Aufschulung stark atrophierter Muskulatur bzw. der Verlangsamung einer Inaktivitätsatrophie.

Isometrisches Training wird vornehmlich bei den Muskeln durchgeführt, die, wie die Rumpfmuskeln, vorwiegend auf Haltekraft beansprucht werden oder wo die Bewegung unter Belastung (wie es beim dynamischen Krafttraining erforderlich ist) schmerzhaft ist.

In der Praxis hat sich das in ◼ **Tabelle 7.2** aufgelistete Übungsprogramm bewährt.

Dynamisches Krafttraining. Dynamisches Krafttraining unterteilt man in:
- dynamisch konzentrisches Training und
- dynamisch exzentrisches Training.

Analog zu seiner Arbeitsweise muss sich der Muskel dabei gegen einen Widerstand verkürzen (= konzentrisch) oder verlängern (= exzentrisch).

Das **dynamische Krafttraining** ist die Methode der Wahl, um die Kraftausdauer (intermuskuläre Koordination) zu verbessern bzw. einen Muskelaufbau (Hypertrophie = Querschnittsvergrößerung) zu erzielen.

Zur Verbesserung der Kraftausdauer wird mit vielen Wiederholungen (15–30 Whlgen, 2–3 Sätze) bei einer Intensität von 30 %–60 % der Maximalkraft geübt, der Muskelaufbau verlangt weniger Wiederholungen, dafür eine höhere Intensität (◼ **Tabelle 7.3**).

In der Regel ist im Rahmen der Rückenschule bei den meisten Übungen das eigene Körpergewicht ausreichend, um im geforderten Intensitätsbereich zu arbeiten. Je nach Gestaltung des »Lasthebels« kann man das Drehmoment sehr gut dosieren, um sich auf diese Weise immer im optimalen Bereich zu bewegen.

Wenn sich nach längerem Training und verbessertem Leistungsstand oder bei großen Muskelgruppen keine Progression mehr mit dem eigenen Körpergewicht erzielen lässt, dann bieten sich einfache **Zusatzgewichte** an, die für jedermann leicht zu beschaffen sind:

◼ **Tabelle 7.2.** Trainingsparameter beim isometrischen Krafttraining

Intensität	60–70 % der Maximalkraft
Reizdauer	6–10 s
Wiederholungen	6–10/Satz
Anzahl der Sätze	3–5
Pausen	10 s nach jeder Anspannung, ca. 2 min nach jedem Satz

◼ **Tabelle 7.3.** Trainingsparameter beim dynamischen Krafttraining (Muskelaufbau)

Intensität	60–80 % der aktuellen Maximalkraft
Wiederholungen	8–15/Satz bei mittlerem Bewegungstempo
Anzahl der Sätze	Anfangs 1–3, später 3–5
Pausen	Mindestens 2 min nach jedem Satz

- leere oder gefüllte Flaschen,
- Gummibänder,
- Sandsäckchen,
- Hanteln usw.

Wirkung des Ausdauertrainings auf die lokale aerobe Muskelausdauer

Die größere Leistungsfähigkeit der auf Ausdauer trainierten Muskulatur setzt eine **gesteigerte aerobe Energiebereitstellung in der belasteten Muskelzelle** voraus. Energie kann aber nur dann vermehrt aerob bereitgestellt werden, wenn das Sauerstoffangebot an die Muskelzelle ausreichend hoch ist.

> **Beachte**
> Ein **höheres Sauerstoffangebot in der Muskelzelle** basiert auf der verbesserten Kapillarisierung. Die Folge ist eine homogenere Blutverteilung im arbeitenden Muskel.

Unter der **verbesserten Kapillarisierung** des Muskels ist zu verstehen:
- Zunahme der Zahl der Kapillaren pro cm² Muskelquerschnitt.
- Vergrößerung des Querschnitts der Einzelkapillare.
- Größere Zahl der bei Arbeit durchströmten Kapillare.
- Verbesserte nutritive Durchblutung durch Abnahme der Kurzschlussdurchblutung.

Da die ausdauertrainierte Muskulatur ihren Querschnitt praktisch nicht vergrößert hat, wird so die **Austauschfläche zwischen Kapillare und Muskelfaser größer** und die **Diffusionsstrecke zwischen Kapillarwand und den Mitochondrien in der Muskelzelle kleiner**. Damit nimmt die Menge Sauerstoff zu, die pro Zeiteinheit von den Kapillaren in die Muskelzelle diffundieren kann.

Außerdem strömt das Blut bei vergrößertem Kapillarquerschnitt und gleicher Durchblutung (l/min) langsamer durch den Muskel, wodurch sich die Zeit (Kontaktzeit) zur Sauerstoffentnahme verlängert. Dies wiederum hat zur Folge, dass die **arteriovenöse Sauerstoffdifferenz zunimmt** und in der Lunge mehr Sauerstoff aufgenommen werden kann.

Desweiteren weist die ausdauertrainierte Muskulatur **biochemische Veränderungen** auf, die die Kapazität der aeroben Energiebereitstellung steigern:
- Anstieg von Zahl und Größe der Mitochondrien.
- Erhöhung der Aktivität der Enzyme für die oxidative Energiegewinnung.

- Anstieg des Myoglobingehalts.
- Vergrößerung des Glykokendepots.
- Anstieg der energetischen Phosphatverbindungen.

> **Beachte**
> Durch Training steigt die Fähigkeit zur **anaeroben Energiebereitstellung** besonders in den schnell zuckenden Fasern.
> Die Fähigkeit zur **oxidativen Energiebereitstellung** vergrößert sich in den beiden Muskelfaserarten, besonders in den im Training am meisten beanspruchten Muskeln.

Praktische Grundsätze des Muskeltrainings

Jede Art des Krafttrainings stellt für den untrainierten Körper eine ungewohnte Zusatzbelastung dar. Der Rückenschullehrer muss großen Wert darauf legen, dass folgende Grundsätze beachtet werden.

> **!** Verhaltensweisen bei Krafttraining
> - Zu Beginn der Trainingsperiode muss der Körper erst an die zusätzliche Belastung gewöhnt werden. Deswegen **wenig intensiv beginnen** und während der ersten Wochen **langsam steigern**.
> - Das **Training muss schmerzfrei sein**, d. h. es darf nicht zu Beschwerden in den Gelenken oder an der Wirbelsäule kommen. Dagegen können Muskelschmerzen in Form eines leichten Muskelkaters am Trainingsanfang akzeptiert werden.
> - Zieht ein abgeschwächter Muskel über ein hypomobiles und/oder **schmerzhaftes Gelenk**, muss das Gelenk zuerst behandelt werden.
> - Bei **Arthrosen** sollten starke Druckbelastungen des Gelenks vermieden werden. Ebenso sollte beim Wirbelsäulentraining nicht mit stärkeren Druckbelastungen der Zwischenwirbelscheiben gearbeitet werden.
> - Zu Beginn jeder Trainingseinheit sollte eine **allgemeine und spezifische Muskelerwärmung** stehen. Dies geschieht am zweckmäßigsten durch aktives Aufwärmen (10–12 min).
> - Ist der **Antagonist** eines schwachen Muskels verkürzt, muss dieser **zuerst gedehnt werden**, bevor der abgeschwächte Muskel gekräftigt wird.
> - Immer auf eine **ruhige und korrekte Übungsausführung** achten! Ruckartige und beschleunigende Bewegungen vermeiden.
> - Stets besonderes Augenmerk auf eine **physiologische Wirbelsäulenbelastung** legen! Ausweichbewegungen sind meist Zeichen einer Überforderung.

- Während der Übungsausführung **nicht den Atem an-halten** (Pressatmung), sondern ruhig, notfalls etwas flacher weiteratmen. Dabei während der Anspannung aus- und in der Entspannung einatmen.
- **Asymmetrische Übungen** immer auf beide Seiten durchführen!
- Wenn bei **beginnender Muskelermüdung** die Muskeln anfangen zu zittern, sollte die Übung beendet werden.
- Jede Trainingseinheit mit dem »**cool down**« beenden, um die Regeneration der Muskeln zu beschleunigen (Dehnen, Auslaufen, Entspannungsübungen, Sauna, Whirlpool usw.).

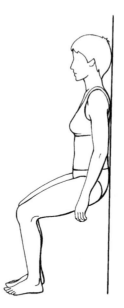

◻ Abb. 7.38. Muskelfunktionstest für die Kniestreckmuskulatur

7.3.2 Muskelfunktionsüberprüfung

Zur Überprüfung der Kraft bieten sich einige standardisierte Testmöglichkeiten für die wichtigsten Muskelgruppen an, die sich im Rahmen eines Rückenkurses auch bei einer größeren Gruppe ohne großen Aufwand durchführen lassen. Jeder Teilnehmer kann sofort und eindrucksvoll erkennen, wo im wahrsten Sinne des Wortes seine Schwächen liegen und er an sich besonders zu arbeiten hat.

Kniestreckmuskulatur

Wandsitz. Mit dem Rücken gegen eine Wand lehnen, die Kniegelenke sind 45 – 90 ° gebeugt und die Unterschenkel stehen senkrecht (s. ◻ **Abb. 7.38**).
  Sehr gut: Länger als 60 s.
  Schlecht: Weniger als 30 s.

Bauchmuskulatur

Aus der Rückenlage mit angestellten Beinen die Füße in den Boden drücken und den Oberkörper einrollen, bis die Schulterblätter frei sind (◻ **Abb. 7.39**).
  Sehr gut: 25 – 30 s in ◻ **Abb. 7.39 a**.
  Schlecht: Weniger als 30 s in ◻ **Abb. 7.39 b**.

Rückenmuskulatur

Aus der Bauchlage bei fest angespannter Bauch- und Gesäßmuskulatur den Oberkörper leicht anheben und halten (◻ **Abb. 7.40**).
  Sehr gut: Länger als 90 s.
  Schlecht: Weniger als 60 s.

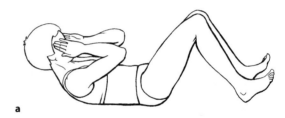

a

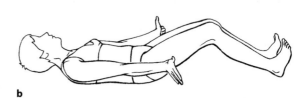

b

◻ Abb. 7.39 a, b. Muskelfunktionstest für die Bauchmuskulatur. **a** Schwierige Ausführung, **b** leichte Ausführung

Schultergürtel

Aus dem Knieliegestütz den Rumpf abwechselnd senken und wieder nach oben drücken (◻ **Abb. 7.41**).
  Sehr gut: Mehr als 25 Wiederholungen.
  Schlecht: Weniger als 15 Wiederholungen.

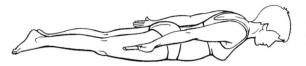

Abb. 7.40. Muskelfunktionstest für die Rückenstreckmuskulatur

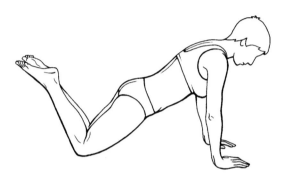

Abb. 7.41. Muskelfunktionstest für die Arm-, Schulter- und Brustmuskulatur

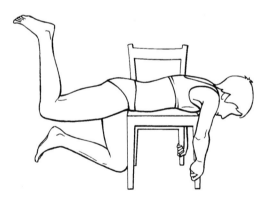

Abb. 7.42. Muskelfunktionstest für die Gesäßmuskulatur

Gesäßmuskulatur

In Bauchlage den Rumpf bis zum Becken auf einen Stuhl oder Tisch ablegen und dabei mit beiden Händen gut festhalten. Einen Oberschenkel gegen den Stuhl drücken, den anderen bei gebeugtem Knie nach oben anheben (**Abb. 7.42**).

Sehr gut: Der angehobene Oberschenkel kann waagrecht gehalten werden, ohne dass der Druck des anderen aufgegeben werden muss.

Schlecht: Das Bein kann nicht so weit angehoben werden, dass der Oberschenkel in die Waagrechte gelangt.

7.3.3 Training der Bauchmuskulatur

Es gibt keine Kräftigungsübung für die Bauchmuskulatur, die in ihrer Wirkungsweise streng nach den einzelnen Anteilen differenziert.

> **Beachte**
>
> Grundsätzlich gilt:
> Alle **Bewegungen in der Sagittalebene** sprechen mehr die geraden Bauchmuskel an, während die **Diagonalbewegungen** mit leichter Rotation vermehrt die schrägen Bauchmuskeln stimulieren.
> Bei Übungen mit **kranialer Insertion als Punctum fixum** werden eher die distalen Anteile und bei **umgekehrtem Punctum fixum** mehr die oberen Fasern angesprochen.

Jede Anspannung der Bauchmuskulatur hat – funktionell-anatomisch bedingt – starke Einwirkungen auf die Atmung. Deshalb sei an dieser Stelle erwähnt, dass die Rückenkursteilnehmer immer wieder ganz eindringlich darauf hingewiesen werden müssen, **den Atem nicht zu pressen**.

Statisches Training der Bauchmuskeln

Übung 1

Ausführung. Im Vierfüßlerstand die Hände und Knie zueinander spannen, als wolle man die Unterlage dazwischen aufwellen (**Abb. 7.43**).

Spannungsmöglichkeiten. Gerade und diagonal (schräge Bauchmuskeln), einseitig und beidseitig.

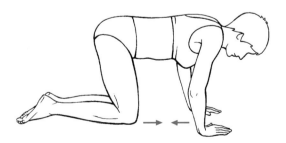

Abb. 7.43. Isometrisches Training der geraden und schrägen Bauchmuskeln

Funktionelle Aspekte

- Besonders auf die physiologische Einstellung der Hals-und Lendenwirbelsäule achten.
- Isometrisch üben.

Übung 2

Ausführung. Im Vierfüßlerstand die Hände nach vorne und die Füße nach hinten wegschieben wollen. Dadurch wird die Wirbelsäule gestreckt. Zur Erschwerung die Knie leicht anheben und halten (○ **Abb. 7.44**).

Funktionelle Aspekte

- Besonders auf die physiologische Einstellung der Hals-und Lendenwirbelsäule achten.
- Isometrisch üben.

Übung 3

Ausführung. In der Rückenlage die Oberschenkel senkrecht und die Unterschenkel waagrecht einstellen. Die Lendenwirbelsäule ist mit einem gefalteten Handtuch unterlagert. Nun das Becken etwas abrollen (bis die LWS fest auf das Handtuch drückt) und langsam ein Bein schräg nach vorne-oben wegstrecken und wieder zurückholen. Das andere Bein hält die Position (○ **Abb. 7.45**).

Funktionelle Aspekte

- Schwerpunkt: Untere Anteile.
- Belastungssteigerung erfolgt durch:
  - das übende Bein flacher wegstrecken,
  - mit beiden Beinen gleichzeitig üben,
  - in der Ausgangsstellung die Oberschenkel nicht senkrecht, sondern leicht schräg nach vorne einstellen.
- Auf keinen Fall darf die Lendenwirbelsäule den Kontakt zur Unterlage verlieren!

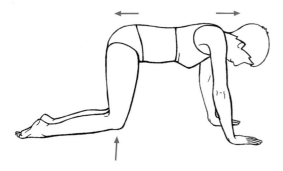

○ **Abb. 7.44.** Isometrische Ganzkörperkräftigung mit Betonung der Bauchmuskulatur

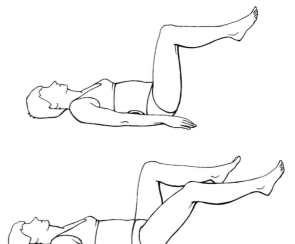

○ **Abb. 7.45.** Isometrisches Training der Bauchmuskeln bei dynamischer Beinarbeit

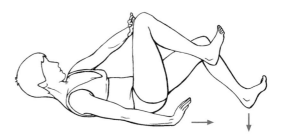

○ **Abb. 7.46.** Isometrisches Training der Bauchmuskeln mit Ganzkörperspannung

- Dynamisch üben satzweise nur mit einem Bein oder im Wechsel rechts – links oder in die Endstellung gehen und isometrisch halten.

Übung 4

Ausführung. Aus der Rückenlage den Oberkörper etwas anheben, ein Bein anhocken und mit der kontralateralen Hand gegen das Knie stemmen. Mit der Ferse des anderen Beins in die Unterlage und mit der anderen Hand Richtung Ferse spannen (○ **Abb. 7.46**).

Funktionelle Aspekte

- Schwerpunkt: Diagonale Muskelkette.
- Ganzkörperspannung mit Betonung der Bauchmuskulatur. Wechselseitig isometrisch üben.

- Sehr schonende Übung, die in der Regel auch bei aktuellen Schmerzen in der LWS ausgeführt werden kann.
- Bei Nackenproblemen sollten Oberkörper und Kopf auf der Unterlage liegen bleiben.

Dynamisches Training der Bauchmuskeln

Übung 1
Ausführung. Aus der Rückenlage mit angestellten Beinen die Fersen leicht in den Boden spannen, die Arme nach vorne strecken und den Oberkörper von der Unterlage anheben, bis die Schulterblätter frei sind. Der Nacken bleibt dabei immer gerade! (■ **Abb. 7.47**).

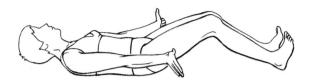

■ **Abb. 7.47.** Dynamisches Training der Bauchmuskeln (obere Anteile) mit Ganzkörperspannung

❗ Funktionelle Aspekte
- Durch den Druck der Fersen in die Unterlage werden die Hüftbeugemuskeln reziprok gehemmt.
- Schwerpunkt: Obere Anteile.
- Belastungssteigerung durch Vergrößerung des Hebels:
    – Die Arme vor der Brust überkreuzen.
    – Die Fingerspitzen seitlich an die Schläfen legen.
    – Die Arme in Richtung Zimmerdecke schieben.
- Zur Muskeldifferenzierung gerade und diagonal nach oben kommen.
- Bei diagonaler Ausführung dynamisches Üben in ganzen Sätzen auf beiden Seiten nacheinander oder im Links-rechts-Wechsel innerhalb eines Satzes.
- Unbedingt darauf achten, dass der Nacken gestreckt bleibt und der Kopf nicht in eine Protraktionsstellung kommt!

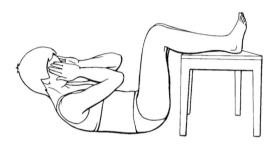

■ **Abb. 7.48.** Dynamisches Training der Bauchmuskeln (obere Anteile) aus der Stufenlagerung

Übung 2
Ausführung. Aus der Stufenlagerung (Becken-Bein-Winkel mindestens 90 °) mit aufgelegten Beinen die Fingerspitzen an die Schläfen legen, und den Oberkörper mit geradem Nacken von der Unterlage anheben, bis die Schulterblätter frei sind (■ **Abb. 7.48**).

❗ Funktionelle Aspekte
- Schwerpunkt: Obere Anteile.
- Zur Muskeldifferenzierung gerade und diagonal nach oben kommen, d.h. der Ellbogen bewegt sich jeweils zum gegenseitigen Knie.
- Dynamisches Üben in ganzen Sätzen auf beiden Seiten nacheinander oder im Links-Mitte-rechts-Wechsel innerhalb eines Satzes.

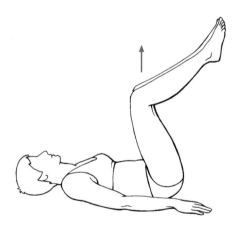

■ **Abb. 7.49.** Dynamisches Training der Bauchmuskeln (untere Anteile)

- Unbedingt darauf achten, dass der Nacken gestreckt bleibt und der Kopf nicht in eine Protraktionsstellung kommt!

Übung 3
Ausführung. Aus der Rückenlage die Oberschenkel annähernd senkrecht und die Unterschenkel im Rechten Winkel dazu einstellen. Durch Abrollen des Beckens die Knie Richtung Decke bewegen und dabei das Gesäß vom Boden abheben (■ **Abb. 7.49**).

! Funktionelle Aspekte

- Schwerpunkt: Untere Anteile
- Keine schnellenden Bewegungen! Die Arme sollen nur stabilisieren, nicht mithelfen. Je weiter die Oberschenkel angehockt werden, umso leichter ist die Ausführung.
- Sehr schwierige Übung! Dynamisch üben.

Übung 4

Ausführung. Aus der Rückenlage mit 90 ° Beugung in den Hüft- und Kniegelenken die Beine geschlossen nach links und rechts Richtung Boden bewegen. Beide Arme sind seitlich ausgestreckt und widerlagern den Rumpf (◻ Abb. 7.50).

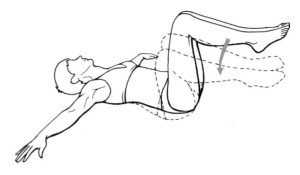

◻ **Abb. 7.50.** Dynamisches Training der schrägen Bauchmuskeln (gesamte Diagonalkette)

! Funktionelle Aspekte

- Schwerpunkt: Diagonale Muskelkette.
- Bei dieser Übung besonders auf Schmerzen achten.
- Belastungssteigerung durch:
  - zunehmende Annäherung der Knie zum Boden,
  - zunehmende Streckung der Kniegelenke. Wenn möglich, die Beine nicht ganz ablegen!
- Unbedingt darauf achten, dass die LWS nicht hyperlordosiert.
- Abwechselnd zu beiden Seiten dynamisch üben.

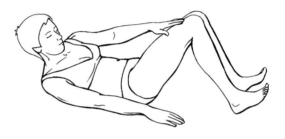

◻ **Abb. 7.51.** Dynamisches Training der schrägen Bauchmuskeln (obere Anteile)

Übung 5

Ausführung. Aus der Rückenlage beide Beine anstellen und die Fersen leicht in den Boden stemmen. Nun den Oberkörper mit geradem Nacken so weit abheben und dabei verdrehen, bis die Hand zum gegenseitigen Knie gelangt (◻ Abb. 7.51).

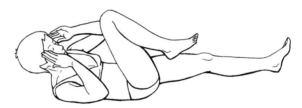

◻ **Abb. 7.52.** Dynamisches Training der schrägen Bauchmuskeln

! Funktionelle Aspekte

- Schwerpunkt: Diagonale Muskelkette.
- Dynamisches Üben auf beiden Seiten nacheinander in ganzen Sätzen zuerst auf einer Seite oder im Links-rechts-Wechsel innerhalb eines Satzes.
- Unbedingt darauf achten, dass der Nacken gestreckt bleibt und der Kopf nicht in eine Protraktionsstellung kommt!

! Funktionelle Aspekte

- Wechselseitig, dynamisch üben.
- Unbedingt darauf achten, dass der Nacken gestreckt bleibt und der Kopf nicht in eine Protraktionsstellung kommt!

7.3.4   Training der Rückenmuskulatur

Statisches Training der Rückenmuskeln

Übung 6

Ausführung. Aus der Rückenlage die Fingerspitzen an die Schläfen nehmen und jeweils einen Ellbogen und das gegenseitige Knie zusammenführen. Das nicht übende, gestreckte Bein wird knapp über dem Boden gehalten (◻ Abb. 7.52).

Übung 1

Ausführung. Aus dem aufrechten Sitz an der Hockerkante den Oberkörper rückengerecht (d.h. die Bewegung

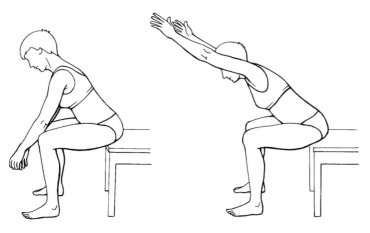

◻ Abb. 7.53. Statisches Training der Rückenmuskeln im Sitz

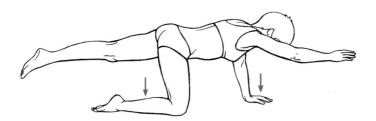

◻ Abb. 7.54. Statisches Training der Rückenmuskeln im Vierfüßlerstand

erfolgt aus den Hüftgelenken und nicht aus der Wirbelsäule!) nach vorne neigen und wieder in die Ausgangsstellung zurücknehmen (**◻ Abb. 7.53**).

❗ Funktionelle Aspekte
- ▬ Übungserschwerung durch:
    - Vorführen der Arme bis zur Hochhalte,
    - bei geneigtem Oberkörper mit den horizontal gestreckten Armen gegengleich pendeln,
    - leichte Zusatzgewichte verwenden (leere/volle Flasche, Hanteln o. ä.).
- ▬ Langsames dynamisches Üben.
- ▬ Wichtig: Die Wirbelsäule ist immer in ihren physiologischen Schwingungen eingestellt!

Übung 2

Ausführung. Aus dem Vierfüßlerstand mehrmals den rechten Arm bis in die Waagrechte anheben und wieder zurück in die Ausgangsstellung. Dann Wechsel und die gleiche Übung mit dem linken Arm. Anschließend analog mit den Beinen üben. Zum Schluss jeweils gleichzeitig einen Arm und das gegenseitige Bein wegstre-

cken. Stützbein und -arm geben Druck auf die Unterlage (**◻ Abb. 7.54**).

❗ Funktionelle Aspekte
- ▬ Nicht mit der Schulter bzw. dem Becken aufdrehen.
- ▬ Mit Arm und Bein zusammen nur dann üben, wenn der Rumpf dabei ganz ruhig gehalten werden kann.
- ▬ Hände und Füße nicht über Schulter- bzw. Beckenniveau anheben!

Übung 3
Ausführung.

1. **Variante:** Aus dem Kniestand mit gestreckten Hüftgelenken den Oberkörper etwas nach vorne neigen und dabei zum Balanceausgleich das Gesäß zurücknehmen. Die Arme stemmen dabei in Außenrotationsstellung nach hinten unten. Diese Position kurz halten und dann wieder in die Ausgangsstellung zurückgehen (**◻ Abb. 7.55**).
2. **Variante:** Bei vorgeneigtem Oberkörper die Arme wechselweise vor und zurückführen.

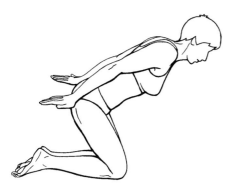

❗ Funktionelle Aspekte

Nacken gerade halten und ruhig weiteratmen. Anfangs nur wenig nach vorne neigen, bis jeder seine Grenze erspürt hat.

❗ Cave

Vorsicht bei Teilnehmern mit Kniebeschwerden.

Übung 4

Ausführung. In Bauchlage die Beine strecken, die Gesäß- und Bauchmuskulatur fest anspannen, die Schulterblätter an die Wirbelsäule und fußwärts spannen und die Arme in der W-Halte (die Ellbogen zeigen zu den Fersen, die Hände befinden sich neben den Schultern) einstellen (◘ **Abb. 7.56**). Jetzt den Oberkörper etwas vom Boden anheben und die Stellung halten.

❗ Funktionelle Aspekte

- Blick immer senkrecht zum Boden, damit der Nacken nicht überstreckt wird! Nicht ins Hohlkreuz ziehen! Ein Kissen unter dem Bauch unterstützt die physiologische LWS-Einstellung.
- Während der Rumpf immer in der Stellung gehalten wird, kann man mit den Armen variieren:
  - Aus der W-Halte wechselweise oder hintereinander einen Arm nach vorne strecken und wieder zurückführen,
  - einen Arm angelegt halten und den anderen zur Seite strecken (wechselweise),
  - einen Arm nach vorne strecken und pendeln,
  - beide Arme gleichzeitig zuerst nach vorne und dann jeweils seitlich an den Oberschenkel führen.

- Übungserleichterung durch seitlich am Körper angelegte Arme (◘ **Abb. 7.40**)
- Diese Übung kann auch dynamisch durchgeführt werden, d. h. den Oberkörper im Wechsel anheben und wieder ablegen, wobei die Einstellung der Arme je nach Schwierigkeit (nach vorne gestreckt oder seitlich angelegt) unterschiedlich sein kann!

Übung 5

Ausführung. Aus dem schulterbreiten Stand mit leichter Kniebeugung und Oberkörpervorneigung die Arme seitlich nach oben führen (◘ **Abb. 7.57**).

❗ Funktionelle Aspekte

- Statische Arbeit für die tiefe und dynamische Arbeit für die oberflächige Rückenmuskulatur.
- Belastungssteigerung durch Zusatzgewichte und/ oder vermehrte Vorneigung des Oberkörpers.

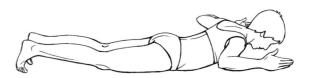

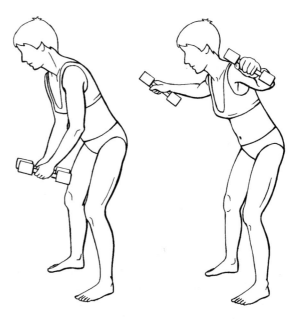

! Cave

Aufpassen beim Anheben der Arme: In der Endphase gerät der Kopf häufig in eine Protraktionsstellung! Langsam dynamisch üben, auf symmetrische Ausführung achten!

Übung 6

Ausführung. Bei leichtem Ausfallschritt das Körpergewicht auf das vordere Bein verlagern und den Oberkörper bei gerader WS etwas nach vorn neigen. Aus dieser Stellung die Arme im Wechsel gegengleich bis in die Endstellung vor- und zurückführen, ähnlich wie beim Skilanglauf (■ **Abb. 7.58**).

! Funktionelle Aspekte

— Statische Arbeit für die tiefe und dynamische Arbeit für die oberflächige Rückenmuskulatur. Belastungssteigerung durch Zusatzgewichte und/oder vermehrte Vorneigung des Oberkörpers.

— Die quere Becken- und Schulterachse sollen sich nicht verdrehen. Während der Übung öfters mal das belastete vordere Bein wechseln.

— Langsam dynamisch üben, die Arme nicht passiv durchschwingen lassen!

Dynamisches Training der Rückenmuskeln

Übung 1

Ausführung. Aus der Päckchenstellung jeweils einen Arm gestreckt anheben. Das Brustbein bleibt dicht über dem Boden (■ **Abb. 7.59**).

! Funktionelle Aspekte

— Schwerpunkt: Oberflächige Rückenmuskulatur

— Die Hände sind schulterbreit auseinander, die Schulterachse beim Armheben nicht aufdrehen.

— Den Nacken gestreckt halten, keine Protraktion!

Übung 2

Ausführung. Mit dem Oberkörper auf einem Tisch liegen und mit beiden Armen gut fixieren, das Becken und die Beine sind im Überhang, die LWS ist flektiert. Aus dieser Stellung das Becken so weit aufrichten, bis sich die LWS in ihrer physiologischen Einstellung befindet, und dann wieder langsam in die Ausgangsstellung absenken (■ **Abb. 7.60**).

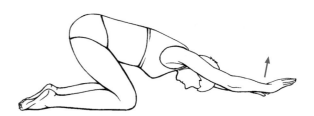

■ **Abb. 7.59.** Dynamisches Training der oberflächigen Rückenmuskeln in der Rutschhalte

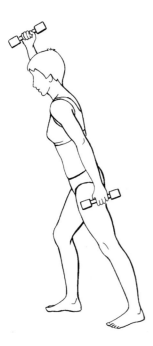

■ **Abb. 7.58.** Training der tiefen (statisch) und der oberflächigen (dynamisch) Rückenmuskeln beidarmig im Wechsel

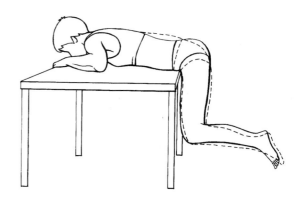

■ **Abb. 7.60.** Dynamisches Training der unteren Rückenmuskeln

❗ Funktionelle Aspekte

— Die Übung bewirkt eine Stabilisation der Rumpfmuskulatur und eine dynamisch konzentrische und exzentrische Kräftigung der unteren Rückenstrecker.

— Die Füße können dabei aufgestellt bleiben (leichter) oder frei gehalten werden (schwieriger).

❗ Cave

Nicht schwunghaft üben oder ins Hohlkreuz ziehen!

7.3.5 Training der Bein- und Gesäßmuskulatur

Bei allen Übungen, die mit einer Kniegelenksbewegung unter Belastung (des eigenes Körpergewichts oder weiterer Zusatzgewichte wie Hanteln) verbunden sind, muss auf Teilnehmer mit Hüft-, Knie- und Sprunggelenkarthrosen besondere Rücksicht genommen werden.

Grundsätzlich gilt, dass die Kniebeugung maximal 90 ° betragen darf, um den retropatellaren Anpressdruck möglichst gering zu halten.

Arthrosepatienten sollten dem statischen Krafttraining den Vorzug geben und dynamisch nur bei wenig belasteten Kniegelenken üben.

Geeignet sind z.B. auch einige Übungen zur Kräftigung der Rückenmuskulatur (◨ Abb. 7.57 und 7.58).

Statisches Training der Becken-Bein-Muskeln

Übung 1

Ausführung. In Sitzstellung mit dem Rücken an einer Wand anlehnen, die Knie etwas beugen und in dieser Stellung verweilen (◨ Abb. 7.61 a):

1. **Variante:** Bei gebeugten Kniegelenken das Gewicht abwechselnd auf das linke und rechte Bein verlagern, dabei das andere etwas anheben (◨ Abb. 7.61 b).

2. **Variante:** Mit einem Bein statisch halten und das andere Bein dynamisch durch Kniebeugung und -streckung beüben (◨ Abb. 7.61 c).

❗ Funktionelle Aspekte

— Der Rücken bleibt gerade an der Wand angelehnt, die Unterschenkel stehen senkrecht, die Knie dürfen nicht nach innen ausweichen.

— Belastungssteigerung durch vermehrte Kniebeugung (nicht über 90 °) und längere Übungsdauer.

Übung 2

Ausführung. Aus dem aufrechten Stand eine leichte Beugestellung in den Hüft- und Kniegelenken einnehmen (◨ Abb. 7.62):

Variante 1: Schnelle Druckverstärkungen im Wechsel mit dem linken und rechten Bein, ohne dabei die Stellung der Gelenke zu verändern.

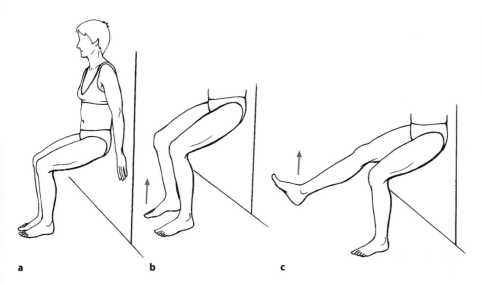

◨ **Abb. 7.61 a–c.** Training der Becken-Bein-Muskulatur. Beidbeinig (**a**) und einbeinig (**b**) statisch, wechselseitig statisch und dynamisch (**c**)

a   b   c

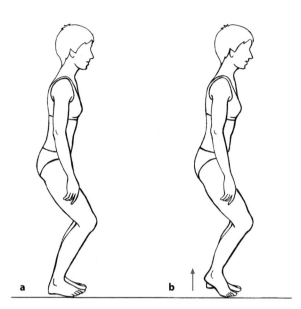

◨ Abb. 7.62 a–b. Dynamisches Training der gesamten Becken-Bein-Muskeln durch schnelle wechselseitige Druckverstärkung (a) und wechselseitiges Fersenanheben (b)

Variante 2: In raschem Wechsel die linke und die rechte Ferse anheben, ohne dass sich der Rumpf mitbewegt.

❗ Funktionelle Aspekte

— Mit Variante 1 wird vermehrt die Beinstreckmuskulatur, mit Variante 2 die Wadenmuskulatur gekräftigt.

— Besonders darauf achten, dass Rumpf und Becken möglichst ruhig gehalten werden!

Übung 3

Ausführung. Aus der Rückenlage mit angestellten Beinen das Gesäß soweit anheben, bis Knie-, Hüft- und Schultergelenk eine gerade Linie bilden. Aus dieser »kleinen Brücke« wechselweise das linke und rechte Bein strecken und wieder abstellen (◨ **Abb. 7.63**).

❗ Funktionelle Aspekte

— Fest die Bauchmuskelspannung halten, um eine Hyperlordosierung der LWS zu vermeiden!

— Die Gesäß- und untere Rückenmuskulatur arbeiten statisch, die Kniestreckmuskulatur dynamisch.

— Stehen die Füße dichter am Gesäß, muss vermehrt die Gesäßmuskulatur arbeiten, stehen sie weiter

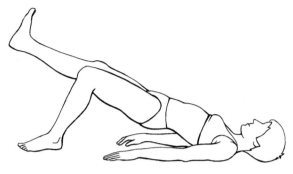

◨ Abb. 7.63. Statisches Training der Hüft-Streck-Muskulatur

weg, übernimmt die Ischiokruralmuskulatur mehr Arbeit!

Dynamisches Training der Becken-Bein-Muskeln

Übung 1

Ausführung. Aus dem geraden, aufrechten Stand in eine leichte Hockstellung gehen und dabei den Oberkörper etwas nach vorne neigen. In der Endstellung kurz verweilen und dann wieder aufrichten (◨ **Abb. 7.64**).

❗ Funktionelle Aspekte

— Den Rücken gerade halten, eventuell zusätzlich mit beiden Armen in Außenrotation nach hinten unten spannen. Belastungssteigerung durch längeres Verharren in der Kniebeugeposition und/oder vermehrte Kniebeugung (nicht über 90 °) möglich.

— Langsam dynamisch üben.

Bewegungsvorstellung: Man möchte sich auf einen Stuhl setzen, steht aber kurz vor dem Sitz wieder auf!

Übung 2

Ausführung. Aus dem Wandsitz (◨ **Abb. 7.61**). Jetzt dynamisch durch Strecken und Beugen der Beine üben, wobei sich der Rücken an der Wand (Tür) nach oben und unten bewegt (◨ **Abb. 7.65**).

❗ Funktionelle Aspekte

— Auf den Gelenkschutz achten (Kniebeugung maximal 90 °).

— Belastungssteigerung durch einbeiniges Üben möglich (eventuell mit einer Hand festhalten, z. B. an der Türklinke).

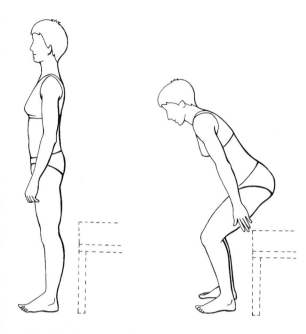

Abb. 7.64. Dynamisches Training der Becken-Bein-Muskeln

Übung 3

Ausführung. Im Unterarmstütz mit angehockten Beinen und stabilisierter Wirbelsäule das 90° gebeugte Bein nach oben strecken, bis der Oberschenkel und der Rumpf eine gerade Linie bilden. Mehrmals hintereinander Heben und wieder Senken und dann mit dem anderen Bein üben (■ **Abb. 7.66**).

❗ Funktionelle Aspekte
- Beim Wegstrecken nicht das Becken aufdrehen und den Körper ganz ruhig halten.
- Sollte die LWS hyperlordosieren, dann den Winkel zwischen Rumpf und Oberschenkel des Stützbeins etwas verkleinern (erzwingt eine Kippung des Beckens nach dorsal)!
- Den Nacken gestreckt halten, die HWS darf nicht protrahieren!

Übung 4

Ausführung. In der Rückenlage ein Bein anstellen, das andere Bein anhocken bis in die 90°-90°-Stellung. Nun das Gesäß soweit anheben, bis der Körper mit dem Oberschenkel des aufgestellten Beines eine Linie bildet. Mehrere Wiederholungen hintereinander und dann Beinwechsel (■ **Abb. 7.67**).

❗ Funktionelle Aspekte
- Übungserleichterung durch beidbeiniges Anheben des Beckens (»kleine Brücke«).
- Das Knie des angehockten Beins nicht so dicht an den Körper heranziehen, dass die LWS entlordosiert wird.
- Das Becken nicht so weit hochdrücken, dass die LWS überstreckt wird (Hohlkreuz!).

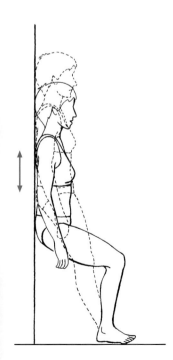

Abb. 7.65. Dynamisches Training der Hüftstreckmuskulatur

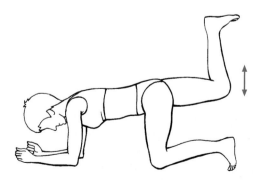

Abb. 7.66. Dynamisches Training der Hüftstreckmuskulatur

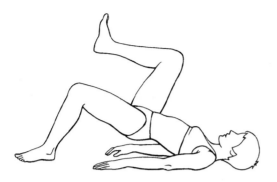

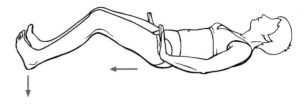

■ **Abb. 7.68.** Ganzkörperspannung in Rückenlage

■ **Abb. 7.67.** Dynamisches Training der Hüft-Streck-Muskulatur

7.3.6 Übungen zur Stabilisation des Rumpfes

Wie die Kräftigungsübungen für die einzelnen Muskelgruppen sollen auch die Stabilisationsübungen unter Berücksichtigung der tonischen Nackenreflexe ausgeführt werden, also mit herangezogenem Kinn (»leichtes Doppelkinn«). Damit trainiert man gleichzeitig die prävertebrale Hals- und die lange Nackenmuskulatur und bewirkt deren Kräftigung im Sinne einer Autostabilisation der Halswirbelsäule.

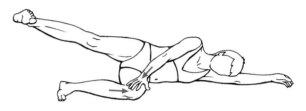

■ **Abb. 7.69.** Dynamisches Training der Becken-Bein-Muskulatur bei stabilisiertem Rumpf

Einzelübungen

Übung 1

Ausführung. In Rückenlage die LWS evtl. mit einem gefalteten Handtuch unterlagern, die Knie und Ellbogen leicht beugen. In der Spannungsphase die Fußspitzen fest hochziehen, die Fersen in die Unterlage drücken, mit den Händen Richtung Füße gegen einen imaginären Widerstand stemmen und den Kopf mit gestreckter HWS ganz wenig anheben (■ **Abb. 7.68**).

❗ Funktionelle Aspekte

— Statt den Kopf aktiv anzuheben, kann er auch flach unterlagert werden.
— Isometrisch üben.

Übung 2

Ausführung. In Seitlage werden beide Beine angehockt. Die Fußspitzen zeigen immer nach vorne und die WS bleibt in ihren physiologischen Schwingungen eingestellt. Nun spannen die obere Hand und das untere Knie gegeneinander, das obere Bein wird im Wechsel nach hinten oben weggestreckt und wieder angehockt (■ **Abb. 7.69**).

❗ Funktionelle Aspekte

— Wenn nötig, die Taille mit einem Kissen unterlagern. Nicht mit dem Becken nach hinten rollen!
— Die Rumpfspannung erst dann auflösen, wenn nach mehreren Wiederholungen das übende Bein wieder abgelegt worden ist

Variante: In der Endstellung das Bein isometrisch halten.

Übung 3

Ausführung. Aus dem Vierfüßlerstand auf die Unterarme abstützen und die Zehen aufstellen. In dieser Stellung die Knie etwas von der Unterlage abheben und halten. Der Blick ist bei geradem Nacken immer zum Boden gerichtet (■ **Abb. 7.70**).

❗ Funktionelle Aspekte

— Schwerpunkt: Ventrale Muskelkette.
— Das Belastungsniveau steigt mit zunehmendem Abstand zwischen Knien und Ellbogen. Die Endstellung isometrisch halten.
— Zur Intensivierung kann wechselweise ein Fuß etwas angehoben werden, dabei unbedingt darauf achten, dass die gleichseitige Beckenhälfte nicht absinkt!
— Die Bauchmuskulatur muss genügend Kraft aufbringen können, um eine Hohlkreuzstellung zu vermeiden.

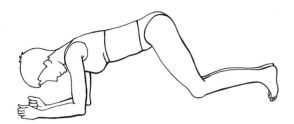

■ **Abb. 7.70.** Rumpfstabilisation mit Betonung der ventralen Muskelkette

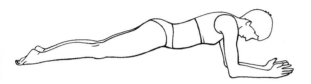

■ **Abb. 7.71.** Rumpfstabilisation mit Betonung der ventralen Muskelkette

❗ Cave

Diese Übung nur ausführen, wenn der Übende über so viel Rumpfkraft verfügt, dass er die WS in der Endstellung in ihren physiologischen Schwingungen halten kann.

Übung 4

Ausführung. Im Unterarmstütz das Becken anheben, bis der gesamte Körper eine Gerade bildet. Die Zehen sind aufgestellt oder flach und die Kniegelenke haben keinen Bodenkontakt. Diese Position über die Trainingsdauer halten (■ **Abb. 7.71**).

❗ Funktionelle Aspekte

- Schwerpunkt: Ventrale Muskelkette.
- Zur Belastungssteigerung kann ein Bein angehoben oder ein Arm nach vorne weggestreckt werden (der Ellbogen- bzw. Fußabstand muss dazu etwas verbreitert werden). Bei sehr hohem Niveau können ein Arm und das gegenseitige Bein gleichzeitig angehoben und zusätzlich nach oben und unten bewegt werden. Aber: Das Becken darf dabei keine Ausweichbewegungen machen (ansonsten die Übung abbrechen)!

❗ Häufige Fehler

- Hohlkreuz,
- HWS-Protraktionsstellung.

Übung 5

Ausführung. Im Seitstütz auf dem Unterarm wird der obere Fuß vor oder auf dem unteren Fuß abgelegt. Der Ellbogen des Stützarms befindet sich unter dem Schultergelenk. Nun die Kniegelenke ganz durchstrecken und das Becken langsam anheben, bis der Körper eine gerade Linie bildet (■ **Abb. 7.72**).

❗ Funktionelle Aspekte

- Schwerpunkt: Laterale (dem Boden zugewandte) Muskelkette.
- Die Kniegelenke müssen aus Gründen des Gelenkschutzes ganz durchgestreckt (verriegelt) sein. In der Ausgangsstellung und der Endstellung stehen Schulter- und Beckenachse in einer Ebene.
- Auf beiden Seiten üben. Die Endstellung wird isometrisch gehalten, wobei zusätzlich das obere Bein abgespreizt und/oder der obere Arm zur Decke gestreckt werden kann.

Übung 6

Ausführung. Eine Armlänge entfernt aufrecht vor einer Wand stehen. Die Ellbogen sind gestreckt, sodass die Hände auf Brusthöhe die Wand berühren. Jetzt die Arme beugen und in den Schrägstand kommen. Die Arme federn weich ab, bis sich die Stirn kurz vor der Wand befindet. Anschließend drücken die Arme den Körper wieder in die Ausgangsstellung zurück (»Wandliegestütz«) (■ **Abb. 7.73**).

❗ Funktionelle Aspekte

- Schwerpunkt: Ventrale Muskelkette.
- Der Fußabstand zur Wand kann mit zunehmender Vertrautheit mit der Übung später vergrößert werden.

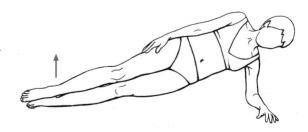

■ **Abb. 7.72.** Rumpfstabilisation mit Betonung der lateralen Muskelkette

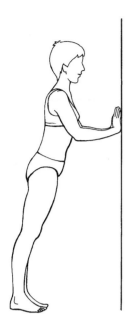

Abb. 7.73. Stabilisation des gesamten Rumpfes bei dynamischer Kräftigung der Schultergürtelmuskulatur

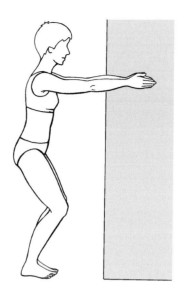

Abb. 7.74. Rotatorische Rumpfstabilisation

Abb. 7.75. Gesamtkörperstabilisation im Stand

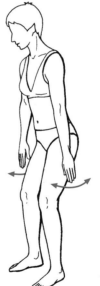

Übung 7

Ausführung. Mit leicht gebeugten Knie- und Hüftgelenken die Hände falten und in Brusthöhe seitlich gegen einen Schrank, Türrahmen o. ä. drücken, ohne dabei mit dem Oberkörper auszuweichen (**Abb. 7.74**).

! Funktionelle Aspekte
  - Schwerpunkt: Muskelkette zur rotatorischen Stabilisierung.
  - Der gesamte Körper muss während der Übung ganz ruhig gehalten werden. Isometrisch üben.

Übung 8

Ausführung. Bei schulterbreiter Fußstellung und leichter Beugung in den Knie- und Hüftgelenken werden die Arme seitlich neben dem Körper mit kleinen, schnellen Bewegungen nach vorne und zurück geschwungen (**Abb. 7.75**).

! Funktionelle Aspekte
  - Schwerpunkt: Ventrale/dorsale Muskelkette.
  - Wenn der Körper bei zu schnellen Armbewegungen oder einer zu abrupten Bewegungsumkehr nicht stabilisiert werden kann, muss langsamer geübt werden.

  - Die Übung wird schwieriger, wenn die Arme gegengleich vor- und zurückgeführt werden.

Partnerübung mit/ohne Gerät

Übung 1

Ausführung. Beide Partner stehen sich in kleinem Ausfallschritt gegenüber. Die Handinnenflächen drücken jeweils gegeneinander. Jetzt wird bei stabil gehaltenem

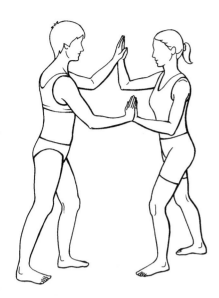

◻ Abb. 7.76. Rumpfstabilisation als Partnerübung

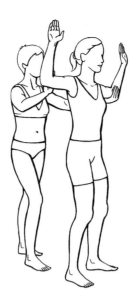

◻ Abb. 7.77. Rotatorische Rumpfstabilisation als Partnerübung

Rumpf die eine Hand nach oben, die andere nach unten bewegt und umgekehrt (◻ **Abb. 7.76**).

❗ Funktionelle Aspekte
- Krafteinsatz so dosieren, dass die Bewegung flüssig ausgeführt werden kann.
- Kein Wettkampf!

Übung 2
Ausführung. Ein Partner steht mit leicht gebeugten Knie- und Hüftgelenken im stabilen Grätschstand. Die Arme sind in der U-Halte (die Oberarme bilden zusammen mit der Schulterachse eine gerade Linie, die Unterarme zeigen zur Decke). Partner 2 versucht nun, von hinten durch Druck gegen den einen und Zug am anderen Ellbogen seinen Partner zu »verdrehen« (◻ **Abb. 7.77**).

❗ Funktionelle Aspekte
Der Druck (Zug) kann auch an anderen Körperbereichen (z. B. Becken) mit unterschiedlicher Stärke ausgeübt werden. Wichtig: Die Position muss jederzeit ohne Ausweichbewegung gehalten werden können!

Übung 3
Ausführung. Ein Partner steht schulterbreit oder im leichten Ausfallschritt und hält bei gerader Wirbelsäule

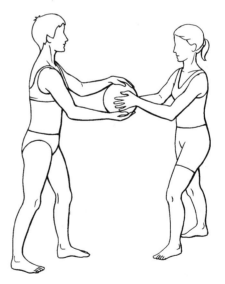

◻ Abb. 7.78. Rumpfstabilisation mit dem Ball

mit beiden Händen einen Ball in Brusthöhe vor sich. Der andere Partner versucht nun, durch Zug und Druck am Ball in alle Richtungen sein Gegenüber aus der stabilisierten Position zu bringen (◻ **Abb. 7.78**).

❗ Funktionelle Aspekte

— Mit unterschiedlicher Druckstärke arbeiten, aber nie
mit zu viel Kraft den Partner überfordern! Mit dem
Druck immer sanft ein- und ausschleichen.

— Die Übung wird umso anstrengender, je weiter der
Ball vom Körper weg gehalten wird.

Übung 4

Ausführung. Partnerweise Gegenüberstellung mit lan-
ger Seilfassung. Beide Partner bewegen das Seil in der
Diagonalen mit gestreckten Armen. Zuerst zieht ein
Partner nach oben, der andere nach unten, immer ge-
gen den bremsenden Widerstand, dann umgekehrt
(◘ **Abb. 7.79**).

❗ Funktionelle Aspekte

— Den Widerstand jeweils so dosieren, dass eine flüssi-
ge Bewegung bei stabilisiertem Körper gerade noch
möglich ist.

— Mit beiden Arme üben!

Übung 5

Ausführung. Beide Partner stehen sich in leichtem Ausfallschritt gegenüber, das Körpergewicht auf dem vorderen Bein. Der Rumpf wird stabil gehalten. Die Übenden bewegen mit der linken und rechten Hand je einen Gymnastikstab gegengleich vor und zurück. Zuerst

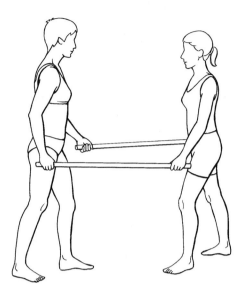

◘ **Abb. 7.80.** Rumpfstabilisation mit zwei Gymnastikstäben

schiebt und zieht der eine Partner, während der andere
die Bewegung bremst, anschließend werden die Rollen
getauscht (◘ **Abb. 7.80**).

❗ Funktionelle Aspekte

— Die bremsenden Kräfte so dosieren, dass ein fließen-
der Bewegungsablauf ohne Ausweichbewegungen
möglich ist.

— Kein Wettkampf!

Übung 6

Ausführung. Beide Partner stehen sich mit leichter Beugung in den Knie- und Hüftgelenken und stabilisierter
Wirbelsäule im schulterbreiten Grätschstand gegenüber.
Zwischen sich halten sie mit beiden Händen einen Gymnastikstab, den der eine Partner Richtung Decke schiebt
und dann wieder nach unten zieht. Partner 2 gibt einen
angemessenen Widerstand, und das Ganze dann umgekehrt (◘ **Abb. 7.81**).

❗ Funktionelle Aspekte

— Den Widerstand so dosieren, dass ein flüssiger Bewegungsablauf möglich ist.

— Keine Ausweichbewegungen zulassen!

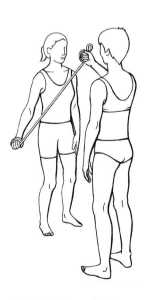

◘ **Abb. 7.79.** Rumpfstabilisation mit dem Seil

7.3.7 Übungen zur Stabilisation der Halswirbelsäule

Ausführung. Im aufrechten Sitz mit physiologisch eingestellter WS werden die Hände hinter dem Kopf verschränkt. Nun den Kopf langsam in die gegendrückenden Hände spannen, ohne dass sich der Kopf dabei bewegt. Analog Widerstände setzen von vorne und von den Seiten (◼ Abb. 7.82).

❗ Funktionelle Aspekte

— Schultern tief lassen und auf keinen Fall den Kopf aus der Mittelposition bringen (Spiegelkontrolle!).

— mit dosierter Kraft isometrisch üben.

❗ Cave

Bei Schmerzen oder Schwindelgefühl die Übung sofort abbrechen.

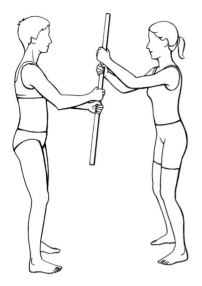

◼ **Abb. 7.81.** Rumpfstabilisation mit einem Gymnastikstab

a   b

c   d

◼ **Abb. 7.82 a – d.** Stabilisationsübungen für die Halswirbelsäule durch Widerstand von der Seite (**a, b**), an der Stirn (**c**) und am Hinterkopf (**d**)

Entspannung

8.1   Grundlagen der Entspannung   – 194

8.2   Entspannung durch Atmung   – 194

8.3   Reise durch den Körper   – 195

8.4   Progressive Muskelentspannung nach Jacobson (PME)   – 197
8.4.1   Grundverfahren   – 197
8.4.2   Abweichungen vom Grundverfahren   – 198

8.5   Autogenes Training   – 200
8.5.1   Grundzüge des Autogenen Trainings   – 200
8.5.2   Praktische Vorgehensweise beim Autogenen Training   – 201

Im Rahmen der Rückenschule sollten Techniken vermittelt werden, die bezüglich des erforderlichen Zeitaufwands und der Anwendbarkeit zu Hause und im Alltag ohne Schwierigkeiten praktikabel sind. Sie müssen somit im Unterricht **leicht nachvollziehbar, schnell erlernbar und ohne großen organisatorischen Aufwand durchführbar** sein.

Einige Möglichkeiten der Entspannung sind bereits besprochen worden:

- Muskelentspannung durch Dehnübungen (▶ **Kap. 7.1.2**),
- Entlastungs- und Entspannungspositionen im Sitzen und im Liegen (▶ **Kap. 6.3.4** und **6.5.2**).

8.1   Grundlagen der Entspannung

Entspannungsverfahren unterstützen wirksam die **Behandlung unterschiedlicher psychosomatischer und organischer Krankheitsbilder** wie:

- Migräne,
- Spannungskopfschmerz,
- Herz-Kreislauf-Beschwerden,
- Asthma,
- rheumatische Erkrankungen,
- chronische Schmerzen,
- Muskelverspannungen,
- psychische Störungen, z.B. vegetative Dystonie, Stress, Ängste, Konzentrations- und Schlafstörungen.

Einschränkende Kontraindikationen bestehen lediglich bei:

- Teilnehmern mit sehr niedrigem Blutdruck.
- Teilnehmern, die einer psychotherapeutischen oder psychiatrischen Behandlung bedürfen.

Die am meisten verbreiteten Selbstentspannungsverfahren sind:

- Autogenes Training.
- Progressive Muskelentspannung nach Jacobson.
- Meditative Verfahren (Yoga, Zen u.a.).

Die wichtigsten durch Entspannungsmethoden hervorgerufene **physiologischen Veränderungen** sind:

- Senkung des Spannungsgrads der Skelettmuskulatur durch die veränderte Sensibilität der Muskelspindeln, den Dehnungsrezeptoren.
- Erweiterung der peripheren Blutgefäße durch eine verminderte Aktivierung des sympathischen Nervensystems.
- Senkung der Atemfrequenz und des Sauerstoffverbrauchs, Anstieg der Atemtiefe.
- Veränderung der Hirnstromaktivität als Anzeichen einer zentralen Beruhigung, die aus der Reduzierung eintreffender Nervenimpulse resultiert.
- Senkung des Grundumsatzes, d.h. des Energieverbrauchs des ruhenden Körpers (bis zu einem Drittel).

> **Beachte**
> Entspannung ist nur möglich, wenn sich der Übende von persönlichen Ärgernissen und Erlebnissen befreit und sich ganz auf den Entspannungsvorgang einstellt.

Nur so kann, von der muskulären Entspannung ausgehend, eine psychische Entspannung erreicht werden, oder umgekehrt können über die psychische Beeinflussung muskuläre Spannungen gelöst werden.

Die Entspannung wird also mit **zweifacher Absicht** betrieben, um:

- Muskelspannungen zu beseitigen,
- psychische Spannungen zu lösen.

Die muskuläre Entspannung setzt den Spannungsgrad der Muskulatur auf den Ruhetonus herab. Dabei wird durch verschiedene Entspannungstechniken ein Normotonus angestrebt.

Es sollen **äußere Bedingungen** geschaffen werden, die die Konzentration auf die Entspannung erleichtern und so zu einem Erfolg des Trainings beitragen. Dazu gehören besonders:

- Aufenthalt in einem ruhigen, warmen Raum.
- Blendfreie, nicht zu helle Beleuchtung.
- Möglichst angenehme, stützende Sitz- oder Liegefläche.
- Bequeme, nicht beengende Kleidung.
- Brillen, Schmuck, Schuhe usw. ablegen.

8.2   Entspannung durch Atmung

Die Atemübungen verfolgen das Ziel, die Konzentration auf sich selbst zu lenken und wahrzunehmen, welche Gefühle, Empfindungen und Reaktionen dabei im Körper entstehen. Der Übende soll die Fähigkeit entwickeln und verstärken, ganz bewusst in sich selbst hineinzuhorchen und in sich zu versinken. Alle »gedanklichen Verspannungen«, die evtl. als Ursache für innere Unruhe verantwortlich sind, werden beiseite geschoben. Dies führt zu der gewünschten psychischen und physischen Entspannung. Bei der Ausatmung können dabei Körperbereiche mit noch bestehenden Fehlspannungen durch gezielte gedankliche Hinwendung entspannt werden.

Die nachfolgenden Übungen sollten mehrmals hintereinander durchgeführt werden. Mit ihnen können wahrgenommen werden:

- das Strömen der Atemluft,
- die verschiedenen Atemräume,
- die Atembewegungen,
- der Atemrhythmus.

Teilweise dienen sie zur Vertiefung der Atmung in bestimmte Körperregionen.

> **Beachte**

Es ist möglich, dass zu Beginn der erhoffte Erfolg ausbleibt. Das ist kein Grund zur Enttäuschung. **Übungsziele nicht zu hoch stecken!**

Übung 1. In bequemer Rückenlage durch die Nase einatmen und nachspüren, wie die Atemluft durch die Nase, den Rachenraum, die Luftröhre und die Bronchien bis in die Lunge strömt.

Übung 2. In bequemer Rückenlage ganz ruhig atmen und nachspüren, wie unterschiedlich die Pausen zwischen der Ein- und Ausatmung sind.

Übung 3. In bequemer Rückenlage eine Hand auf den Bauch legen und die andere unters Kreuz. Beim Einatmen nachspüren, wie der Bauchraum nach vorne und nach hinten weit und der ganze Körper »klein und dick« wird.

Übung 4. Wiederum in Rückenlage die Hände jeweils gleichseitig an den Brustkorb legen und nachspüren, wie die Rippen bei der Einatmung auseinander gehen. Was verändert sich, wenn beim Einatmen gleichzeitig die Zehen hochgezogen und beim Ausatmen wieder losgelassen werden?

Übung 5. Ähnlich wie bei Übung 3, aber nur eine Hand an die Flanke legen und beim Einatmen versuchen, die Hand nach außen wegzudrücken. Die gleiche Übung auf der anderen Seite versuchen.

Übung 6. In Rückenlage ein oder beide Beine leicht anstellen, sodass die Lendenwirbelsäule Bodenkontakt erhält. Nun mit der Vorstellung arbeiten, dass unter dem Beckenbereich das Ziffernblatt einer Uhr liegt, auf dem sich die Ziffer 6 in Richtung der Füße und die Ziffer 12 in Richtung des Kopfes befindet. Die Ziffern 3 und 9 liegen jeweils beckenseitig. Nun langsam in Verbindung mit der Atmung in einem Halbkreis von der Ziffer 6 zur 12 rollen und umgekehrt. Dabei zur 6 hin ein- und zur 12 hin ausatmen. Das gleiche auf der anderen Halbkreisbahn und ebenso zwischen den Ziffern 3 und 9.

Im Anschluss daran im eigenen Atemrhythmus Vollkreise durchführen.

Übung 7. In Rückenlage mit abgelegten Beinen in die Beckenschale hineinatmen mit der Vorstellung, ein Regenschirm öffnet sich dabei.

Übung 8. In bequemer Sitzposition auf einem Stuhl bei geschlossenen Augen in verschiedene Richtungen schauen und nachspüren, ob und wie sich die Atmung dabei verändert.

Übung 9. Während der Einatmung die Fingerkuppen beider Hände kräftig gegeneinander drücken und mit der Ausatmung die Spannung lösen.

Übung 10. So tief wie möglich ausatmen und solange nicht einatmen, bis der Zwang zum Atmen zu groß wird. Mehrmals wiederholen.

8.3   Reise durch den Körper

Bei dieser passiven Entspannung liegt der Schwerpunkt ebenfalls auf dem »Hineinhorchen« in den eigenen Körper und die konzentrative Hinwendung auf einzelne Körperabschnitte. Die **Gesamtübung dauert ca. 15 min.**

Die Teilnehmer liegen günstigerweise in einer angenehmen Position, am besten in Rückenlage, auf einer weichen Unterlage. Die Augen sind geschlossen, und jeder Schüler konzentriert sich ganz auf seinen Körper.

❶ Tipp

Zur Entspannungsverstärkung und Abschirmung von Nebengeräuschen kann beruhigende Hintergrundmusik Verwendung finden.

Der Kursleiter spricht mit ruhiger, aber deutlicher Stimme die Stationen der Reise an. Zwischen den einzelnen Ansagen soll der Teilnehmer ausreichend Zeit bekommen, mit den Gedanken bei den angesprochenen Körperpartien zu verweilen. Nur so kann er Gewicht und Spannungszustand der einzelnen Körperbereiche aufnehmen.

Folgender Ansagetext wäre denkbar:

- *»Sie liegen entspannt und ruhig auf dem Boden. Achten Sie nur auf Ihre Atmung und versuchen Sie, die Atmung nicht zu verändern!«*
- *»Spüren Sie nun Ihre Füße und deren Kontakt zum Boden!«*
- *»Nehmen Sie die Auflagepunkte der Fersen wahr!«*
- *»Achten Sie auf die Stellung der Füße! Ihre Gedanken sind nur bei den Füßen!«*
- *»Nun wandern Ihre Gedanken zu den Waden, erst rechts, dann links! Spüren Sie deren Kontakt zum Boden? Vergleichen Sie die linke mit der rechten Wade!«*
- *»Wandern Sie weiter zu den Kniekehlen! Spüren Sie den Raum unter den Kniekehlen! Denken Sie an den Abstand der Knie zueinander!«*
- *»Gehen Sie in Gedanken weiter zu den Oberschenkeln und spüren Sie deren Kontakt zum Boden!«*
- *»Die Beine sind völlig entspannt und locker!«*
- *»Wandern Sie in Gedanken weiter zum Gesäß, nehmen Sie die Auflagefläche bewusst wahr!«*
- *»Nun bewegen Sie sich mit den Gedanken zur Wirbelsäule, erspüren Sie den Hohlraum unter der Lendenwirbelsäule!«*
- *»Fühlen Sie die Auflagepunkte im Brustbereich!«*
- *»Jetzt die Auflage der linken und der rechten Schulter!«*
- *»Nun sind Sie beim Hals, erspüren Sie den Abstand unter der Halswirbelsäule!«*
- *»Fühlen Sie den Kontaktpunkt am Hinterkopf!«*
- *»Die gesamte Wirbelsäule ist völlig entspannt!«*
- *»Jetzt wandern die Gedanken den linken Arm hinab bis zu den Fingerspitzen, spüren Sie die Auflagepunkte!«*
- *»Vergleichen Sie die Kontaktpunkte der einzelnen Finger, vergleichen Sie sie miteinander!«*

- *»Wandern Sie nun in Gedanken über die Schulter zum rechten Arm hinab bis zu den Fingern!«*
- *»Vergleichen Sie die Auflagepunkte der Finger miteinander!«*
- *»Spüren Sie, wie der Boden trägt!«*
- *»Beide Arme sind völlig entspannt und locker!«*
- *»Bleiben Sie mit den Gedanken am und im Körper und genießen Sie das Gefühl des entspannten Liegens!«*
- *»Jetzt wandern die Gedanken zum Gesicht. Ist es entspannt? Können Sie den Unterkiefer spüren?!«*
- *»Das gesamte Gesicht ist ganz glatt und völlig entspannt!«*
- *»Der gesamte Körper ist jetzt völlig entspannt und locker!«*
- *»Bewegen Sie jetzt langsam die Zehen, die Füße, die Beine, machen Sie nun weiter mit den Fingern, den Händen, den Armen!«*
- *»Räkeln und strecken Sie sich, bewegen Sie sich, wie es Ihnen gut tut!«*
- *»Öffnen Sie dann allmählich die Augen!«*
- *»Kommen Sie nun langsam in den Sitz!«*
- *»Klopfen Sie das rechte Bein ab, dann das linke Bein!«*
- *»Jetzt die Arme abklopfen und die Schultern!«*
- *»Reiben Sie sich die Hände, legen Sie die Handflächen auf die geöffneten Augen! Spüren Sie die Wärme Ihrer Hände?!«*
- *»Reiben Sie nun das ganze Gesicht, räkeln und strecken Sie sich noch einmal kräftig!«*

Das Angebot an **beruhigend wirkender Hintergrundmusik** ist unerschöpflich, besonders geeignet sind u.a. folgende Interpreten:

❶ Tipp

Musikempfehlung:
- Deuter: Cidada, Nivarna road, Extasy
- Dan Gibson: Solitudes, Forest Piano
- Kitaro: Silk Road Theme, Oasis, Silver Cloud
- Schöner: Meditation
- Solitudes: Natural stress relief
- Carls und Zöbelin: Balance
- Merlin's Magic: Windpferd Music, Reiki.

8.4 Progressive Muskelentspannung nach Jacobson (PME)

Bei der PME handelt es sich um ein **aktives Entspannungsverfahren.**

❯ **Beachte**
Mit Hilfe der PME soll der Teilnehmer lernen, Spannungszustände in der Muskulatur bewusst zu erkennen und diese eigenständig aufzulösen.

Dazu werden einzelne Muskelgruppen des Körpers in einer bestimmten Reihenfolge angespannt und wieder entspannt.

In der **ersten Sitzung** wird dem Teilnehmer die Vorgehensweise eindrücklich erklärt und begründet. So weckt der Kursleiter Vertrauen und Motivation.

❗ Tipp
Eine die **Entspannung fördernde innere Einstimmung** gelingt dem Teilnehmer erfahrungsgemäß am besten durch folgende Methoden:
- Im Sitzen oder im Liegen beobachtet er zunächst mit geschlossenen Augen seine Atmung.
- Im Sitzen oder im Liegen spürt er, wie Ein- und Ausatmen wie von selbst in gleichmäßigem Rhythmus erfolgen.

8.4.1 Grundverfahren

Jede der Entspannungsübungen besteht aus zwei Abschnitten:
1. Auf ein vereinbartes Signal des Kursleiters werden **mit einem einzigen Einatmen die Muskeln angespannt;** unter ruhigem Weiteratmen wird die Spannung 5–7 s lang angehalten.
2. Auf ein weiteres Zeichen werden **mit einem einzigen Ausatmen die Muskeln schlagartig entspannt,** danach wird gleichmäßig weitergeatmet; etwa 30–40 s lang werden die Muskeln mit jedem Ausatmen immer mehr gelockert.

Der An-/Entspannungszyklus sollte **2-mal je Muskelgruppe** hintereinander durchgeführt werden. Dadurch wird die Muskelspannung noch stärker verringert.

Zu Beginn des Trainings werden 16 Muskelgruppen in einer festgelegten Reihenfolge angespannt und entspannt. Mit fortgeschrittener Übung kann die Zahl der Muskelgruppen verringert werden.

In ◻ **Tabelle 8.1** finden sich:
- die **Reihenfolge** der 16 Muskelgruppen,
- deren mögliche **Anspannungsformen**,
- der dazu passende **Ansagetext**.

Der Lehrer kann diese Abfolge leicht einhalten, wenn er relativ standardisierte Anweisungen gibt.

◻ **Tabelle 8.1.** Grundverfahren der PME mit 16 Muskelgruppen und möglicher Ansagetext

Muskelgruppe	Ansagetext
1. Dominante Hand und Unterarm	»eine Faust machen« oder »die Finger strecken«
2. Dominanter Oberarm	»Ellbogen beugen« oder »Ellbogen gegen die Stuhllehne drücken«
3. Nicht dominante Hand und Unterarm	s. dominante Seite
4. Nicht dominanter Oberarm	s. dominante Seite
5. Stirn	»Augenbrauen hochziehen«
6. Obere Wangenpartie und Nase	»Augen zukneifen und die Nase rümpfen«
7. Untere Wangenpartie und Kiefer	»Zähne zusammenbeißen und den Mund breit machen«
8. Nacken und Hals	»Kinn zur Brust ziehen«
9. Brust, Schultern und obere Rückenpartie	»Tief einatmen, Schulterblätter zusammenziehen«
10. Bauchmuskulatur	»Bauch einziehen«
11. Dominanter Oberschenkel	»Muskeln vorn und hinten am Oberschenkel gleichzeitig anspannen«
12. Dominanter Unterschenkel	»Zehen Richtung Kopf heraufziehen«
13. Dominanter Fuß	»Fuß strecken, nach innen drehen und dabei die Zehen beugen«
14. Nichtdominanter Oberschenkel	»Muskeln vorn und hinten am Oberschenkel gleichzeitig anspannen«
15. Nichtdominanter Unterschenkel	»Zehen Richtung Kopf heraufziehen«
16. Nichtdominanter Fuß	»Fuß strecken, nach innen drehen und dabei die Zehen beugen«

Anspannen

Um den ersten Schritt der Abfolge zu beginnen, sollte er z. B. sagen:

- *»Ich möchte, dass Sie sich jetzt ganz auf die Muskeln der rechten Hand und des rechten Unterarms konzentrieren.«*

Wenn dieser Schritt getan ist, kann er den **Spannungszyklus** zeitlich ganz genau bestimmen, indem er z. B. sagt:

- *»Um die Muskeln der rechten Hand und des rechten Unterarms anzuspannen, machen Sie eine feste Faust, jetzt.«*

Bevor der Lehrer »Jetzt« gesagt hat, sollte der Teilnehmer nicht mit dem Anspannen beginnen.

Die Anspannungszeit sollte durch eine immer **wiederkehrende Formel** beendet werden, z. B.:

- *»Mit der nächsten Ausatmung lassen wir wieder los«.*

Jede der 16 Muskelgruppen wird auf diese Art **2-mal angespannt und gelockert.**

Nachdem der Teilnehmer bei allen 16 Muskelgruppen Entspannung angezeigt hat, überprüft der Lehrer den Entspannungszustand. Er sollte dabei alle Muskeln, die entspannt worden sind, aufzählen und zu weiterer Entspannung auffordern:

- *»Wir haben die Muskeln der Arme und Hände entspannt, lassen Sie sie weiterhin locker. Wir haben die Muskeln des Gesichts und des Nackens entspannt, lassen Sie sie weiter tief entspannt, usw. «*

Hat sich der Lehrer vergewissert, dass keine Restspannung mehr vorhanden ist, kann er die Sitzung beenden. Es ist jedoch günstig, den Teilnehmer noch 2 – 4 min den Zustand tiefer Entspannung empfinden zu lassen, bevor man endet.

Entspannen

Am Ende jeder Entspannungssitzung ist das bewusste und sorgfältige Zurücknehmen der vegetativen Umstellung sehr wichtig. Wie man sich nach dem Schlaf reckt und streckt, bedarf es auch nach der Entspannung einer gezielten Aktivierung des Körpers.

Der Lehrer kann dies mit folgenden Aufforderungen lenken:

- *»Bewegen Sie jetzt die Zehen und die Füße!«*
- *»Pumpen Sie mit den Händen und spannen Sie ein paar mal fest die Arme an!«*

- *»Atmen Sie ein paar mal fest und tief ein und gähnen Sie!«*
- *»Öffnen Sie jetzt die Augen und kommen Sie wieder zurück aus der Welt der Entspannung!«*

Als Abschluss der Trainingseinheit sollte ein kurzer Gedankenaustausch stattfinden. Die vorgebrachten Meinungen und Probleme können bei den nächsten Sitzungen berücksichtigt werden.

8.4.2 Abweichungen vom Grundverfahren

Sobald der Teilnehmer in der Lage ist, sich mit der Abfolge von Anspannung und Entspannung in 16 Muskelgruppen tief zu entspannen, kann der Trainer eine Reihe von Verfahren einführen, die den zeitlichen und physischen Aufwand bei gleichem Ergebnis erheblich reduzieren können.

Entspannungsverfahren mit 7 Muskelgruppen

Die ursprünglich 16 Muskelgruppen werden wie in ◨ **Tabelle 8.2** beschrieben zu 7 Gruppen zusammengefasst.

Entspannungsverfahren mit 4 Muskelgruppen

Dieses Verfahren stellt eine weitere Verkürzung dar. Die Muskelgruppen werden wie in ◨ **Tabelle 8.3** beschrieben zusammengefasst.

Entspannen durch Vergegenwärtigen

Bei diesem verkürzten Verfahren müssen keine Muskeln mehr angespannt werden. Der Teilnehmer sollte nun in der Lage sein, durch Konzentration die Entspannungsgefühle zu vergegenwärtigen.

Zunächst soll der Teilnehmer sich auf jedes Spannungsgefühl konzentrieren und sich dann an die Gefühle erinnern, die mit dem Lockern dieser Spannung gekoppelt sind.

Um die **Konzentration des Schülers zu unterstützen**, kann der Lehrer sagen:

- *»Gut, jetzt konzentrieren Sie sich auf die Muskeln der Arme und der Hände und achten auf alle Spannungsgefühle, die Sie dort feststellen können. Beachten Sie, wo die Spannung ist und wie sie sich anfühlt.«*

Danach wird die **Entspannung direkt eingeleitet** mit den Worten:

◩ Tabelle 8.2. PME mit 7 Muskelgruppen und möglicher Ansagetext

Muskelgruppe	Ansagetext
1. Hand, Unterarm und Oberarm der dominanten Seite	»eine Faust ballen und den ganzen Arm gestreckt gegen die Unterlage pressen!«
2. Hand, Unterarm und Oberarm der nichtdominanten Seite	s. dominante Seite
3. Gesichtsmuskeln	»Stirn runzeln, Augen zusammenkneifen, Nase rümpfen, Zähne aufeinanderbeißen und die Mundwinkel zurückziehen!«
4. Nackenmuskeln	»Kinn Richtung Brust ziehen und Hinterkopf leicht gegen die Unterlage drücken!«
5. Brust, Schulter, obere Rückenpartie, Bauchmuskeln	»Tief Luft holen und anhalten, Schulterblätter nach unten zusammenziehen, Bauch hart machen!«
6. Dominanter Ober- und Unterschenkel, Fuß	»Zehen heranziehen und das ganze Bein gestreckt gegen die Unterlage drücken!«
7. Nichtdominantes Bein	s. dominante Seite

◩ Tabelle 8.3. PME mit 4 Muskelgruppen und möglicher Ansagetext

Muskelgruppe	Ansagetext
1. Hand, Unter- und Oberarm links und rechts	»eine Faust ballen und beide Arme ganz gestreckt gegen die Unterlage pressen!«
2. Nacken- und Gesichtsmuskulatur	»Stirn runzeln, Augen zusammenkneifen, Nase rümpfen, Zähne aufeinanderbeißen und die Mundwinkel zurück- und Kinn zur Brust ziehen!«
3. Muskulatur von Brust, Schulter, Rücken und Bauch	»Tief Luft holen und anhalten, Schulterblätter nach unten zusammenziehen und den Bauch hart machen!«
4. Fuß, Ober- und Unterschenkel links und rechts	»Zehen heranziehen und beide Beine ganz gestreckt gegen die Unterlage drücken!«

— *»Gut, und nun entspannen sie sich, indem Sie sich nur vergegenwärtigen, wie es war, als Sie diese Muskeln lockerten, sie mehr und mehr entspannten.«*

Diese indirekten Suggestionen werden auf 35–45 s ausgedehnt. Auf diese Weise entspricht dieses Verfahren dem Spannungs-/Entspannungszyklus, allerdings mit dem Unterschied, dass die Anspannung nicht ausgeführt wird.

Entspannung durch Vergegenwärtigung mit Zählen

Sobald der Schüler gelernt hat, sich mit dem Verfahren der Vergegenwärtigung tief zu entspannen, kann ein **Zählverfahren** eingeführt werden, das er später bei den häuslichen Übungen übernehmen soll. Die Einführung dieses Verfahrens erfolgt im Anschluss einer Sitzung nach obigem Verfahren, wenn der Teilnehmer eine tiefe Entspannung erreicht hat.

Der Text könnte lauten:

— *»Während Sie nun völlig und tief entspannt bleiben, werde ich von 1–10 zählen, und während ich zähle, lassen Sie alle Muskeln Ihres Körpers mit jedem Zählen noch lockerer und noch vollständiger entspannt.«*

Danach kann der Lehrer anfangen zu zählen, wobei er indirekte Suggestionen einflicht, z.B.:

— *»Eins, zwei – achten Sie, wie Ihre Arme und Hände immer mehr entspannt werden – drei, vier – konzentrieren Sie sich auf die Gesichts- und Nackenmuskeln, wie sie ganz locker werden – fünf, sechs – die Muskeln von Brust, Schultern, Rücken und Bauch tiefer entspannen – sieben, acht – die Muskeln der Beine und Füße werden immer lockerer – neun, zehn.«*

Zeitlich sollte dieses Zählen parallel zum Ausatmen des Teilnehmers erfolgen. Bei Teilnehmern, die entspannter sind und langsamer atmen, wird die Geschwindigkeit des Zählens ebenfalls langsamer sein. Die Übereinstimmung von Zählen und Atmen wird es dem Anfänger erleichtern, das Verfahren zu Hause in den Übungen zu nutzen.

Entspannung allein durch Zählen

Sobald das Zählverfahren erfolgreich bei den häuslichen Übungen eingeführt ist und man davon ausgehen kann, dass es mit tiefer Entspannung gekoppelt ist, sollte ein Verfahren versucht werden, bei dem der Lehrer lediglich von 1–10 zählt und zwischendurch indirekte Suggestionen gibt.

Nun kann sich der Übende in einer Minute oder noch kürzerer Zeit entspannen, abhängig von der Zählgeschwindigkeit.

Anleitung zur Erstellung eines Übungsplans

 Tipp

Die einzelnen Verfahren sollten in obiger Reihenfolge und nur dann eingeführt werden, wenn das jeweils vorhergehende beherrscht wird.

Bei normalen Bedingungen könnte der Zeitplan bei einer Übungseinheit pro Woche folgendermaßen aussehen (☐ **Tabelle 8.4**):
- Alle neuen Verfahren mindestens 2-mal durchführen, bevor das Nächste eingeführt wird.
  Ausnahme: Einführung des Zählens.
- Der Schüler sollte das aktuelle Verfahren täglich 2-mal üben.

Dieser Zeitplan kann nur ein Anhaltspunkt sein. Die Geschwindigkeit des tatsächlichen Vorgehens hat sich natürlich an der Beherrschung des jeweiligen Verfahrens durch den Teilnehmer zu richten!

☐ **Tabelle 8.4.** Zeitliche Vorgehensweise zum Erlernen der PME-Entspannungstechnik, aufgeteilt nach Sitzungen

Vorgehen	Übungseinheit
16 Muskelgruppen, anspannen – lockern	1, 2, 3
7 Muskelgruppen, anspannen – lockern	4, 5
4 Muskelgruppen, anspannen – lockern	6, 7
4 Muskelgruppen, Vergegenwärtigung	8
4 Muskelgruppen, Vergegenwärtigung und zählen	9
Zählen allein	10

8.5   Autogenes Training

8.5.1   Grundzüge des Autogenen Trainings

Das Autogene Training wurde als Methode der konzentrativen Selbstentspannung in den 20er Jahren von dem Berliner Arzt Johannes Heinrich Schultz entwickelt.

Die Kernthese – durch Autosuggestion geschehen körperliche, geistige und seelische Veränderungen – ist durch unterschiedliche wissenschaftliche Parameter bewiesen. Das Autogene Training fand als **Selbsthilfetechnik zur Verhinderung und zur Behandlung von Krankheiten** schnell internationale Verbreitung.

 Beachte

Grundprinzipien im autogenen Training sind:
- eine gute Körperwahrnehmung,
- Vorstellungskraft.

Zu Beginn ist es wichtig:
- Sich auf das körperliche Geschehen zu konzentrieren,
- Nebengedanken auszuschalten,
- Den Blick »nach innen« zu richten.

Dies kann nur unter folgenden Bedingungen gelingen:
- Der Teilnehmer nimmt eine **völlig entspannte Position** ein (am besten im Sitz oder Rückenlage, evtl. mit Polstern unterlagern).
- Die **Raumtemperatur** muss angenehm sein, notfalls eine flauschige Decke verwenden.
- Die **Bekleidung** darf nicht drücken oder zwicken.
- Der Lehrer sollte seine Texte zwar mit **ruhiger, aber dennoch deutlicher Stimme** vortragen.

❗ Cave

Die Sitzung darf auf keinen Fall durch Geräusche oder Lärm von außen gestört werden.

Jede Sitzung des Autogenen Trainings unterteilt sich in 3 Phasen:
1. Einstimmung,
2. Abfolge von 6 Grundübungen,
3. Sich-Zurücknehmen.

Einstimmung

Die aufmerksame Hinwendung zum Selbst nennt man »Einstimmung«. Sie wird unterstützt durch stereotype Sätze der sog. »Ruhetönung«, bei der man Formeln wie: »Ich bin ruhig, ganz ruhig und entspannt« vorspricht.

Abfolge von 6 Grundübungen

Die chronologische Aneinanderreihung der folgenden 6 Übungen bewirken eine vegetative Umschaltung mit dem Ziel einer tiefen psychophysischen Entspannung.

- **Schwereübung.** Eine Schwereformel löst im jeweils angesprochenen Körperteil ein Gefühl der Schwere aus, die Folge einer Muskelentspannung ist.
- **Wärmeübung.** Sie wirkt im gerade angesprochenen Körperteil auf die Gefäßmuskulatur ein, erweitert diese und bewirkt dadurch eine vermehrte Durchblutung.
- **Atemübung.** Als erste von 4 Organübungen im Autogenen Training nimmt sie auf die durch den täglichen Stress veränderte Atmung Einfluss.
- **Sonnengeflechtsübung.** Diese 2. Organübung reguliert über die Körpermitte, den Solarplexus, das vegetative Nervensystem.
- **Herzübung.** Sie beeinflusst das Herzgeschehen, indem die Pulsfequenz und der Blutdruck reguliert werden.
- **Kopfübung** (= Stirnkühlung). Sie führt zu einer Gesichtsentspannung als Folge einer detonisierten Gesichtsmuskulatur.

Sich Zurücknehmen

Am Ende der Sitzung muss der Teilnehmer aus seiner tiefen Entspannung in einen normalen »Aktivierungszustand« zurückkommen. Die Vorgehensweise entspricht dem Prozedere, wie es bei der PME (▸ **Kap. 8.4.1**) beschrieben ist.

8.5.2 Praktische Vorgehensweise beim Autogenen Training

Zuerst bittet der Lehrer die Teilnehmer, eine **angenehme Entspannungshaltung einzunehmen,** in der sie sich für die nun folgenden 20–30 min wohl fühlen können. Dies betrifft sowohl die Körperposition als auch die Bekleidung (z. B. den engen Gürtel öffnen oder einen festen Gegenstand, der drückt, aus der Hosentasche entfernen).

Alle Formeln, die der Lehrer ausspricht, soll er grundsätzlich **3- bis 5-mal mit deutlicher Pause dazwischen wiederholen.** Zwischen den verschiedenen Übungen wird immer eine Ruhetönungsformel eingebaut.

Wenn jeder Teilnehmer bereit ist, beginnt der Lehrer mit einigen Formel, die beim Teilnehmer den **Abstand zum Alltag** herstellen:

- »Ich bin weit, weit weg vom Alltag«.
- »Ich genieße die Ruhe und Entspannung«.
  Danach folgt die **Ruhetönung:**
- »Ich bin ruhig, ruhig und entspannt«:
- »Ich bin völlig ruhig und entspannt« usw.

Formeln für die Schwereübung

- *»Mein rechter Arm ist ganz schwer«.*
- *»Mein linker Arm ist ganz schwer«.*
- *»Beide Arme sind ganz schwer«.*
- *»Mein rechtes Bein ist ganz schwer«.*
- *»Mein linkes Bein ist ganz schwer«.*
- *»Beide Beine sind ganz schwer«.*
- *»Mein ganzer Körper ist ganz schwer«.*
  Ruhtönung: *»Ich bin völlig ruhig und entspannt«.*

Formeln für die Wärmeübung: (Das Wort »schwer« wird durch »warm« ersetzt)

- *»Mein rechter Arm ist ganz warm«.*
- *»Mein linker Arm ist ganz warm«.*
- *»Beide Arme sind ganz warm«.*
- *»Mein rechtes Bein ist ganz warm«.*
- *»Mein linkes Bein ist ganz warm«.*
- *»Beide Beine sind ganz warm«.*
- *»Mein ganzer Körper ist ganz warm«.*
  Ruhetönung: *»Ich bin völlig ruhig und entspannt«.*

Formeln für die Atemübung

- *"Die Atmung fließt ruhig und regelmäßig".*
- *»Ich lasse meinen Atem fließen«.*
  Ruhetönung: *»Ich bin völlig ruhig und entspannt«.*

Formeln für die Herzübung

- *»Das Herz schlägt ruhig und gleichmäßig.*
- *»Mein Brustraum ist weit und warm«.*
  Ruhetönung: *»Ich bin völlig ruhig und entspannt«.*

Formeln für die Sonnengeflechtsübung

- *»Das Sonnengeflecht ist strömend warm«.*
- *»Meine Körpermitte ist strömend warm«.*
  Ruhetönung: *»Ich bin völlig ruhig und entspannt«.*

Formeln für die Stirnübung

- *»Die Stirn ist angenehm kühl«.*
  Kann kombiniert werden mit:

- *»Das ganze Gesicht ist völlig glatt und entspannt«.*
  Ruhetönung:
- *»Ich bin völlig ruhig und entspannt«.*
- *»Mein ganzer Körper ist völlig ruhig und entspannt«.*
- *»Ich genieße die Ruhe und Entspannung«.*
- *»Die Entspannung wird mit jedem Atemzug immer tiefer und tiefer ...«*

Damit ist der Entspannungsteil beendet und es erfolgt das Zurücknehmen.

Zurücknehmen:
- *»Jetzt die Zehen und die Füße bewegen!«*
- *»Die Beinmuskeln fest anspannen!«*
- *»Fest mit den Händen pumpen und die Arme anspannen!«*
- *»Strecken und räkeln Sie sich!«*
- *»Tief atmen und einige Male gähnen!«*
- *»Jetzt öffnen Sie die Augen und kommen wieder zurück aus der Welt der Entspannung!«*

Phantasie- und Märchenreisen

Anstelle einer so strukturierten Vorgehensweise wie in ▶ **Kap. 8.5.2** beschrieben, kann der Lehrer auch eine »Phantasie- und Märchenreise« vortragen.

Diese Phantasiereisen sind Geschichten zum Entspannen, Träumen und Erholen. Schwere-, Wärme-, Ruhe- und Atemübungen des Autogenen Trainings können so in den Text integriert werden, dass sie auch bei allen problemlos wirken, die keine Vorkenntnisse im Autogenen Training haben. Um die entspannende Wirkung zu verstärken, können »Ruheformeln« eingebaut werden. Der Phantasie und dem Erfindungsreichtum des Lehrers sind grundsätzlich keine Grenzen gesetzt.

> ❯ **Beachte**
> Die poetische, blumige Sprache dient als Transfer für die therapeutischen Implikationen des Autogenen Trainings.

- *»Du bist weit, weit weg von deinem Alltag –*
- *du bist in deiner Phantasie auf eine Südseeinsel gereist –*
- *das Meer liegt in phantastischer Farbe in behäbiger Ruhe da –*
- *alles scheint paradiesisch schön.*
- *Du bist ruhig, gelöst und entspannt – dein Alltag liegt weit hinter dir!*
- *Kokospalmen im warmen Sandboden – vor dir ein weißer, endlos langer Strand –*

- *das Blau des Himmels spiegelt sich im Meer wider –*
- *am Horizont vereinigen sich das Blau des Meeres und das Blau des Himmels –*
- *das Blau umgibt dich und hüllt dich ein.*
- *Du bist ganz ruhig, gelöst und entspannt!*
- *Du liegst am Strand, im warmen, weichen Sand –*
- *du blickst zum Himmel –*
- *kleine weiße Wolken ziehen wie deine Gedanken vorüber –*
- *du lässt deine Gedanken ziehen wie die Wolken am Himmel –*
- *du fühlst dich frei und entspannt –*
- *du genießt die Ruhe –*
- *du spürst die Wärme auf deiner Haut – auf deinem Körper überall –*
- *dein ganzer Körper ist völlig warm –*
- *es ist ein wohliges Gefühl, diese Wärme zu spüren –*
- *die Sonne scheint dir auf den Bauch –*
- *die Wärme breitet sich in deinem Körper aus, nach oben bis hinaus in die Finger – nach unten in die Beine bis in die Zehen –*
- *dein ganzer Körper ist strömend warm –*
- *die wohlige Wärme der Sonne durchflutet dich –*
- *du bist ganz ruhig, gelassen und entspannt – Frieden breitet sich in dir aus!*
- *Du hörst das Meer – das Rauschen der Wellen –*
- *du lässt den Atem fließen, wie die Wellen fließt er ein und aus und ein und aus ...*
- *der Atem passt sich den Wellen an –*
- *dein Atem fließt ruhig und regelmäßig –*
- *mit jedem Atemzug sinkst du tiefer und tiefer in die Entspannung –*
- *du bist ganz ruhig, gelassen und entspannt – du genießt die Ruhe!*
- *Du schaust entspannt hinaus aufs Meer, genießt die Weite und die Stille –*
- *das Blau des Meeres und des Himmels umhüllen dich und wiegen dich in Ruhe.*
- *Du bist ganz ruhig, gelassen und entspannt – du fühlst dich wohl!*
- *Du spürst den Sand unter deinen Füßen, warm und weich –*
- *deine Zehen wühlen sich in diesen weichen warmen Sand –*
- *ein weiter, heller Strand liegt vor dir –*
- *du spürst den frischen Wind über deine Stirn streichen –*
- *deine Stirn ist angenehm kühl –*

— *dein ganzes Gesicht fühlt sich glatt an und ist völlig entspannt.*
— *Du bist ruhig, gelassen und entspannt – du spürst deine Kraft!*
— *Ruhe und Frieden breiten sich in dir aus –*
— *Du träumst ein wenig weiter ...*

❗ Tipp

Buchempfehlung:

- Else Müller, »Inseln der Ruhe«.
- Else Müller, »Du spürst unter deinen Füßen das Gras«.
- Für Kinder: Else Müller, »Träumen auf der Mond-schaukel«.

Organisation

9.1 **Teilnehmerkreis** – 206
9.1.1 Präventionsarten – 206
9.1.2 Kontraindikationen – 206
9.1.3 Gruppengefüge – 207

9.2 **Anzahl der Teilnehmer** – 208

9.3 **Zeitlicher Rahmen** – 208
9.3.1 Kursdauer – 208
9.3.2 Dauer einer Kurseinheit – 209

9.4 **Räumlichkeiten** – 209

9.5 **Institutionelle Veranstalter** – 209
9.5.1 Stationäre Rückenschule an einer Klinik – 209
9.5.2 Karitative Träger – 209
9.5.3 Betriebliche Rückenschule – 210

9.6 **Rückenschulkurse in Eigenorganisation** – 210
9.6.1 Steuerrechtliche Grundlagen – 211
9.6.2 Gebührenkalkulation – 212
9.6.3 Öffentlichkeitsarbeit – 213
9.6.4 Wichtige Formulare – 213

9.1   Teilnehmerkreis

9.1.1   Präventionsarten

Die Rückenschule verfolgt das Ziel, als Präventivmaßnahme das Eintreten einer Krankheit zu verhindern oder bei bereits bestehenden Rückenschmerzen eine Verschlechterung des aktuellen Gesundheitszustands zu vermeiden oder zumindest zu verlangsamen.

Je nachdem, in welchem Gesundheitszustand sich der Teilnehmer gerade befindet, lässt er sich einer der nachfolgend beschriebenen Zielgruppen zuordnen.

Primärprävention

Die primärpräventiven Maßnahmen haben **rein vorbeugenden Charakter**. Sie sollen helfen, das Auftreten von Rückenbeschwerden zu vermeiden.

> **Beachte**
> Unter »Primärprävention« versteht man, alle krankmachenden Einflüsse, hervorgerufen durch die Umwelt oder eigenes Fehlverhalten, zu erkennen und zu beseitigen bzw. zu vermeiden.

Man spricht in diesem Zusammenhang auch von der »**präventiven Rückenschule**«.

Der (noch) gesunde Mensch soll lernen, wie er sich bei allen Tätigkeiten des täglichen Lebens wirbelsäulenfreundlich verhalten und somit seine Gesundheit erhalten kann.

> **Beachte**
> Teilnehmer im Sinne einer Primärprävention sind gesunde Erwachsene, aber auch Kinder und Jugendliche.

Die präventive Rückenschule sollte also bereits im Kindergarten beginnen und sich in der Schule fortsetzen. Diese Forderung wird auch durch die Tatsache begründet, dass bereits viele Schüler im Grundschulalter bei den Schuluntersuchungen manifeste Haltungsschwächen vorweisen.

Im Rahmen des **Rückenschulunterrichts** soll in erster Linie (spielerische) Wirbelsäulen- und Muskelpflege vermittelt werden.

Sekundärprävention

Von Sekundärprävention spricht man dann, wenn der Teilnehmer zwar schon öfter Rückenschmerzen hatte, durch richtiges Verhalten jedoch **Aussicht auf Linderung** besteht. In diese Gruppe fällt auch die große Zahl der Personen mit chronischen Wirbelsäulenbeschwerden und gehäuften Rezidiven im Anschluss an eine Krankheitsphase.

Dieser Personenkreis – der den Hauptanteil der »**orthopädischen Rückenschule**« darstellt – soll lernen, durch eine Änderung des Verhaltens mit der Behinderung umzugehen und Rückfälle zu vermeiden.

Tertiärprävention

Die Aufgabe der Rückenschule im Sinne einer Tertiärprävention ist neben der **Verhinderung des Fortschreitens der Krankheit** besonders auch die **Rehabilitation nach Wirbelsäulenoperationen**.

Dem Teilnehmer soll in der »**rehabilitativen Rückenschule**« durch gezieltes Üben wirbelsäulenfreundlicher Bewegungsabläufe die Wiedereingliederung in seinen beruflichen, privaten und sportlichen Alltag erleichtert werden.

9.1.2   Kontraindikationen

Die Beschreibung der Zielgruppen entsprechend der Präventionsarten kann natürlich nur einen groben Orientierungsrahmen dafür bieten, wer letztlich an einem Rückenkurs teilnehmen darf und sollte, und wer aus medizinischen Gründen davon ausgeschlossen bleiben muss.

> **! Cave**
> Besondere Vorsicht bei Teilnehmern mit »**relativen Kontraindikationen**« walten lassen. Bei diesem Teilnehmerkreis bei der Auswahl gymnastischer Übungen Rücksicht auf das individuelle Krankheitsbild nehmen.

Relative Kontraindikationen sind:
- Morbus Bechterew,
- Spondylolisthesis,
- Grenzwerthypertonie (Ruhewert: >140 – 160/90 – 95),
- starke Adipositas (> 20 kg).

> **Beachte**
> Teilnehmer mit »**absoluten Kontraindikationen**« müssen vom Kurs – zumindest vorübergehend – ausgeschlossen bleiben.

Absolute Kontraindikationen sind:
- Rehabilitationsphase unmittelbar nach operativem Eingriff,
- akute vertebragene Schmerzen,
- Hypertonie (Ruhewert: 180/120),
- Zustand unmittelbar nach Herzinfarkt,
- starke arthrotische Beschwerden an Hüft- oder Kniegelenken,
- entzündliche Prozesse.

Grundsätzlich wäre es wünschenswert, wenn bei der Anmeldung zu einem Kurs im Rahmen der Sekundär- und/oder Tertiärprävention eine ärztliche Unbedenklichkeitserklärung jegliche Kontraindikation ausschließt.

Eine vorausgehende Arztberatung ist aber nicht verpflichtend, und somit muss sich der Rückenkursleiter selbst bei Kursbeginn ein genaues Bild von den Beschwerden seiner Teilnehmer verschaffen.

Dies geschieht zweckmäßigerweise in Form eines **Anamnesebogens** (s. Anlage »Fragebogen zur Gesundheit«). Er sollte Angaben beinhalten:
- zur Person,
- zum Schmerzprofil,
- zum Beginn und Verlauf der Beschwerden,
- zu bisherigen therapeutischen Maßnahmen,
- zu aktuellen Erkrankungen.

Per Unterschrift bestätigt der Teilnehmer, die gestellten Fragen nach bestem Wissen und wahrheitsgemäß beantwortet zu haben.

Mit dieser Selbstauskunft hat der Rückenschullehrer ein Dokument in den Händen, das ihm die Planung und Durchführung des Unterrichts erleichtert und auch im Schadensfall hilfreich sein kann.

> **Beachte**
> Bei fortbestehenden Unklarheiten muss ein **direktes Gespräch mit dem Arzt** die gewünschten Informationen erbringen.

Diese sorgfältige Vorgehensweise entbindet den Rückenkursleiter natürlich nicht von einer verantwortungsvollen, individuellen Betreuung und differenzierten Unterrichtsgestaltung.

9.1.3 Gruppengefüge

Alters-, Geschlechts- und Sozialstruktur

Was die Alterszusammensetzung betrifft, sollten Veranstalter und Rückenkurslehrer darauf achten, dass bei Erwachsenenkursen keine Kinder teilnehmen, denn kindgerechtes Lehren ist für Erwachsene wenig effektiv und umgekehrt genauso.

Die **Rückenschule mit Kindern** sollte eher in Schulen oder anderen pädagogischen Einrichtungen durchgeführt werden. Dies könnte z. B. im Rahmen von thematisch durchgeführten Gesundheitstagen geschehen.

Das **Durchschnittsalter der Teilnehmer an orthopädischen Rückenschulen** wird häufig mit dem Kulminationsbereich bandscheibenbedingter Erkrankungen zusammenfallen und zwischen 30 und 50 Jahren liegen.

Bezüglich der **geschlechtlichen Zusammensetzung** zeigt die Erfahrung, dass die Atmosphäre und auch die Leistungsbereitschaft innerhalb der Gruppe oft besser ist, wenn Männer und Frauen gemeinsam üben. Reine Männer- oder Frauengruppen finden sich auch bei vergleichbaren sozialen oder sportlichen Veranstaltungen eher selten. Deshalb wäre ein Durchbrechen der Norm eher problematisch, zumal es nicht zwingend erforderlich ist.

Im Hinblick auf die **Sozialstruktur** gilt für die Rückengruppe auch das Vorbild aus den Sportvereinen: die einzelnen Veranstaltungen nehmen keine Rücksicht auf die soziale Stellung der Teilnehmer. So spielt der Direktor in derselben Mannschaft wie der Straßenarbeiter, ohne dass es dadurch innerhalb der Gruppe zu einer Hierarchieausbildung kommt. Das verbindende Element, nämlich Sporttreiben zu wollen, stellt soziale Kriterien in den Hintergrund. Genauso verhält es sich im Rückenschulunterricht. Das gemeinsame Problem, nämlich die Rückenbeschwerden, rücken die soziale Stellung in den Hintergrund.

Allerdings ist es durchaus sinnvoll, neben den gesundheitlichen Beschwerden noch weitere spezifische Auswahlkriterien bei der Zusammenstellung einer Gruppe heranzuziehen.

Berufsstruktur

Unter Berücksichtigung bestimmter berufstypischer Krankheitsbilder oder besonderer pädagogischer Funktion potentieller Teilnehmer bietet es sich an, zielgruppenspezifische Kurse abzuhalten. Das hat den Vorteil, dass der Kurs ganz speziell auf die Erfordernisse einzelner Gruppen zugeschneidert werden kann. Einige Bei- spiele sollen dies verdeutlichen.

Lehrer. Bei diesem Klientel mit Multiplikatorenwirkung könnte z. B. im Rahmen des Unterrichts ein Schwerpunkt gelegt werden auf Inhalte und Organisationsformen, die speziell bei Schülern wichtig sind.

Analog hierzu wären Kurse für Kindergärtnerin- nen und Trainer bzw. Übungsleiter von Jugendgruppen denkbar.

Zahnärzte. Gerade in diesem Beruf ist eine unphysiolo- gische, wirbelsäulenschädigende Haltung häufig uner- lässlich, was bekanntermaßen vermehrt zu Beschwerden im Lenden- und noch mehr im Halswirbelsäulenbereich führt. Hier könnte der Rückenschullehrer Schwerpunkte setzen auf die Arbeitshaltung beim Stehen und Eigenbe- handlung des Schultergürtel- und Nackenbereichs.

Sekretärinnen, Kassiererinnen. Beide Berufe sind ge- prägt von stundenlanger monotoner Tätigkeit mit be- sonderer Belastung des Nacken-Schulter-Armbereichs. Hier könnten vermehrt Inhalte zur rückengerechten Arbeitsplatzgestaltung, Möglichkeiten der kurzen Be- wegungspause und erzwungenen Bewegungsanrei- ze und der Selbsttherapie der Nackenregion vermittelt werden.

9.2   Anzahl der Teilnehmer

Aus organisatorischen, motivationalen und didaktischen Gründen sollte sich die Gruppenstärke innerhalb eines bestimmten Rahmens bewegen.

> **Beachte**
> Als **Obergrenze** gilt ein Richtwert von **12 Personen pro Kurs.**

Bei dieser Teilnehmerzahl kann der Kursleiter noch al- le Teilnehmer gut im Überblick behalten. Bei 12 Teilneh- mern muss auch nicht zu viel Zeit für Einzelkorrekturen eingeplant werden.

Die Teilnehmerzahl sollte aber **nicht unter 6 Per- sonen** absinken, denn bei einer Reihe von Spiel- und Übungsformen ist eine Mindestteilnehmerzahl erfor- derlich, außerdem macht es mehr Spaß, in einer größe- ren Gruppe zu trainieren.

Die genannten Werte sind natürlich nur Richtlinien. Ein Rückenschullehrer wird mit zunehmender Routi- ne auch eine Gruppe mit 15 Teilnehmern betreuen kön- nen.

> **Tipp**
> Bei größeren Gruppen können auch zwei Lehrkräfte zu- sammen den Unterricht abhalten.

Für einen **abwechslungsreichen Unterricht** ist dieses Vorgehen aus folgenden Gründen eventuell sogar eine Bereicherung:
- Jeder Lehrer kann bei seinem »Spezialgebiet« aktiv werden.
- Vier Augen sehen mehr als zwei, d. h. die Bewe- gungsausführung der Teilnehmer kann besser kon- trolliert werden.
- Gruppeninterne Differenzierung (leistungsstärke und -schwächere Teilnehmer) ist einfacher durchzu- führen.
- Ein Stationenbetrieb (z. B. Zirkeltraining) ist leichter zu überblicken.

9.3   Zeitlicher Rahmen

9.3.1   Kursdauer

Die Kursdauer in einer Rückenschule ist an keinen star- ren Rahmen gebunden. Grundsätzlich bietet eine zeit- liche Streckung mehr Möglichkeiten, die **erlernten Ver- haltensmuster unter Anleitung und Aufsicht des Leh- rers intensiv zu üben und einzuschleifen.** Zu wenig Un- terrichtszeit erlaubt es kaum, die umfangreiche Stofffül- le verständlich unterzubringen.

> **Beachte**
> Die Erfahrung hat gezeigt, dass eine Kursdauer über ei- nen Zeitraum von **6 – 10 Wochen ideal** ist.

Die Kurse können bequem zwischen die Schulferienzei- ten eingebaut werden. Damit sind die Teilnehmer in ih- rer Urlaubsplanung nicht eingeschränkt.

> **Beachte**
> Bei einer Kursdauer von mehr als **3 – 4 Monaten schre- cken viele Teilnehmer zurück**, da sie sich nicht so lange binden wollen.

9.3.2 Dauer einer Kurseinheit

Die Kurseinheiten selbst erstrecken sich idealerweise über **90 min**. So hat man genügend Zeit, die erforderlichen Inhalte der Verhaltensschulung und der Funktionsgymnastik unterzubringen und auch die Entspannung nicht zu vernachlässigen. Mit diesem Zeitrahmen lassen sich in der bevorzugten Zeit zwischen 16.30 Uhr und 19.30 Uhr **zwei Kurse hintereinander** durchführen.

Bei **Unterrichtseinheiten über 60 min** muss sich der Kurs mindestens über 8, besser über 10 Abende erstrecken.

9.4 Räumlichkeiten

Bei der Einrichtung von Rückenschulen kann sich das Vorhandensein geeigneter Unterrichtsräume zu einem Problem entwickeln. Entsprechend der Teilnehmerzahl sollte der Raum folgende **Eigenschaften** aufweisen:

- mindestens 60m² groß,
- beheizbar,
- ruhig gelegen.

Krankenkassen verfügen häufig über eigene Räume für ihre Gesundheitskurse, die in der Regel auch entsprechend ausgestattet sind.

Weitere Möglichkeiten sind:

- Seminarräume z.B. von Universitäten oder Sparkassen,
- Gymnastiksäle,
- Turnhallen,
- Praxen von Ärzten, Physio- oder Ergotherapeuten,
- Volkshochschulräume,
- Räume in Kurbetrieben, Kliniken, Rathäusern, Pfarrhäusern oder bei karitativen Einrichtungen, z.B. der Caritas oder der Arbeiterwohlfahrt.

Geeignete Räumlichkeiten sollten über eine **Grundausstattung** an Lehr- und Lernmitteln verfügen. Dazu gehören:

- Lehrmedien wie Overhead- und Diaprojektor,
- Musikanlage,
- Schautafeln,
- Wandtafeln u.ä.

  Unverzichtbar sind:

- Sitzbälle,
- Gymnastikbälle, -stäbe und -seile,
- Sitzmöbel,
- Bodenmatten,
- Tische,
- Flaschenträger (z.B. leere Bierkästen) usw.

Wünschenswert wäre das Vorhandensein von Wohnungs- bzw. Arbeitsgeräten wie **Schaufel, Besen, Staubsauger, Bügelbrett**.

Optimal, wenn auch in den wenigsten Fällen realisierbar, ist die Benutzungsmöglichkeit von **Bett, Küchenmöbeln, Badezimmer** oder auch ein **altes Auto**, wo man ganz praxisnah Alltagssituationen üben kann.

9.5 Institutionelle Veranstalter

9.5.1 Stationäre Rückenschule an einer Klinik

Stationäre Rückenschulen sind an **Kliniken mit operativem Betrieb** und an **Rehabilitationskliniken** vertreten. Die Teilnehmer sind die stationären Patienten nach operativer bzw. konservativer Behandlung.

Der Programmablauf ist in den meisten Fällen so gestaltet, dass die **Unterrichtseinheiten in sich abgeschlossen** sind und nicht aufeinander aufbauen, sodass man jederzeit in den laufenden Kurs einsteigen kann.

Als Rückenschullehrer stehen in der Regel Physiotherapeuten des Betriebs zur Verfügung, die die Schulung im Rahmen ihrer täglichen Arbeitszeit durchführen. **Für die Teilnehmer entstehen keine Kosten.**

9.5.2 Karitative Träger

Als **karitative Träger von Rückenschulkursen** kommen in erster Linie in Betracht:

- Wohlfahrtsverbände,
- kirchliche Einrichtungen,
- Seniorengemeinschaften,
- Volkshochschulen,
- andere Bildungswerke.

Diese Institutionen bieten meistens das ganze Jahr hindurch Rückenschulkurse in ihrem Veranstaltungsprogramm an. Sehr häufig verläuft die Zusammenarbeit direkt mit den Krankenkassen, die auch selber als Veranstalter in Erscheinung treten können.

Die Veranstalter übernehmen die **organisatorische Arbeit** wie:

- Werbung,
- Anmeldung,
- Inkasso der Kursgebühren,
- Ausstellung der Teilnahmebescheinigungen usw. (s. Anlage »Teilnahmebescheinigung«).

Das **Klientel** sind Personen mit chronischen Rückenschmerzen, denen der Kurs vom behandelnden Arzt empfohlen wird, oder die durch Gesundheitsbroschüren, Zeitungsinserate oder Rundfunkinterviews örtlicher Sender auf die Kurse aufmerksam gemacht werden.

Die Teilnehmer bezahlen den Kurs beim Veranstalter zunächst selbst, bekommen aber nach heutigem Stand bei regelmäßiger Teilnahme von den meisten Krankenkassen wieder einen bestimmten Anteil zurückerstattet (teilweise bis zu 100 % oder bis zu einem festgesetzten Höchstbetrag).

Die **Rückenschullehrer** sind Orthopäden und Physiotherapeuten, die in der Regel als freie Referenten auf Honorarbasis arbeiten.

Die **Kursleiter** müssen ihr Honorar mit dem Veranstalter selbst aushandeln. Je nach fachlicher Qualifikation, zeitlichem und materiellem Aufwand erscheint ein Honorar für eine Vollstunde (60 min) Unterricht in Höhe von 50 – 80 Eur angemessen. Die erzielten Einkünfte müssen vom Referenten zusammen mit seinen anderen Einkünften versteuert werden (weitere Ausführungen hierzu in ▸ **Kap. 9.6.1**). Genauere Auskünfte zu steuer- und versicherungsrechtlichen Fragen sollten auf alle Fälle im Rahmen der Planung bei den zuständigen Stellen (Versicherungsanstalten, Finanzämter, Steuerberater) abgeklärt werden.

9.5.3 Betriebliche Rückenschule

Manche größere Betriebe bieten interessierten Mitarbeitern eigene Kurse an mit der Absicht, auf diesem Wege die Zahl der Krankheitstage ihrer Angestellten zu senken. Meistens sind diese Rückenschulkurse **speziell auf die Arbeitsplatzsituation der Teilnehmer zugeschnitten** und werden teilweise auch direkt am Arbeitsplatz durchgeführt. Die Besonderheit liegt im Wesentlichen auf der Berücksichtigung der vorherrschenden betrieblichen Produktions- und Arbeitsgegebenheiten. Der Lehrer soll hier schwerpunktmäßig auf die speziellen Bereiche (sit-zende, stehende Tätigkeit) eingehen und überprüfen, ob die Arbeitsplätze im Rahmen des Möglichen ergonomisch und wirbelsäulenfreundlich gestaltet sind.

> **Beachte**
> Spezielle Tipps zur Vermeidung gleichförmiger Arbeitsabläufe oder Veränderung der Arbeitsverhältnisse können effektiv zur Entlastung der Wirbelsäule beitragen.

Die **Teilnehmer** rekrutieren sich natürlich aus Arbeitern und Angestellten des jeweiligen Betriebs, die häufig im Rahmen oder nach ihrer Arbeitszeit in Räumlichkeiten des Betriebs unterrichtet werden. Hier bietet sich auch eine Schulung direkt vor Ort an den entsprechenden Arbeitsplätzen mit Hinweisen zur ergonomischen Arbeitsplatzgestaltung an.

Der **Rückenschullehrer** ist entweder Mitarbeiter der medizinischen Abteilung des Betriebs und führt die Kurse im Rahmen seiner Arbeitszeit durch, oder er ist externer Mitarbeiter und arbeitet dann in der Regel auf Honorarbasis (▸ **Kap. 9.5.2**).

> **Beachte**
> Organisatorisch unterscheidet sich die Rückenschule im Betrieb nur unwesentlich von Rückenschulen anderer Veranstalter.

9.6 Rückenschulkurse in Eigenorganisation

Will man aus Eigeninitiative, also als Eigenveranstalter, eine Rückenschule organisieren und durchführen, fallen zunächst einmal zahlreiche **bürokratische Arbeiten** an, die ansonsten vom Veranstalter übernommen werden:

- Werbung,
- Inkasso der Kursgebühren,
- Verwaltung der Teilnehmer,
- Ausstellung der Teilnahmebestätigungen u.v.m.

Zudem sind **eine Reihe von versicherungs- und steuerrechtlichen Aspekten** zu berücksichtigen.

Das beginnt mit einer ausreichenden Versicherung (Haftpflicht, Berufshaftpflicht) und endet bei den verschiedenartigen Steuern, die evtl. zu entrichten sind. Es darf nicht vergessen werden, dass das öffentliche Abspielen von Musik (z.B. bei der Entspannung) im Rahmen des Rückenschulkurses GEMA-pflichtig ist (s. unter: www.gema.de).

9.6.1 Steuerrechtliche Grundlagen (Stand 2003)

Da die Steuergesetze für den Laien ziemlich kompliziert sind, ist es in allen Fällen ratsam, sich in steuerrechtlichen Angelegenheiten **von den zuständigen Behörden oder einem Steuerberater eine rechtsverbindliche Auskunft einzuholen.**

Dennoch sollen an dieser Stelle einige Begriffe aus den Steuergesetzen kurz erläutert werden. Die jeweils aktuellen Regelungen, gültig für Deutschland, finden sich im Einkommensteuergesetz (EStG), Umsatzsteuergesetz (UStG) und im Gewerbesteuergesetz (GewStG).

Begriffe aus dem Steuerrecht

Die Steuerhebung in der BR Deutschland erfolgt bei natürlichen Personen als:
- Einkommensteuer bei Einkünften aus selbstständiger Arbeit.
- Lohnsteuer bei Einkünften aus nicht selbstständiger Arbeit.
- Kapitalertragsteuer bei Kapitalerträgen.

Einkommensteuer. Die **Einkommensteuer** ist eine Personensteuer und die bedeutendste Einnahmequelle des Staates. Ihr unterliegen ausschließlich natürliche Personen (im Gegensatz zu juristischen Personen wie z.B. Kapitalgesellschaften). Sie sind dann unbeschränkt einkommensteuerpflichtig, wenn sie im Inland einen Wohnsitz oder ihren gewöhnlichen Aufenthalt haben (EstG §1).

Bei der Erhebung der Einkommensteuer wird durch zahlreiche Regelungen (z.B. Pauschbeträge, Freigrenzen, Sonderausgaben, außergewöhnliche Belastungen usw.) die persönliche Leistungsfähigkeit des Steuerpflichtigen berücksichtigt.

Nach Ablauf eines Kalenderjahres sind unbeschränkt Steuerpflichtige u.a. dann zur Veranlagung der Einkommensteuer verpflichtet, wenn sie zusammen mit anderen Einkünften den Grundfreibetrag überschreiten (im Jahr 2004 laut Grund- bzw. Splittingtabelle: Ledige 7664 Eur, Verheiratete 15329 Eur).

Lohnsteuer. Die Lohnsteuer und Kapitalertragsteuer (s. Abschn. »Kapitalertragsteuer«) sind keine eigenständigen Steuerarten sondern besondere Erhebungsformen.

So wird die **Lohnsteuer** bei Einkünften aus nichtselbstständiger Arbeit durch direkten Abzug vom Arbeitslohn erhoben. Hiervon betroffen sind Arbeitneh-

mer »... die in öffentlichem oder privatem Dienst angestellt oder beschäftigt sind oder waren und aus diesem Dienstverhältnis ... Arbeitslohn beziehen.« (Lohnsteuer-Durchführungsverordnung LStDV §1 Arbeitnehmer, Arbeitgeber).

Kapitalertragsteuer. Der **Kapitalertragsteuer** unterliegen Einkünfte aus Kapitalerträgen, z.B. Gewinnanteilen aus Aktien und Zinsen. Sie werden vom Kreditinstitut an das Finanzamt unter Berücksichtigung bestehender Freibeträge abgeführt.

Körperschaftsteuer. Der **Körperschaftsteuer** unterliegen juristische Personen (z.B. Kapitalgesellschaften). Sie kann in der Regel auf die Einkommensteuerschuld von Anteilseignern angerechnet werden.

Umsatzsteuer. Die **Umsatzsteuer** ist eine Steuer auf die Umsätze von Unternehmen. Gewöhnlich wird mit dem Begriff »Umsatzsteuer« eine allgemeine Umsatzsteuer gemeint, die den Verbrauch belasten soll. Steuertechnisch erfolgt der Zugriff nicht beim Verbraucher, sondern beim Produzenten bzw. Lieferanten. Steuerschuldner sind somit die Unternehmer.

❯ Beachte

Von der Umsatzsteuer ausgenommen sind u.a. Heilbehandlungen.

Gewerbesteuer. Die **Gewerbesteuer** gehört zu den sog. Real- oder Objektsteuern, d.h. im Gegensatz zu den Personensteuern (z.B. Einkommensteuer) berücksichtigt die Gewerbesteuer nicht die Leistungsfähigkeit einer Person, sondern sie besteuert den Gewinn eines Gewerbebetriebs. Steuergegenstand bei der Gewerbesteuer ist somit die objektive Ertragskraft des Gewerbebetriebs. Die Höhe der Gewerbesteuer kann durch die Gemeinden beeinflusst werden, da sie die zur Anwendung kommenden Hebesätze festlegt.

❯ Beachte

Zunächst mindert die Gewerbesteuer als Betriebsausgabe den Gewinn und beeinflusst damit auch die Höhe der Einkommensteuer.

Steuerfreie Einnahmen. Als **Steuerfreie Einnahme** wird der steuerfreie Betrag bezeichnet, der bei der Berechnung der Steuerbemessungsgrundlage unberücksichtigt bleibt (z.B. steuerfreie Übungsleiterpauschale nach §3EstG).

Werbungskosten. »...**Werbungskosten** sind Aufwendungen zur Erwerbung, Sicherung und Erhaltung der Einnahmen«, EstG§9 (1). Zu ihnen zählen u.a. Arbeitsmittel wie Fachliteratur, Berufskleidung oder Fahrten zum Arbeitsplatz.

> **Beachte**
>
> Werbungskosten sind bei der Einkunftsart abzuziehen, bei der sie erwachsen sind.

Relevante Paragraphen

Folgende Paragraphen aus dem EStG und dem UStG können bei der Durchführung von Rückenkursen relevant werden. Den gesamten Gesetzestext kann man in den Veröffentlichungen der Bundesregierung im Internet nachlesen (www.bundesregierung.de).

EStG §3. Steuerfrei sind Einnahmen aus nebenberuflichen Tätigkeiten als Übungsleiter, Ausbilder ... zur Förderung gemeinnütziger, mildtätiger und kirchlicher Zwecke (§§52 – 54 der Abgabenordnung) bis zur Höhe von insgesamt 1848 Eur.

EStG §15 Abs. 2. Eine selbstständige nachhaltige Betätigung, die mit der Absicht, Gewinn zu erzielen, unternommen wird ... ist Gewerbebetrieb, wenn die Betätigung weder als Ausübung von Land- und Forstwirtschaft noch als Ausübung eines freien Berufs ... anzusehen ist. Ein Gewerbebetrieb liegt ... auch dann vor, wenn die Gewinnerzielungsabsicht nur ein Nebenzweck ist.

EStG §18 Abs. 1 Nr. 1. Einkünfte aus selbstständiger Arbeit sind Einkünfte aus freiberuflicher Tätigkeit. Zu den freiberuflichen Tätigkeiten gehören die selbstständig ausgeübte ...unterrichtende oder erzieherische Tätigkeit, die selbstständige Berufstätigkeit der Ärzte, ... Heilpraktiker, ... Krankengymnasten.

UStG §1 Steuerbare Umsätze. (1) Der Umsatzsteuer unterliegen die folgenden Umsätze:
1. die Lieferungen und sonstigen Leistungen, die ein Unternehmer im Inland gegen Entgelt im Rahmen seines Unternehmens ausführt ...

UStG §4 Nr. 14. Steuerfrei sind die Umsätze aus der Tätigkeit als Arzt, ... Heilpraktiker, Physiotherapeut (Krankenymnast) ...

UStG §15 Vorsteuerabzug. (1) Der Unternehmer kann die folgenden Vorsteuerbeträge abziehen:
1. die in Rechnungen im Sine des §14 gesondert ausgewiesenen Steuern für Lieferungen oder sonstige Leistungen, die von anderen Unternehmern für sein Unternehmen ausgeführt worden sind ...

Zwei in der Praxis denkbare Modelle sollen unter diesen steuerrechtlichen Aspekten dargestellt werden.

> **Beispiel**
>
> ■ **Der Rückenschullehrer ist »vom Fach«**
> Der Rückenschulleiter ist angestellter oder freiberuflich selbstständiger Arzt, Physiotherapeut, Masseur oder Heilpraktiker (sog. Katalogberuf):
> Es ist **keine Gewerbesteuer zu entrichten**, die Einnahmen sind zusammen mit seinen anderen Einkünften unter Berücksichtigung bestehender Freibeträge (wobei für diese nebenberufliche Tätigkeit nach §3 Nr. 26 EStG derzeit ein Freibetrag bis in Höhe von 1848 Eur besteht) zu versteuern (§18 Abs. 1 Nr. 1 EStG). Die **Leistungen sind von der Umsatzsteuerpflicht befreit** (§4 Nr. 14 UStG)
> **Angefallene Aufwendungen** (z.B. Fahrtkosten zum Unterrichtsort, Unterrichtsmaterialien u.ä.) gelten als Betriebsausgaben (Werbungskosten) und schmälern somit die erzielten Einkünfte.
>
> ■ **Der Rückenschullehrer ist »berufsfremd«**
> Die Leitung der Schule obliegt einer »berufsfremden« Person, d.h. ihre Ausbildung entspricht nicht dem typischen Berufsbild eines Physiotherapeuten oder Masseurs:
> Die Gewinne der Schule unterliegen nach §15 Abs. 2 EStG der **Gewerbesteuerpflicht und der Umsatzsteuerpflicht**. Desweiteren muss auf das erzielte Einkommen die **Einkommensteuer** (der Solidaritätszuschlag und evtl. Kirchensteuer) entrichtet werden.

9.6.2 Gebührenkalkulation

Um durch die selbst initiierten Rückenschulkurse auf das für sich selbst festgelegte Einkommen zu gelangen, bedarf es zunächst einer gründlichen Analyse der zu erwartenden Kostenstruktur. Der Rückenschullehrer sollte sich dafür zuerst einmal sämtliche Ausgaben auflisten, die er für die Abhaltung des Kurses aufzubringen hat.

Eine realistische Auflistung für 6 Kursabende könnte z. B. folgendermaßen aussehen:

> **Beispiel**
>
> | | |
> |---|---:|
> | Raummiete für 6 Abende: | 120 Eur |
> | Büro (Bestätigungen, Folien, Telefon, Porto usw): | 50 Eur |
> | Fahrtkosten: | 40 Eur |
> | Werbungskosten (z. B. Inserate): | 70 Eur |
> | Versicherung und Gebühren: | 80 Eur |
> | Zwischensumme: | 360 Eur |
> | Eigenhonorar für die Vor- und Nachbereitung und den Unterricht (z. B. 6 × 80 Eur): | 480 Eur |
> | Gesamtsumme: | **840 Eur** |

Dieser Kostenansatz ergibt bei 12 Teilnehmern pro Kurs eine **Kursgebühr** von **70 Eur**.

Bei obiger Kalkulation sind allerdings noch keine Ausgaben für evtl. erforderliche Requisiten bzw. Rückstellungen für die Anschaffung von Ersatzmaterial in Ansatz gebracht. Diese Ausgaben erspart man sich allerdings auch, wenn die gemieteten Räumlichkeiten die entsprechende Ausstattung vorweisen.

9.6.3 Öffentlichkeitsarbeit

Damit möglichst viele potentielle »Kunden« auf den Kurs aufmerksam werden, muss der Veranstalter dafür werben. Einige Möglichkeiten sollen hier dargestellt werden:

- Informationsabend in Zusammenarbeit mit einem Arzt, z. B. veranstaltet von einer Krankenkasse.
- Eigendarstellung im Rahmen eines öffentlichen oder betriebsinternen Gesundheitstages oder einer Gesundheitsmesse.
- Schriftliche Werbung über die örtliche Presse, durch Auflegen von Handzetteln z. B. bei Ärzten, Aushang am schwarzen Brett von größeren Betrieben, Verschicken von Briefen mit Flyern oder Handzetteln.
- Mündliche Werbung in Zusammenarbeit mit den ansässigen Ärzten, bei Verwandten und Bekannten, im Sportverein, im Lokalsender.

Bei allen Werbemaßnahmen muss man allerdings beachten, dass sich die Werbung ausschließlich auf den Rückenschulunterricht bezieht.

> **Beachte**
>
> Es ist nicht erlaubt, mittels Werbung einen Bezug, z. B. auf die Physiotherapiepraxis, herzustellen in der der Kurs stattfinden soll.

9.6.4 Wichtige Formulare

Die nachfolgenden Formulare braucht jeder Veranstalter und muss sie in ausreichender Zahl vorrätig haben.

Anmeldeformular

Mit seiner schriftlichen Ameldung (s. Anlage »Verbindliche Anmeldung zum Rückenschulkurs«) schließt der Teilnehmer mit dem Veranstalter einen Vertrag ab und erkennt mit seiner Unterschrift die aufgeführten Bedingungen an. Dies ist wichtig für die Planung des Unterrichts bezüglich der Gruppenstärke und der Unterrichtsmaterialien und -utensilien.

Allgemeine Hinweise

Dieses Formular (s. Anlage »Allgemeine Hinweise«) ist besonders wichtig für Eigenveranstalter, die natürlich alle Modalitäten bezüglich Anmeldung, Bezahlung und Kursablauf am besten schriftlich aushändigen und sich das Einverständnis schriftlich quittieren lassen. So kann man von vornherein alle erdenklichen Streitpunkte umgehen. Daran sollten nicht nur der Veranstalter, sondern auch die Teilnehmer interessiert sein.

Anwesenheitsliste

Der Veranstalter führt mit ihrer Hilfe Buch über die Anwesenheit der Teilnehmer und den zeitlichen Ablauf der Kursreihe (s. Anlage »Anwesenheitsliste). Hieraus zieht er die Informationen für die Ausstellung der Teilnahmebestätigungen am Ende des Kurses.

Teilnahmebescheinigung

Die ordnungsgemäß ausgefüllte Teilnahmebescheinigung (s. Anlage »Teilnahmebescheinigung«) evtl. zusammen mit der Quittung über bezahlte Kursgebühren dienen zur Vorlage bei den Krankenkassen. Mit ihrer Hilfe weist der Rückenschüler die Regelmäßigkeit seiner Teilnahme nach, was Bedingung für eine anteilsmäßige Erstattung der Kursgebühr durch die Krankenkasse darstellt.

Angaben zum Gesundheitszustand

Wie in ► **Kap. 9.1.2** bereits erwähnt, können potentielle Rückenschüler mit Krankheiten, die einer Teilnahme entgegenstehen, nicht mitmachen. Aufgrund der Erklärung des Teilnehmers entscheidet der Rückenschullehrer über die Teilnahme (s. Anlage »Fragebogen zur Gesundheit«). Wünschenswert, im Zweifelsfall erforderlich, ist eine Unbedenklichkeitsbescheinigung vom Hausarzt.

> ❯ **Beachte**
>
> Der Fragebogen hilft dem Rückenschullehrer dabei, sich von jedem Teilnehmer ein Bild zu dessen Gesundheitszustand zu machen.

Dies ist unter anderem wichtig für die Belastbarkeit der Teilnehmer und somit die Übungsauswahl, die Übungsintensität usw.

Beurteilungsbogen zum Unterricht

Nobody is perfect! Jeder Rückenschullehrer ist natürlich bestrebt, einen für alle Beteiligten optimalen Kurs zu veranstalten. Dieses Ziel kann nur erreicht werden, wenn die Erfahrungen und Anregungen des vorangegangenen Kurses immer wieder neu in die Gestaltung mit einfließen. So können Schwächen beseitigt, Fehler bereinigt und Defizite ausgeglichen werden.

Mit **gezielten Fragen zu Inhalten und Darbietung** kann der Rückenschullehrer herausfinden, wie der Kurs bei den Teilnehmern angekommen ist, was ihnen gut und weniger gut gefallen hat und welche Themen evtl. gefehlt haben, zu kurz gekommen oder zu ausgiebig dargeboten worden sind (s. Anlage »Fragen zum Rückenschulkurs«). Außerdem erfährt er, wie seine eigene Lehrerpersönlichkeit beurteilt wird und hat somit die Möglichkeit, in Zukunft die begangenen Fehler zu vermeiden.

Didaktik

10.1   Allgemeine Didaktik   – 216
10.1.1   Elemente des Unterrichts   – 216
10.1.2   Lernziele   – 216
10.1.3   Lerninhalte   – 219
10.1.4   Allgemeine Methodik   – 220
10.1.5   Organisationsformen   – 223
10.1.6   Medien   – 224

10.2   Lernpsychologische Grundlagen   – 224

10.3   Struktureller Aufbau einer Unterrichtseinheit   – 226
10.3.1   Einleitender Teil   – 227
10.3.2   Hauptteil   – 227
10.3.3   Abschließender Teil   – 227
10.3.4   Feste Unterrichtsbestandteile   – 228

10.4   Unterrichtsplanung   – 228
10.4.1   Stundenschema   – 228
10.4.2   Stunden- und Kursplanung   – 229

10.5   Hilfen für die Unterrichtspraxis   – 230
10.5.1   Aufwärmgymnastik und Kommunikationsspiele   – 230
10.5.2   Methodische Übungsreihen (MÜR)   – 235

10.1 Allgemeine Didaktik

10.1.1 Elemente des Unterrichts

Rückenschule findet in Form von Unterricht statt. Es handelt sich um organisiertes Lehren. Lehren wiederum hat die Absicht, beim Schüler Lernen zu bewirken.

> **Beachte**
>
> Lernen ist der Neuerwerb und die relativ dauerhafte Veränderung der Verhaltensweisen und Verhaltensbereitschaften aufgrund von Erfahrungen.

Somit ist die Aufgabe der Rückenschule, auf organisierte Weise den Teilnehmern die entsprechenden Erfahrungen zu ermöglichen, die ihn zu einer Veränderung seiner Verhaltensweisen veranlassen.

Der Lernprozess wird sich umso schneller, effektiver, und nachhaltiger gestalten, je klarer der Unterricht konzipiert (organisiert) ist. Deshalb ist jeder Rückenschullehrer aufgefordert, seinen Unterricht detailliert vorzubereiten.

Der Lehrer muss sich vor jeder Kursstunde genau überlegen, welche Ziele er in der bevorstehenden Unterrichtseinheit verfolgt (**Lernziele**) und mit welchen Übungen und theoretischen Ausführungen (**Lerninhalte**) die Schüler diese Zielvorgaben erreichen können. In einem nächsten Schritt legt der Lehrer fest, auf welchem Weg (**Methodik**) und mit welcher **Organisationsform** er die Inhalte am besten vermitteln kann.

> **Tipp**
>
> Um ein Feedback für die Effektivität seines Unterrichts zu erhalten, sollte der Rückenschullehrer nach der Vermittlung neuer Lerninhalte eine Lernzielkontrolle durchführen.

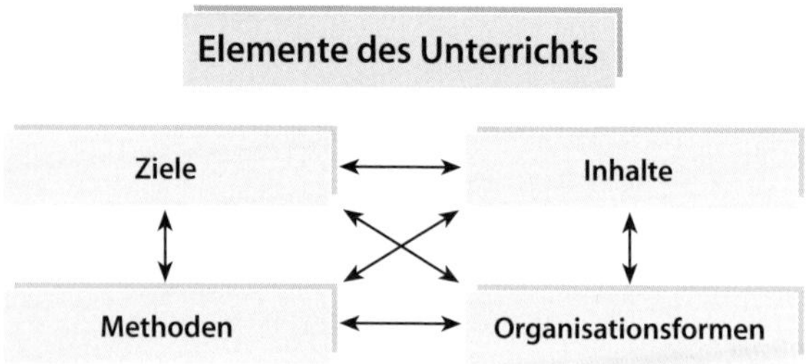

Abb. 10.1. Elemente des Unterrichts

All diese strukturierenden Merkmale (Ziele, Inhalte, Methoden, Organisationsform) stehen in einer engen Wechselwirkung zueinander (■ **Abb. 10.1**) und können nicht isoliert voneinander geplant werden. Wichtige Vorgaben, die bei der Unterrichtsplanung berücksichtigt werden müssen, stellen die **äußeren Gegebenheiten** dar:
- Raumangebot,
- Geräteausstattung,
- Kusdauer usw.

Bezüglich der **Gruppenstruktur** muss beachtet werden:
- Gruppengröße,
- Alter,
- Leistungsstand,
- Belastbarkeit,
- Lernbereitschaft,
- Erwartungen usw.

10.1.2 Lernziele

Systematik der Lernziele

Horizontale Gliederung

Bei der Formulierung der Lernziele muss der Mensch in seiner ganzheitlichen Struktur gesehen werden. Nur so kann man dem Anliegen der Rückenschule nachhaltig Rechnung tragen. Daraus leitet sich die Forderung ab, auf folgende Dimensionen einzugehen und einzuwirken:
- **Kognition:** Wissen, Kenntnisse,
- **Psychomotorik:** funktionelle Einheit psychischer und motorischer Vorgänge,
- **Affektivität:** Gesamtheit des menschlichen Gefühls- und Gemütslebens.

Analog dazu unterscheidet man somit in kognitive, psychomotorische und affektive Lernziele (■ **Abb. 10.2**), die aufgrund ihrer mannigfachen gegenseitigen Bedingung und Verknüpfung immer in ihrer Verflechtung betrachtet werden müssen.

Kognitive Lernziele. Mit den kognitiven Lernzielen soll bei den Schülern ein Wissens- und Kenntnisstand angestrebt werden, der sich aus den vom Lehrer gegebenen Informationen entwickelt. Es handelt sich hauptsächlich um **medizinische Fakten** oder das **erforderliche Wissen zur Ausführung gymnastischer Techniken**, die im Arztvortrag und im krankengymnastischen Teil gegeben werden.

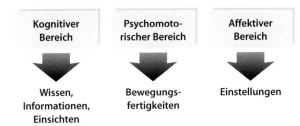

Abb. 10.2. Horizontale Gliederung der Lernziele in der Rücken-schule

Psychomotorische Lernziele. Die psychomotorischen Lernziele beziehen sich auf das **richtige wirbelsäulenfreundliche Bewegungsverhalten** in Alltag, Beruf und Freizeit. Es wird dabei neben dem rein mechanischen Nachvollziehen motorischer Aktivitäten vor allem die selbstständige Problemlösung in vergleichbaren Situationen angestrebt.

Affektive Lernziele. Die affektiven Lernziele sollen beim Schüler eine **positive Einstellung zu den Informationen und Übungen** fördern. Diese Dimension stellt hohe Anforderungen an die Fähigkeiten der Lehrkraft bezüglich Interaktionsform, Übungsauswahl und -zusammenstellung.

Alle drei Lernzielbereiche können entsprechend dem Grad des Eindringens unterschiedlich ausformuliert werden. Wie die Formulierungen der einzelnen Anforderungsstufen lauten, ist **Abb. 10.3** zu entnehmen.

Diese theoretischen Ausführungen sollen durch zwei praktische Beispiele erläutert werden.

> **Beispiel**
> 1. **Aus dem kognitiven Bereich:** »Stoffwechsel der Bandscheiben«
> Soll der Schüler lediglich einen »Einblick« in das Stoffwechselgeschehen der Bandscheiben erhalten, wird ihm die Information reichen, dass bei Belastung die Nährflüssigkeit ausgepresst und bei Entlastung aufgesogen wird.
> Bei der Anforderungsstufe »Kenntnis« sollte der Schüler Bedeutung und physiologische Wirkungsweise des onkotischen und hydrostatischen Drucks kennen.
> 2. **Aus dem psychomotorischen Bereich:** »Hinlegen und Aufstehen«
> »Fähigkeit« verlangt vom Teilnehmer, den Bewegungsablauf in Grobform ausführen zu können. Kleinere Fehler, z.B. kein absolut zeitgleiches Ins-Bett-Heben der Beine mit dem Ablegen des Oberkörpers, werden in Kauf genommen.
> Bei der höchsten Anforderungsstufe »Beherrschung« hingegen müsste die Gesamtbewegung quasi »wie im Traum« in der fehlerfreien, automatisierten Feinform ausgeführt werden können.

In der Praxis kann bei einem 9-stündigen Kurs nicht wesentlich mehr als die niedrigste Anforderungsstufe angestrebt werden. Lediglich bei Inhalten, bei denen sich unzureichendes Wissen und fehlerhafte Übungsausführung gesundheitsschädigend auswirken könnten (z.B. unzureichend widerlagernde Ausgangsstellung beim Dehnen der Hüftbeuger mit der Folge einer LWS-Hyperlordosierung) ist ein höheres Niveau unerlässlich.

Vertikale Gliederung

Die **hierarchische Ordnung der Lernziele** wird als vertikale Gliederung bezeichnet (**Abb. 10.4**).

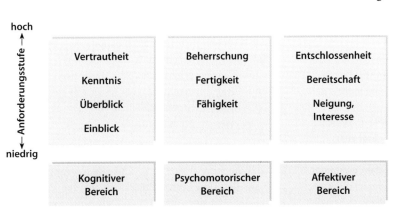

Abb. 10.3. Anforderungsstufen in den einzelnen Lernzielbereichen

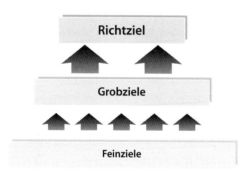

◘ Abb. 10.4. Schematische Darstellung der Lernzielhierarchie

An oberster Stelle stehen **kursübergreifende Ziele**. Sie stecken einen äußersten Rahmen ab und beschreiben die gewünschten, lebensbegleitenden Verhaltensweisen und Einstellungen der Schüler. An ihnen haben sich die unterrichtlichen Intentionen auszurichten.

> **❯ Beachte**
> Kursübergreifende Ziele können auch als Richtziele bezeichnet werden.

Auf der nächst tieferen Stufe sind die **Grobziele** angesiedelt. Sie beschreiben die verbindlichen Themenkomplexe eines Rückenschulkurses. Sie sind weniger umfassend formuliert als die Richtziele, haben sich aber an diesen zu orientieren.

Zur weiteren Differenzierung dieser Themenkomplexe kann man schließlich noch sog. **Feinziele** definieren, deren Erfüllung durch gezielte Übungen und Informationen jeweils die Aufgabe einer einzelnen Unterrichtseinheit ist.

Folgendes Beispiel soll die vertikale oder hierarchische Gliederung verdeutlichen:

> **❯ Beispiel**
> Als oberstes Ziel möchte der Kursleiter erreichen, dass die Teilnehmer erkennen, wie wichtig eine richtige Belastungshaltung der Wirbelsäule für die Gesundheit ist (= **Richtziel**).
> Im Rahmen dieses Richtziels behandelt er als Unterrichtsthema »die richtige Haltung im Sitzen« (= **Grobziel**).
> Um dieses Grobziel (und mit ihm das Richtziel) zu erreichen, informiert er über die Protrusionsgefahr bei runder Sitzhaltung (= **Feinziel**) und übt unter anderem die physiologische Becken- und Wirbelsäuleneinstellung (= **Feinziel**).

Bei dieser Vorgehensweise wird der Unterrichtsstoff einer Stunde (und somit des gesamten Kurses) mit klar definierten Lernzielen aus dem kognitiven, psychomotorischen und affektiven Bereich überschrieben.

> **❯ Beachte**
> Je genauer die Formulierung der Feinlernziele für die einzelnen Stunden durchgeführt wird, desto konkreter ist der inhaltliche Fahrplan für den Lehrer.

Formulierung der Lernziele

Richtziele

An folgenden Richtzielen sollte sich die Unterrichtsdurchführung orientieren:

- Eigenverantwortlicher Umgang mit dem Körper und der Gesundheit.
- Erkennen der Wichtigkeit einer richtigen Belastungshaltung der Wirbelsäule für die Gesundheit.
- Erfahrung des Zusammenhangs von physischer und psychischer Verfassung.
- Erkennen des Zusammenhangs zwischen Übergewicht und Gelenk- bzw. Wirbelsäulenbelastung.
- Fähigkeit, Haltungs-, Organleistungs- und Koordinationsschwächen vorzubeugen oder diese zu beheben.
- Einsicht in die Wichtigkeit von gesundheitserhaltenden und -fördernden Aktivitäten.
- Freude an Bewegung und sportlicher Aktivität.
- Fähigkeit, bestimmte Sportarten unter dem Aspekt der Wirbelsäulenfreundlichkeit zu analysieren und zu modifizieren.
- Einblick in Trainingsprinzipien und -formen und ihre gesundheitlichen Auswirkungen.
- Bereitschaft, die eigenen Krankheiten zu akzeptieren und damit umzugehen.
- Fähigkeit zur Planung und Durchführung eines gymnastischen Übungprogramms, das sich an den persönlichen Erfordernissen orientiert.
- Fähigkeit und Bereitschaft, die an konkreten Situationen erlernten, richtigen Verhaltensweisen in Beruf und Alltag umzusetzen.
- Entschlossenheit, wirbelsäulenschädigende Verhaltensweisen zu vermeiden.

Grobziele

In nachfolgender Aufstellung sind alle relevanten Grobziele aus den drei Lernzielbereichen für den Unterricht aufgelistet. Mit der Angabe der Ziele sind zugleich die

Themenkomplexe vorgegeben, die im Verlauf eines Rückenschulkurses behandelt werden sollten.

Kognitiver Bereich.
- Einblick in rückenschulrelevante anatomische, physiologische und biomechanische Gegebenheiten.
- Kenntnis der Lage relevanter anatomischer Strukturen am eigenen Körper.
- Überblick über häufige Wirbelsäulenerkrankungen und deren Entstehung.
- Überblick über Ursachen, Auswirkungen und Behandlungsmöglichkeiten von Schmerzen.
- Kenntnis der Grundsätze zur Muskeleigendehnung.
- Kenntnis relevanter Trainingsprinzipien.
- Kenntnis der Grundsätze zur Muskelkräftigung.
- Überblick über Techniken zur Entspannung und Körperwahrnehmung.
- Kenntnis von Entlastungshaltungen im Stehen, Sitzen und Liegen.
- Kenntnis geeigneter Hilfsmittel.

Psychomotorischer Bereich.
- Die richtige Haltung im Sitzen einnehmen können.
- Die richtige Haltung im Stehen einnehmen können.
- Sich richtig hinsetzen und aufstehen.
- Sich richtig bücken, heben, tragen und abstellen.
- Sich richtig hinlegen, liegen und aufstehen.
- Sich in Beruf und Freizeit richtig verhalten.
- Übungen zur Verbesserung der Kraft richtig ausführen.
- Übungen zur Verbesserung der Beweglichkeit richtig ausführen.
- Übungen zur Verbesserung der Ausdauer und der Koordination richtig ausführen.
- Übungen zur Entspannung richtig ausführen.

Affektiver Bereich.
- Interesse an medizinischem Wissen.
- Bereitschaft, falsche Verhaltensweisen durch richtige zu ersetzen.
- Entschlossenheit, aktiv etwas gegen die Beschwerden zu tun.
- Bereitschaft zu täglichem Üben.
- Freude an körperlicher Aktivität.
- Bereitschaft, den Arbeitsplatz rückengerecht zu gestalten.
- Bereitschaft und Fähigkeit zur Zusammenarbeit in der Gruppe.

- Bereitschaft, sich anzustrengen und einzusetzen.
- Vertrauen in die Leistungsfähigkeit des eigenen Körpers.

10.1.3 Lerninhalte

Als Lerninhalt bezeichnet man alle fachlichen Informationen und praktischen Übungen, die zum Erreichen der Lernziele geeignet erscheinen. Es handelt sich hierbei also um den gesamten »Stoff«, der im Verlauf des Kurses gelehrt wird.

Die Lerninhalte lassen sich mehrheitlich dem kognitiven und dem psychomotorischen Bereichen zuordnen. Die affektiven Lernziele müssen durch die Persönlichkeit des Lehrers, durch die Art des Unterrichts und durch ein positives Erleben, z.B. von Entspannungsübungen oder kommunikativer Erwärmungsgymnastik, angestrebt werden. Weiter Lerninhalte, die speziell dem affektiven Bereich zuzuordnen wären, könnten z.B. durch einen Psychologen vermittelt werden.

»Kognitiver Bereich«.
- Bau, Einteilung, Krümmungen und Funktion der Wirbelsäule.
- Bau des Wirbels.
- Palpation: Okziput, Querfortsatz des Atlas, Dornfortsätze C6/C7, Beckenkämme und L3, Kreuzbein, relevante Muskulatur.
- Bau und Stoffwechsel der Bandscheiben.
- Verhalten des Bandscheiben bei asymmetrischer Belastung.
- Pathologie: Spondylosis deformans, Protrusion, Prolaps, Ischialgie, Lumbago, Facettensyndrom.
- Entstehungsmechanismus von Bandscheibenprotrusion und -prolaps.
- Schmerzentstehung.
- Möglichkeiten der Schmerzbewältigung (Dehnungen, Entspannungsübungen, Entlastungshaltungen im Sitzen, im Stehen und im Liegen).
- Theoretische Grundlagen zu den Muskeldehnungen.
- Theoretische Grundlagen zum Krafttraining.
- Hilfsmittel zur Vermeidung von Rückenschmerzen (Sitzkeil, Lendenkissen, usw.).
- Informationen zu verschiedenen Sportarten unter dem Aspekt »Wirbelsäulenfreundlichkeit«.
- Verschiedene Entspannungstechniken mit/ohne Musik.

»Psychomotorischer Bereich«.

- Richtiges Sitzen.
- Richtiges Stehen und Gehen.
- Richtiges Hinsetzen und Aufstehen.
- Richtiges Bücken, Heben, Tragen und Abstellen.
- Richtiges Hinlegen und Aufstehen.
- Richtiges Verhalten im Haushalt und im Beruf anhand ausgewählter Beispiele (Bügeln, Staubsaugen, Küchenarbeit, Gartenarbeit, Auto be- und entladen u.a.m.).
- Muskeleigendehnungen des M. trapezius, M. levator scapulae, M. pectoralis major, M. iliopsoas, M. rectus femoris, Adduktoren, Ischiokruralmuskulatur, M. gastrocnemius, M. soleus.
- Kräftigungsübungen für die Bauch-, Rücken-, Gesäß-, Oberschenkel- und Halsmuskulatur.
- Übungen zur Rumpfstabilisation.
- Mobilisationsübungen für die Wirbelsäule.
- Übungen zur Koordination und Gleichgewichtsschulung.
- Übungen zur Erwärmung der Muskulatur.
- Aktive Entspannungstechniken wie die Progressive Muskelentspannung nach Jacobson und Atemübungen.

»Sozial-affektiver Bereich« Interaktions- und Kommunikationsspiele ohne Wettkampfcharakter.

10.1.4 Allgemeine Methodik

Das Wort »Methode« leitet sich aus der griechischen Sprache ab und bedeutet »Weg zum Ziel«. Es ist die Lehre der Unterrichtsverfahren, Maßnahmen und Hilfsmitteln, die auf wissenschaftlich fundierter Grundlage immer bessere, kürzere und sicherere Wege zum Unterrichtsziel ermöglicht.

> **Beachte**
> Im Mittelpunkt der allgemeinen Methodik stehen immer das **Lernziel** und der **Prozess dorthin**.

Methodische Maßnahmen

Unter methodischen Maßnahmen sind die **kleinsten Einheiten der Lehrer-Schüler-Interaktion** im Unterricht zu verstehen.

In den nachfolgenden Abschnitten werden die wichtigsten methodischen Maßnahmen angesprochen und

erklärt. Die zusätzlichen Hinweise für die Unterrichtspraxis geben dem Kursleiter wertvolle Tips, worauf er bei seinem Unterricht besonders achten sollte.

Vormachen. Das Vormachen der Zielübung vermittelt beim Schüler eine erste Bewegungsvorstellung und bedeutet zugleich Motivierung. Der Betrachter kann sich einen ersten Bewegungsentwurf erstellen, der durch weitere Maßnahmen (z.B. Erklären) an Klarheit gewinnt.

> **Beachte**
> Das Vormachen eines Bewegungsablaufs setzt die **einwandfreie Beherrschung durch den Lehrer** voraus.

> **Tipp**
> - Das **Vormachen von Fehlern sollte die Ausnahme sein**, da auch falsche Ausführungen in den Bewegungsentwurf miteinfließen.
> - Der Lehrer muss **besonders auf den Organisationsrahmen achten**. Jeder Schüler muss die einzelnen Sequenzen, auf die es ankommt, genau sehen können. Eine gute Möglichkeit bietet die versetzte Aufstellung der Schüler in Linien oder Halbkreisen. Zur besseren Ansicht kann die Demonstration auch von etwas erhöht, z.B. auf zwei aneinander gestellten Tischen, erfolgen.
> - Bei komplexeren Bewegungsabläufen kann die **Zielübung öfters hintereinander gezeigt** werden. Dabei sollte der Lehrer mehrere verschiedene Perspektiven ermöglichen.

Vorzeigen. Das Vorzeigen gehört ebenfalls zu den visuellen Maßnahmen. Anstelle des Lehrers übernimmt beim Vorzeigen ein Medium (z.B. Video, Ringfilme o. ä.) die optische Information (▶ **Kap. 10.1.6**).

Ein didaktischer Vorteil beim Vorzeigen besteht darin, dass z.B. durch Bewegungsverlangsamung (Zeitlupe) die Bewegungsdynamik erhalten bleibt und eine unbegrenzte Zahl von Wiederholungen möglich ist.

Desweiteren hat der Einsatz von Medien den Vorteil, dass der Lehrer Schlüsselsequenzen einer Bewegung zusätzlich kommentieren kann.

> **Tipp**
> - Die Mediendarbietung muss **für jeden Schüler gut sicht- und/oder hörbar** sein.
> - Da bei technischen Medien größere Störfälle bei Material oder Gerät nicht auszuschließen sind, sollte der

Lehrer für solche Fälle immer eine **Alternativlösung** parat haben.

- **Optische Darbietungen erhöhen die Lerneffizienz** im Vergleich zur rein verbalen Information um ein Vielfaches!

Beschreiben. Das Beschreiben liefert die verbale Information zu einem Bewegungsablauf.

Die Erklärung kann als Ergänzung der Beschreibung aufgefasst werden. Dabei werden die biomechanischen und physiologischen Gesetzmäßigkeiten in Verbindung zum Gelingen oder Misslingen einer Übung gesetzt.

Für viele Menschen (bei Erwachsenen mehr als bei Kindern) ist die Erklärung wichtige Voraussetzung dafür, motorische Abläufe nachvollziehen und sich auf Dauer aneignen zu können.

❶ Tipp

- Der Lehrer muss darauf bedacht sein, **nur das Notwendigste** und dieses in einem **ruhigem Ton** darzubieten.
- Die Teilnehmer sind in aller Regel Laien. Deshalb **Vorsicht beim Gebrauch von Fachausdrücken!**
- **Erklärung durch Medieneinsatz unterstützen**, falls notwendig. Dadurch werden Sachverhalte klarer.
- **Erklären und gleichzeitig selbst demonstrieren ist häufig ungünstig** (eventuell kann Gesicht den Schülern nicht zugewendet werden, bei anstrengenden Übungen kann der Lehrer in Atemnot geraten usw.). In diesen Fällen lieber ein technisches Medium oder einen Schüler zur Demonstration heranziehen.

Bewegungsanweisung. In der praktischen Arbeit eines Rückenschullehrers kommt nach dem Demonstrieren und Erklären eines Bewegungsablaufs meist die Bewegungsanweisung. Sie legt die Einzelteile der Bewegung und deren Ausführungsform exakt fest. Diese methodische Maßnahme ist besonders zeitsparend, da sie den Lernenden auf direktem Wege zum richtigen Verhalten führt (s. auch ▶ **Kap. 10.1.4**, Abschn. »Deduktives Verfahren« und ◻ **Abb. 10.5**).

❶ Tipp

- Wie bei den anderen verbalen Maßnahmen muss auch die Anweisung **exakt und unmissverständlich** sein. Sie darf keine unbekannten Fachausdrücke enthalten.

- Die Anweisungen dürfen nicht in Romanlänge ausarten, sondern sollten einfach, klar und möglichst kurz gehalten werden. Es gilt die Faustregel: **Nicht mehr als 10 Worte.**
- Anweisungen müssen sich nicht ausschließlich nur auf die Ausführung selbst beziehen, sie können auch **Beginn und Ende einer Übung miteinbeziehen.**

Bewegungshilfe. Mit Bewegungshilfen bietet der Lehrer eine **Erleichterung für die Durchführung** an. Damit ist weniger die Sicherung bei der Ausführung bestimmter Bewegungen gemeint, sondern vielmehr die Lernhilfe beim Lernen und Üben.

Bei der »aktiven« Bewegungshilfe greift der Lehrer selbst direkt in den Bewegungsablauf ein, indem er z.B. mit den eigenen Händen die Bewegung führt oder die Körperhaltung des Übenden einstellt.

Als »**passive**« Bewegungshilfe können verwendet werden:

- Geräte,
- räumliche Orientierungspunkte,
- akustische Hilfen zur Rhythmisierung u.ä.

❶ Tipp

- Bei aktiver Hilfestellung sollte der Lehrer sicherheitshalber zuerst das Einverständnis einholen.
- Akustische Hilfen für die ganze Gruppe können nur bei gleichzeitigem Üben aller Teilnehmer Erfolg haben, bei optischen Hilfen muss evtl. die Position, die Körpergröße u.ä. der Schüler berücksichtigt werden.

Korrigieren. Beim Lernprozess können sich in jeder Phase Fehler einschleichen, die sofortiger Korrektur bedürfen. Dazu ist die genaue Kenntnis des richtigen Bewegungsablaufs und das Erkennen von Fehlerursachen für den Lehrer unabdingbar.

❷ Beachte

Haben sich fehlerhafte Bewegungsabläufe erst einmal automatisiert, sind sie nur sehr schwer wieder durch richtige zu ersetzen.

❶ Tipp

- **Unterscheide zwischen Einzel- und Gruppenkorrektur:** Wenn beim Üben ein bestimmter Fehler bei einer Vielzahl der Teilnehmer erkennbar ist, sollte der Lehrer die Gruppe noch einmal zusammenrufen und auf diesen Fehler hinweisen.

- Bei der Korrektur darf der Fehler selbst nur in Ausnahmefällen noch einmal vorgeführt werden. Besser ist es, das **Augenmerk sofort auf die richtige Ausführung lenken**.
- Sollte es sich einmal als sinnvoll erweisen, einen Fehler von dem betreffenden Schüler selbst demonstrieren zu lassen, darf dies **auf keinen Fall beschämend für den Betroffenen** sein.
- Die **Korrektur von gleichzeitig mehr als zwei Fehlern** kann vom menschliche Gehirn nicht umgesetzt werden und ist somit **uneffektiv**.

Unterrichtsverfahren

Methodische Maßnahmen, zusammengefasst nach einem sie übergreifenden Gesichtspunkt, ergeben ein methodisches Verfahren. Es bestimmt die Vorgehensweise und befasst sich somit mit der Frage, wie das gesteckte Lernziel angesteuert werden soll.

Bei dem im Rahmen der Rückenschule zu vermittelnden Stoff bieten sich zwei methodische Verfahren an. Sie unterscheiden sich deutlich hinsichtlich:

- Intention,
- Lernweg,
- Organisationsrahmen,
- Lehrerrolle.

Der Kursleiter muss beide kennen, um entsprechend der äußeren und personellen Voraussetzungen des Kurses den adäquaten Weg einschlagen zu können.

Induktives Verfahren. Das induktive Unterrichtsverfahren stellt die problemlösende Selbstständigkeit des Rückenschülers in den Vordergrund und nimmt dafür lange Wege, sogar zeitraubende Umwege im Lernprozess in Kauf (◘ **Abb. 10.5**).

Nicht der Lehrende bietet dar, sondern der Lernende erarbeitet einen Lerninhalt selbstständig. Dadurch wird zwar die Aktivität des Schülers herausgefordert, die Ökonomie des Lernens muss dabei allerdings zurückstehen.

❯ **Beachte**
Das induktive Verfahren ist besonders gut für affektive und soziale Lernziele geeignet, kann aber auch für kognitive und psychomotorische eingesetzt werden.

Am Beginn des Lernprozesses steht eine Bewegungsaufgabe durch den Lehrer. Die Schüler sind nun aufgefordert, eine Lösung durch Suchen und Erproben herauszufinden.

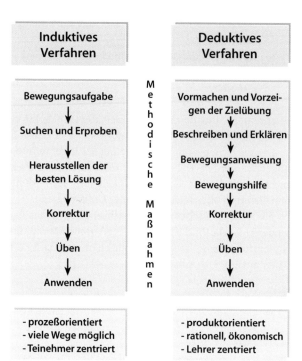

◘ **Abb. 10.5.** Vorgehensweise beim induktiven und deduktiven Unterrichtsverfahren

Nach Ende einer Zeitvorgabe wird die beste Lösung herausgestellt und – wenn nötig – vom Lehrer korrigiert und ergänzt. Im Anschluss daran wird diese Lösung geübt und situationsspezifisch angewendet.

Bei dieser induktiven Methode steht also der Lernprozess im Vordergrund, man spricht deshalb auch von einer prozessorientierten Methode. Es ist unschwer erkennbar, dass dieser Weg sehr zeitraubend ist und aktive Mitarbeit voraussetzt, was nicht in jeder Rückengruppe selbstverständlich ist.

❯ **Beachte**
Der **Vorteil** der induktiven Methode liegt in dem Transferpotential.

Jeder Schüler muss sich aktiv am Unterricht beteiligen, damit die Probleme (Alltagssituationen) analysiert und anschließend nach seinem Wissen und Vermögen gelöst werden können.

Die induktive Methode ist nicht immer die Methode der Wahl. Sie ist in der Rückenschule meist **nicht geeignet**, weil folgende Situation vorherrscht:

= Knapp bemessener Zeitrahmen.

= Vermittlung eines großen Stoffrepertoires.

= Feinformung einer Bewegung.

Deduktives Verfahren. Das deduktive Unterrichtsverfahren stellt den ökonomischeren und effektiveren Weg dar, ein motorisches Lernziel zu erreichen (s. **Abb. 10.5**).

> **Beachte**
> Beim deduktiven Verfahren steht die Dominanz des Lehrers im Vordergrund, Eigenentscheidungen des Schülers haben nur einen geringen Spielraum.
> Dies garantiert die **rasche Erreichung des aufgestellten Lernziels**.

Das deduktive Verfahren ist bemüht, den **Soll-Wert** (= richtiges Bewegungsverhalten) möglichst exakt einzugeben und den **Ist-Wert** (= aktuelles, falsches Bewegungsverhalten) in kurzer Zeit dem Soll-Wert anzunähern. Es ist somit ausschließlich auf das Endprodukt (= Soll-Wert) des Lernprozesses ausgerichtet. Man bezeichnet dieses Verfahren deshalb auch als produktorientiert. Für die Sollwert-Eingabe bedient sich das deduktive Verfahren der Bewegungsdarbietung (Vormachen und Vorzeigen) und der Bewegungsbeschreibung und -erklärung. Im Anschluss daran erfolgt die Bewegungsanweisung. Abweichungen von den Vorgaben werden durch Bewegungskorrekturen vermieden.

> **Beachte**
> Das deduktive Verfahren erhält wegen seiner Lernökonomie häufig den Vorzug gegenüber dem induktiven Verfahren.

Methodische Grundsätze

Jeder Lehrer sollte sich bei der Wissens- und Könnensvermittlung an drei wesentlichen methodischen Prinzipien orientieren, deren Einhaltung unerlässlich für die Förderung des Lernprozesses ist:

= Vom Leichten zum Schweren.

= Vom Einfachen zum Komplexen.

= Vom Bekannten zum Unbekannten.

Vom Leichten zum Schweren. An erster Stelle des Lernprozesses sollten auch die leichtesten Lerninhalte stehen. Erst wenn diese beherrscht werden, können die Anforderungen erschwert werden.

> **Beispiel**
> Zum Erlernen der richtigen Haltung im Stehen muss der Schüler lernen, das Becken isoliert in die richtige Stellung zu bringen. Dies ist unter Einwirkung der Schwerkraft bei angespannter (eventuell sogar verkürzter) Hüft-Bein-Muskeln eine nicht ganz einfache Aufgabe. Zur Vorbereitung ist es deshalb methodisch sinnvoll, zuerst in einer erleichternden Ausgangsstellung, z. B. Seitlage, im Vierfüßlerstand oder im Sitzen üben zu lassen.

Vom Einfachen zum Komplexen. Viele Bewegungsmuster bedeuten für den Teilnehmer eine große koordinative Leistung. Nicht etwa, weil die Ausführung grundsätzlich eine besonders hohe Anforderung an das Körper- und Bewegungsgefühl darstellt, sondern weil der Schüler den geforderten Bewegungsstereotyp durch sein chronisches Fehlverhalten bereits verloren, d.h. subkortikal gar nicht mehr gespeichert hat. In diesen Fällen muss das Muster von der untersten Stufe her wieder progredient Richtung Zielübung aufgebaut werden.

> **Beispiel**
> Vor der komplexen Aufgabenstellung, einen am Boden liegenden Gegenstand rückengerecht in einen Autokofferraum zu heben, muss zuerst einmal das richtige Bücken geübt werden usw.

Vom Bekannten zum Unbekannten. Ein einfaches Beispiel aus dem kognitiven Bereich verdeutlicht diese Forderung.

> **Beispiel**
> Erst wenn das Dislokationsverhalten des Nucleus pulposus bei asymmetrischer Belastung mit vermehrtem Druck auf die Vorderkante bekannt ist, kann der Lehrer dem Schüler einleuchtend vermitteln, warum das Heben mit rundem Rücken zu Beschwerden führen kann.

10.1.5 Organisationsformen

Mit der Organisationsform legt der Lehrer fest, welche Aufstellung die Schüler bei Erklärungen, Besprechungen, Demonstrationen oder bei den einzelnen Übungen einnehmen sollen.

Man unterscheidet grundsätzlich freie und gebundene Ordnungsformen:

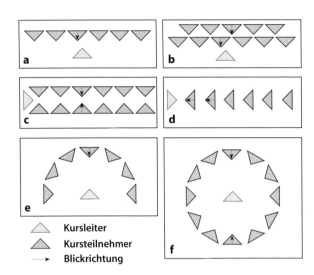

Abb. 10.6 a–f. Gebundene Ordnungsformen. **a** Linie, **b** Doppellinie mit versetzter Aufstellung, **c** Gasse, **d** Reihe, **e** Halbkreis, **f** Innenstirnkreis

Auditive Medien	Visuelle Medien	A-V-Medien

Tabelle 10.1. Übersicht der Unterrichtsmedien

Auditive Medien	Visuelle Medien	A-V-Medien
Tonkassette, CD, Radio	Schautafel, WS-Modell, Dias, Prospekte, Overheadfolien, Flip-Chart	Film, Video, Computer/ Beamer

— Bei den **freien Aufstellungsformen** kann jeder Schüler selbst seinen Platz im Raum suchen mit der einzigen Einschränkung, den nötigen Sicherheitsabstand zu seinem Nebenmann zu wahren.

— Die wichtigsten **gebundenen Ordnungsformen** werden in ◻ **Abb. 10.6 a–f** dargestellt

10.1.6 Medien

Unterrichtsmedien sind Lehr- und Lernmittel, die die Aufnahme und Verarbeitung von Informationen optimieren sollen. Sie sind vornehmlich der methodischen Maßnahme des Vorzeigens und Beschreibens zuzuordnen.

Man kann unterscheiden in auditive, visuelle und audiovisuelle (AV-) Medien. ◻ **Tabelle 10.1** gibt einen Überblick über Medien, die sich für Rückenschulkurse besonders eignen.

❗ Tipp

— Beim Einsatz technischer Medien ist ein **größerer zeitlicher Aufwand** in Kauf zu nehmen, der durch Aufbau, Verkabelung, Raumverdunklung u. ä. entsteht. Es ist daher immer abzuwägen, ob der Einsatz in sinnvoller Relation zum Lernziel steht.

— Wegen nicht vorhersehbarer, möglicher Störanfälle sollte der Kursleiter jederzeit **Ersatzteile** (z. B. Leucht-

birnen, Stromkabel u. ä.) und ein **Alternativprogramm** parat haben.

— Bestimmte Medien erfordern eine **spezielle Zusatzausrüstung** (Zeichen- oder Folienstifte, Kreide, Diamagazin, Zeigestab, eventuell Leinwand, usw.), was bei der Planung nicht vergessen werden darf.

— Der **Overheadprojektor** erlaubt die Verwendung fertiger Folien ebenso wie das momentane Zeichnen oder Beschriften. Damit erfüllt er die Funktion von Tafel oder Flipchart.

— **Wirbelsäulenmodell**: Kein anderes Medium kann die anatomischen, topographischen oder biomechanischen Gegebenheiten so plastisch darstellen wie das Wirbelsäulenmodell. Das Modell ist ein absolutes »Muss«.

— Die **Tonkassette** oder **CD** ist speziell für die Aufwärmphase und den Entspannungsteil unerlässlich. Der Kursleiter sollte auch in Erwägung ziehen, für den Entspannungsteil eventuell eine Musikkassette mit standardisiertem Ansagetext zu verwenden.

10.2 Lernpsychologische Grundlagen

Aus lernpsychologischer Sicht müssen einige allgemeingültige und grundlegende Forderungen für eine wirkungsvolle und nachhaltige Wissens- und Könnensvermittlung erfüllt sein:

— Motivierung,
— Strukturierung,
— Aktivierung,
— Differenzierung,
— Verstärkung,
— Rückmeldung,
— Transfer.

Motivierung der Teilnehmer. Die Antriebsbedingungen für das Lernen sind von großer Bedeutung. In der Regel sind die Teilnehmer im Rahmen der sekundären und tertiären Prävention allein durch ihre Beschwerden zumindest zu Kursbeginn motiviert genug. Damit diese Einstellung erhalten bleibt, sollten folgende Grundsätze in die Unterrichtsgestaltung miteinfließen:

- Jeder Lernakt sollte **sachlich begründet** sein. Dadurch wird der Wert und die Bedeutung des Kursinhalts persönlich einsichtig.
- **»Greifbare« Nahziele** bewirken eine größere Leistungsbereitschaft als scheinbar »unerreichbare« Fernziele.
- Die gesetzten Ziele sollen dem **individuellen Leistungsstand** angemessen sein.
- Das **Erreichen eines Ziels** stellt für den Schüler einen Anreiz für weitere Leistungsbereitschaft dar, da er seinen eigenen Lernfortschritt erkennen kann.

❗ Tipp

Der **Lehrer** kann durch seine Persönlichkeit und freundliche, hilfsbereite Art wesentlich zur Motivierung der Kursteilnehmer beitragen.

Er muss es verstehen, den Unterricht interessant zu gestalten. Es sollte ihm gelingen, selbst für ein eher »trockenes« Thema eine gewisse Neugierde, Erwartungshaltung oder sogar Faszination zu erzeugen.

Als wichtige Aufgabe muss er dafür Sorge tragen, dass der Kurs in einer angstfreien Atmosphäre abläuft. Viele Teilnehmer haben die unbegründete Angst vor dem Versagen oder der Überanstrengung. Hier kann ein berechtigtes Lob, ein freundliches Gespräch und das Anbieten der eigenen Hilfe Wunder wirken.

❯ Beachte

Das »Mitmachen« im Kurs und das selbstständige »Weitermachen« nach dem Kurs ist abhängig von der Interaktion zwischen Teilnehmer und Lehrer.

Strukturierung des Unterrichts. Die klare und einsichtige Planung des Unterrichts und speziell der Einsatz geeigneter methodischer Schritte wurde bereits in Kap. 10.1.4, Abschn. »Unterrichtsverfahren« besprochen. Hier soll noch einmal darauf verwiesen werden, dass sich eine **schrittweise Entfaltung des Lernprozesses** natürlich nur nach dem »Prinzip der kleinen Schritte« verwirklichen lässt.

❗ Tipp

Wenn sich während der Unterrichtsstunde ein Abweichen von dem Schema als günstig erweist, sollte der Lehrer **flexibel** auf die unvorhersehbare Situation reagieren.

Aktivierung der Teilnehmer. »**Learning by doing**« muss ein durchgängiges Prinzip darstellen. Der Schüler lernt Bewegungsmuster nicht durch verbale Darbietung, sondern indem er sie immer wieder praktiziert und in Variationen und unter veränderten Rahmenbedingungen anwendet.

Die Erinnerung des Gelernten festigt sich mit der ständigen Wiederholung. Diese Erinnerung wiederum ist Grundvoraussetzung für die Dauerhaftigkeit einer Verhaltensänderung.

Differenzierung. Der Kursleiter darf weder unter- noch überfordern, um eine stressfreie Atmosphäre zu schaffen und die Leistungsbereitschaft und Motivation seiner Teilnehmer zu fördern. Das wiederum bedeutet, dass die unterschiedlichen Leistungsvoraussetzungen und Lerntempi berücksichtigt werden müssen.

❯ Beachte

Die methodische Gestaltung des Unterrichts und die Anforderungen hinsichtlich der Lernziele und Lerninhalte müssen bestmöglich an die individuellen Gegebenheiten der einzelnen Schüler angepasst werden.

Diese **Individualisierung als extreme Form der Differenzierung** ist allerdings nur mit erheblichem organisatorischen Mehraufwand durchführbar und in der Praxis schwer umzusetzen. Dennoch sollte diese Vorgehensweise als ideale und wünschenswerte Zielvorstellung im Rahmen des Machbaren verwirklicht werden.

Verstärkung. Unter Verstärkung wird ein Reiz verstanden, der die Häufigkeit des Auftretens einer Verhaltensweise erhöht.

Man unterscheidet zwischen positiver und negativer Verstärkung. **Positive Verstärkungen** wie Belohnung, Lob oder Erfolgserlebnisse erhöhen die Wahrscheinlichkeit des Auftretens. **Negative Verstärkungen** wie Tadel, Bestrafung oder Misserfolgserlebnisse bewirken das Gegenteil.

❯ Beachte

Positive Verstärkungen sind lernwirksamer als negative.

Daraus leitet sich die Forderung ab, dass vom Lehrer vornehmlich das Richtige an einer Sache gesehen und gelobt und nicht das Falsche kritisiert wird.

> **Beachte**
>
> Eine Verstärkung zeigt sich um so wirksamer, je unmittelbarer sie mit dem entsprechenden Verhalten zusammentrifft.

Ein Lob am Ende der Unterrichtsstunde für ein positives Verhalten gleich zu Beginn des Unterrichts hat also bereits an Wirksamkeit verloren.

Rückmeldung. Rückmeldungen sind für den Lehrer und für den Lernenden wichtig.

Auf Seiten des **Lehrers** eröffnen sie die Möglichkeit, seine Lehrmaßnahmen jederzeit an den Lernfortschritt anpassen zu können. Wenn sich während des Unterrichts zeigen sollte, dass die Teilnehmer die gesetzten Lernziele und Unterrichtsinhalte nicht verstanden haben, ist der Lehrer zu einer Umstellung angehalten. Kommt die Rückmeldung nicht spontan, kann sie sich der Lehrer jederzeit in Form mündlicher oder operativer Lernzielkontrollen einen Überblick verschaffen.

> **Beachte**
>
> **Spontane Rückmeldungen der Schülern** sind nur zu erwarten, wenn der Dialog von Anfang an gefördert wurde.

Deshalb sollte der Lehrer schon in der ersten Kursstunde darauf bedacht sein, die Teilnehmer zum Sprechen aufzufordern. Hierzu bietet sich z. B. an, zu Beginn einer Unterrichtseinheit das Gespräch darauf zu lenken, wie die persönlichen Erfahrungen mit der Umsetzung des Erlernten zu Hause waren.

> **Beachte**
>
> Je länger ein Teilnehmer schweigt, desto schwieriger wird es für ihn, zu einem späteren Zeitpunkt zu sprechen.

Rückmeldungen haben für den **Schüler** Informationswert und motivierenden Anreiz über seine Aktion. Die von seiner Umwelt empfangenen (positiven) Rückmeldungen prägen das Anspruchsniveau des Schülers, d. h. sein Zutrauen in die Bewältigung schwieriger Aufgaben wächst.

Transfer. Als »Transfer« bezeichnet man die Fähigkeit, die in bestimmten Situationen erlernten Verhaltensweisen in ähnlichen Bereichen anwenden zu können.

Um diese Lernübertragung zu fördern, sollte **die Lernsituation den Bereichen des täglichen Lebens möglichst nahe kommen.**

> **Beispiel**
>
> **Rückengerechtes Verhalten bei der Gartenarbeit** wird im Garten und nicht im Therapieraum geübt.
> Für das Automatisieren der Tätigkeit »richtiges Beladen eines Autokofferraums« wäre ein Modell im Übungsraum oder ein Original im Freien optimal.

Eine weitere wichtige Forderung unter dem Stichwort »Transfer« ist das **Einüben von Problemlösungsstrategien.** Nur so wird eine langfristige Verbesserung der Fähigkeit erreicht, neue Probleme mit Hilfe bereits bekannter Strategien anzugehen und zu lösen.

Es ist aus zeitlichen Gründen nicht möglich und kann auch nicht Ziel eines Rückenkurses sein, alle denkbaren Situationen des täglichen Lebens im Übungsprogramm abzudecken.

> **Beachte**
>
> Der Rückenschulkurs ist Hilfe zur Selbsthilfe.

10.3 Struktureller Aufbau einer Unterrichtseinheit

Prinzipielle Starrheit ist bei der Planung und Durchführung einer Unterrichtseinheit abzulehnen. Es erweist sich aber als vorteilhaft, wenn bei jedem Kursabend ein gleicher struktureller Aufbau erkennbar ist. Für den Lehrer erleichtert solch ein **Stundengerüst** die inhaltliche Darbietung. Die Teilnehmer sind bald mit dem Stundenablauf vertraut und können sich besser auf das einstellen, was auf sie zukommt. Außerdem lernen sie, ihre eigenen Übungseinheiten zu Hause zu strukturieren.

Grundsätzlich ist eine **Gliederung in drei größere Abschnitte** sinnvoll, wobei die einzelnen Abschnitte wiederum eine Unterteilung erfahren können (◻ Abb. 10.7).

Den zentralen Pfeiler der Stunde bildet der **Hauptteil** mit den beiden Schwerpunkten »Haltungs- und Bewegungsschulung« und »Funktionsgymnastik«. Ein **einleitender** und ein **abschließender Teil** orientieren sich inhaltlich am Hauptteil und müssen auf ihn abgestimmt werden.

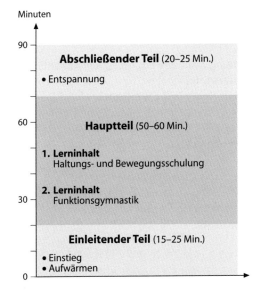

Minuten

90 — **Abschließender Teil** (20–25 Min.)
  • Entspannung

60 — **Hauptteil** (50–60 Min.)

  1. Lerninhalt
  Haltungs- und Bewegungsschulung

30 — **2. Lerninhalt**
  Funktionsgymnastik

  Einleitender Teil (15–25 Min.)
  • Einstieg
0 — • Aufwärmen

☐ **Abb. 10.7.** Struktureller Aufbau einer Unterrichtseinheit

10.3.1 Einleitender Teil

Der erste Stundenabschnitt sollte einen geeigneten »Einstieg« und die »Aufwärmphase« beinhalten und **nicht länger als ca. 25 min** dauern.

Einstieg. Der Einstieg (5 – 15 min) soll **dem Kursleiter eine Rückmeldung geben** und die **Teilnehmer positiv auf den bevorstehenden Unterricht einstimmen.**

Zunächst erkundigt sich der Rückenkursleiter über Probleme bei der Umsetzung des Stoffes der vorausgegangenen Stunde(n) im Alltags- und Berufsleben. An dieser Stelle könnte bei Bedarf z. B. auch eine kurze Wiederholung von bereits behandelten Themen stehen.

Des Weiteren informiert sich der Lehrer über das momentane Wohlbefinden und bespricht anstehende organisatorische Fragen.

Jetzt ist auch die Zeit, um den Stoff der kommenden Stunde bekannt zu geben. In diesem Zusammenhang ist es der Phantasie des Kursleiters überlassen, wie er dafür Interesse und Motivation erweckt. Denkbar wäre:

- ein Rätsel,
- eine Karikatur,
- ein Witz,
- eine Wette,
- Brainstorming,
- ein aktueller Zeitungsartikel zum Thema »Rückenbeschwerden«.

Aufwärmphase. Die Aufwärmphase (ca. 15 min) dient der **allgemeinen Aktivierung des Organismus und der Kommunikation.** Dazu eignen sich kleine Spiele ohne Wettkampfcharakter und gymnastische Übungen mit Musik. Der allgemeinen Erwärmung kann auch in Ausrichtung auf den geplanten Hauptteil ein spezifisches Übungsprogramm folgen.

Der einleitende Stundenabschnitt erfüllt folgende Funktion:

- Er lässt die Teilnehmer **vom Alltag abschalten.**
- Er versetzt sie in eine **freudvolle Grundstimmung.**
- Er fördert die **Lernbereitschaft.**
- Er **stimmt** sie auf die Gruppe und die bevorstehenden Aufgaben **ein.**

10.3.2 Hauptteil

Der Hauptteil ist in **zwei Phasen** gegliedert:

- Ein Lernziel aus dem Bereich »**Haltungs- und Bewegungsschulung**« (Richtiges Sitzen, Heben, Tragen usw.).
- Ein Lernziel aus dem Bereich »**Funktionsgymnastik**« (Dehnen, Kräftigen, Mobilisieren).

Für beide Komplexe sind jeweils 20 – 30 min einzuplanen.

Es ist besonders darauf zu achten, dass sie **inhaltlich aufeinander abgestimmt** sind:

❯ **Beispiel**
Nach dem Üben von richtigem Bücken und Aufheben ist es sinnvoll, Dehn- und Kräftigungsübungen für die Becken-Bein-Muskulatur anzuschließen.

Die verpflichtenden Themenbereiche für das Bewegungsverhalten und die Funktionsgymnastik sind dem Katalog der Lerninhalte zu entnehmen (▶ **Kap. 10.1.3,** Abschn. »Lerninhalte psychomotorischer Bereich«).

10.3.3 Abschließender Teil

Zum Unterrichtsende sollen die Teilnehmer nach der mehr oder weniger anstrengenden Funktionsgymnastik noch einmal für 10 – 15 min die Möglichkeit zum Ausgleich und zur Entspannung erhalten.

Diese **psychophysische Regulation** lässt sich zweckmäßigerweise mit aktiven und passiven Entspannungstechniken (▶ **Kap. 8**) erreichen, die mit Musikuntermalung durchgeführt werden können. Alternativ bieten sich Körperwahrnehmungsübungen oder freudbetonte kleine Spiele an, die allerdings keine allzu hohe Beanspruchung des Organismus fordern sollten.

Eine ganz andere Art des Stundenausklangs sind:

- Rückenschulquiz,
- Diätberatung,
- Betrachtung von Videoanalysen u. ä.

! Tipp

Durch ein **abschließendes Gespräch** erhält der Lehrer eine Rückmeldung für die gesamte Stunde.

10.3.4 Feste Unterrichtsbestandteile

Minipause. Bei der Minipause handelt es sich um **kurze Bewegungspausen bis zu 5 min.**

! Tipp

Minipausen sind ein wichtiges Hilfsmittel für den Kursleiter. Das Einschalten von Minipausen bietet sich an, wenn:
- der Unterricht keine Bewegungsdynamik zulässt,
- die Teilnehmer zu wenig zeigen.

Die Bewegungspause kann vom Kursleiter genutzt werden, den Teilnehmern Beispiele an die Hand zu geben, wie ein kleines Übungsprogramm für zu Hause oder am Arbeitsplatz aussehen könnte. Es beinhaltet statisch oder dynamisch kräftigende, entlastende, koordinative und mobilisierende Übungen und Eigendehnungen, die ohne großen Aufwand und ohne zusätzliche Hilfsmittel überall und jederzeit durchgeführt werden können.

Stopp-Spiel. Das »Stopp-Spiel« hat die Funktion der Eigenkontrolle und gibt einen Hinweis darauf, inwieweit eine neu erlernte Verhaltensweise bereits in Fleisch und Blut übergegangen ist bzw. die falsche Gewohnheitshaltung noch dominiert.

Durchführung: Während des Unterrichtsverlaufs ruft der Lehrer unerwartet »Stopp«. Nach dieser Anweisung muss jeder Teilnehmer in der momentanen Position verharren und hat nun die Möglichkeit, seine eigene und/oder die Haltung des Nachbarn auf Wirbelsäulenfreundlichkeit hin zu analysieren.

Hausaufgabe. Das Hausaufgabenprogramm soll sich auf die Lernziele des Unterrichts beziehen und helfen, dass das Erlernte wirklich geübt und damit in der Erinnerung haften bleibt.

! Tipp

Hausaufgaben dürfen nicht zu umfangreich sein, so dass dem Schüler nicht die Lust vergeht, seine »Hausaufgaben« zu erledigen.

10.4   Unterrichtsplanung

Der folgende Abschnitt gibt dem Kursleiter eine Hilfestellung an die Hand, wie er bei der Planung der einzelnen Unterrichtseinheiten und damit des gesamten Kurses vorgehen soll.

10.4.1 Stundenschema

Aus ▢ **Tabelle 10.2** ist ersichtlich, welche Elemente des Unterrichts der Rückenschullehrer berücksichtigen muss und wie er sie für seinen Unterricht ausformulieren sollte.

Zunächst legt der Lehrer die Lernziele (s. Abschn. 10.1.2) für die jeweilige Stunde fest und trägt sie in die Spalte »**Lernziele**« ein.

▢ **Tabelle 10.2.** Schema zur Unterrichtsplanung

Zeit	Lernziele	Lerninhalte	Methodik/Didaktik
Eingeplanter Zeitbedarf	Grobziele, Feinziele	Stoffe, Themen, Übungen, Verhaltensweisen	Lernorganisation, methodische Vorgehensweise, Medieneinsatz, Lernzielkontrollen (mündlich, schriftlich, praktisch)

In der Spalte »Lerninhalte« notiert er sich zu den entsprechenden Grob- und Feinzielen die Übungen oder die Informationen, mit denen er die Zielsetzungen erreichen will.

Wie er all die Inhalte den Rückenschülern vermitteln kann und welche geeigneten Unterrichtsverfahren, Organisationsformen, Medien und Hilfsmittel er dabei verwenden will, notiert er sich in der Spalte »**Methodik/Organisation**«. Hier vermerkt er evtl. auch die Art der Lernzielkontrollen. Diese können mündlich (Testfragen zu den kognitiven Inhalten), schriftlich (z. B. Rückenschulquiz) oder praktisch (Überprüfung der Bewegungsausführung) erfolgen. Die Kontrolle der Zielverwirklichung ist ein wichtiges didaktisches Kriterium. Sie gibt Aufschluss darüber, ob die gewählten Inhalte zielführend und die unterrichtlichen Maßnahmen und Medien adäquat waren. Sind die angestrebten Unterrichtsziele nicht erreicht worden, muss der Lehrer entsprechende didaktische Konsequenzen ziehen. Dies könnte eine Umformulierung der Lernziele bedeuten (Anzahl und/oder Anforderungsstufe) oder eine Abänderung der Lerninhalte und/oder der methodischen Vorgehensweise.

In der **Zeitspalte** schließlich veranschlagt der Lehrer die voraussichtliche Dauer zum Erreichen der festgelegten Ziele. Bei sehr zeitintensiven Inhalten des Hauptteils muss er evtl. den einleitenden oder/und abschließenden Teil entsprechend kürzer gestalten und umgekehrt. Kommt er in seinem Stoff rascher voran als geplant, kann er das Zeitplus durch intensiveres Üben oder ausführlichere Darstellung theoretischer Inhalte nutzen.

10.4.2 Stunden- und Kursplanung

Anhand der in ◻ **Tabelle 10.3** dargestellten Unterrichtsplanung wird noch einmal exemplarisch dargelegt, wie exakt der Rückenschullehrer seinen Unterricht zu Hause ausarbeiten sollte.

Die Unterrichtseinheit, die in ◻ **Tabelle 10.3** dargestellt ist, befasst sich mit den Themenkomplexen »Richtiges Sitzen« und »Funktionsgymnastik im HWS-Bereich«. Die Planung bezieht sich auf eine Unterrichtseinheit von 90 min Dauer. Die einzelnen Übungen der methodischen Übungsreihe (MÜR) zum Grobziel »Fähigkeit, die richtige Haltung im Sitzen einzunehmen«, sind in ▸ **Kap. 10.5** beschrieben.

Aus Gründen der Lernintensität und -effizienz muss der zeitliche Umfang eines Rückenschulkurses möglichst großzügig bemessen sein.

> **Beachte**
> Der Übungsteil eines effizienten Rückenschulkurses sollte **mindestens 9 Vollstunden** beinhalten. Das entspricht 12 Unterrichtsstunden zu je 45 min.

Die einzelnen Übungseinheiten werden günstigerweise auf 6 Wochen mit je zwei zusammenhängenden Unterrichtsstunden oder auf 9 Wochen mit je einer Vollstunde verteilt.

Jeder Kurs sollte mit einem **ärztlichen Einführungsvortrag** beginnen. In ihm können die wichtigsten medizinischen Grundlagen vermittelt werden, die für das weitere Verständnis des Haltungs- und Bewegungstrainings unabdingbar sind.

Wenn es nicht möglich ist, für den medizinischen Einführungsvortrag einen Arzt zu gewinnen, muss der Rückenschullehrer die erforderlichen Inhalte selbst in den Unterricht einbauen.

Der **Rahmenplan** in ◻ **Tabelle 10.4** zeigt eine mögliche Stoffverteilung der Kursinhalte auf **6 Kursabende von je 90 min Dauer.** Es handelt sich hierbei lediglich um einen Orientierungsrahmen, denn die Inhalte der einzelnen Kursabende können selbstverständlich auch in einer anderen Reihenfolge angeboten werden, wenn besondere Gründe dafür sprechen.

Die Inhalte innerhalb einer Unterrichtseinheit sollten allerdings, soweit sie thematisch aufeinander abgestimmt sind, die Empfehlung befolgen, denn es bietet sich z. B. inhaltlich an, bei der Dehnung der Halsmuskulatur zugleich die Mobilisation und Stabilisation der Halswirbelsäule zu vermitteln.

 Tipp
Die Stoffvermittlung an 6 Abenden erfordert eine straffe Vorgehensweise. Unerfahrene Rückenschullehrer sollten unbedingt eine längere Kursdauer einplanen.

Bei 8 oder gar 10 Kursabenden können die einzelnen Inhalte intensiver beübt und eingeschliffen werden, da jetzt mehr Zeit für Wiederholungen, für Korrekturen und individuellere Betreuung zur Verfügung steht.

◘ **Tabelle 10.3.** Exemplarische Unterrichtsverlaufsplanung

Zeit	Lernziele	Lerninhalte	Methodik/Organisation
5 min		Einstieg: Begrüßung, Frage nach dem Wohlbefinden, Erklärung des »Stopp-Spiels«, Bekanntgabe des Stundenthemas	Im Halbkreis sitzend
15 min	▬ Allgemeine Erwärmung des Organismus ▬ Freude an körperlicher Aktivität in der Gruppe	▬ Aufwärmen mit dem Luftballon	▬ Freie Aufstellung im Raum, Gruppen zu zweit und zu viert, Luftballons mit unterschiedlichen Farben, Reserveluftballons
25–30 min	▬ Fähigkeit, die richtige Haltung im Sitzen einzunehmen ▬ Überblick über die Ursachen von Schmerzen ▬ Kenntnis von Entlastungshaltungen im Sitzen ▬ Kenntnis geeigneter Hilfsmittel	▬ Bein- und Fußposition, Becken- und Wirbelsäuleneinstellung ▬ Nervenreizschmerz durch Nukleusdislokation nach dorsal, Dehnschmerz der Wirbelgelenkkapseln ▬ Droschkenkutscher-, Großvatersitz, Sitz mit Ablegen von Schultergürtel und Armen ▬ Stuhl verkehrt, Pezziball, Kniestuhl, Sitzkeil, Lendenkissen	▬ Im Halbkreis sitzend, Lehrerdemonstration von der Seite, methodische Übungsreihe (MÜR) »Richtiges Sitzen« (s. Kap. 10.5.2) ▬ Im Halbkreis sitzend, Lehrervortrag, WS-Modell, Folien ▬ Lehrerdemonstration ▬ Lehrerdemonstration, Kniestuhl, Pezziball, Sitzkeil, Lendenkissen, Prospekte
25–30 min	▬ Kenntnis der Grundsätze der Muskeleigendehnung ▬ Fähigkeit, Übungen zur Verbesserung der Beweglichkeit richtig auszuführen ▬ Kenntnis der Grundsätze zur Muskelkräftigung ▬ Fähigkeit, Übungen zur Kräftigung richtig auszuführen	▬ Technik des CHRS-Dehnens ▬ Mobilisationsübungen für die HWS, Muskeleigendehnung des M. trapezius und des M. levator scapulae ▬ An-, Entspannungs- und Pausendauer, Wiederholungszahlen, Krafteinsatz beim isometrischen Krafttraining ▬ Eigenstabilisation der HWS von vorn, von hinten und von beiden Seiten	▬ Im Halbkreis sitzend, Lehrervortrag ▬ im Halbkreis Sitz auf dem Hocker, Lehrerdemonstration ▬ Im Halbkreis sitzend, Lehrervortrag ▬ Im Halbkreis sitzend, Lehrerdemonstration
15 min	Fähigkeit, Übungen zur Entspannung richtig auszuführen	»Reise durch den Körper«	Freie Aufteilung im Raum, Rückenlage auf Matte, Kassette mit Entspannungsmusik, CD-Spieler oder Kassettenrekorder (evtl. Stromkabel), Wolldecken

10.5 Hilfen für die Unterrichtspraxis

10.5.1 Aufwärmgymnastik und Kommunikationsspiele

Allgemeine Hinweise

▬ **Ziel von Aufwärmgymnastik und Kommunikationsspielen** ist es, das Herz-Kreislauf-System und den gesamten Bewegungsapparat zu aktivieren und dabei Kontakt zu den anderen Kursteilnehmern herzustellen. Die Übungen sollten keinen Wettkampfcharakter haben und Spaß und Freude verbreiten. Diese psychophysische Einstimmung sollte gleich zu Beginn der Stunde ein positives Gefühl erzeugen.

▬ Um das **Leistungsniveau der Teilnehmer kennenzulernen** und eine **Überforderung auszuschließen**, er-

▫ Tabelle 10.4. Verteilung der Inhalte der Rückenschule auf 6 Kursabende

	1. Kurstag	2. Kurstag	3. Kurstag
Einleitender Teil	Begrüßung, Erklären des Kursablaufs	Aufwärmen Stundenthema	Aufwärmen mit kleinen Spielen Stundenthema
Hauptteil	▪ Richtige Haltung beim Sitzen ▪ Alternative Sitzmöbel, ▪ Entlastungshaltungen beim Sitzen, Hilfsmittel (Sitzkeil, Lendenbausch usw.) ▪ Theorie »Dehnen« ▪ Dehnung des M. levator scapulae, M. trapezius (Pars descendens) ▪ Mobilisation und Stabilisation der Halswirbelsäule	▪ Richtige Haltung beim Stehen ▪ Entlastungshaltungen beim Stehen ▪ Hilfsmittel ▪ Dehnung des M. iliopsoas, M. rectus femoris ▪ Stabilisationsübungen im Stand (einzeln und partnerweise)	▪ Richtige Haltung beim Bücken, Heben und Tragen ▪ Richtiges Aufnehmen und Abstellen, Drehen ▪ Theorie »Kräftigen« ▪ Kräftigungsübungen für die Bauch- und Rückenmuskulatur
Abschließender Teil	»Reise durch den Köper«	Entspannung mit Autogenem Training	Entspannung mit Autogenem Training
	4. Kurstag	**5. Kurstag**	**6. Kurstag**
Einleitender Teil	Aufwärmen mit kleinen Spielen Stundenthema	Aufwärmen mit kleinen Spielen Stundenthema	Aufwärmen Fragen
Hauptteil	▪ Richtige Haltung beim Hinlegen und Aufstehen aus dem Bett ▪ Verschiedene Schlafpositionen, Bett, Kissen usw. ▪ Dehnung der Adduktoren, Wadenmuskulatur ▪ Wiederholung u. Fortsetzung: Kräftigung der Rücken- und Bauchmuskulatur	▪ Rückenparcours mit Anwendungen der bisher erlernten Haltungsmuster ▪ Rückenschmerzen und Sport ▪ Dehnung des M. pectoralis major, ein-, beidseitig ▪ Kräftigung der Becken- und Beinmuskulatur ▪ Mobilisationsübungen für die Brust- und Lendenwirbelsäule	▪ Haltungsschulung in verschiedenen Alltagssituationen (z. B. Zähneputzen, Küche usw.) ▪ Rückenfreundliche Arbeitsplatzgestaltung ▪ Wiederholung der Kräftigungs- und Stabilisationsübungen ▪ Mobilisationsübungen
Abschließender Teil	Progressive Muskelentspannung (PME)	Progressive Muskelentspannung (PME)	PME, Fragebögen, Bescheinigungen

▫ Tabelle 10.5. Richtwerte für den Belastungspuls bei Untrainierten in Abhängigkeit zum Ruhepuls

Ruhepulsfrequenz/min	Alter (Jahre)			
	Bis 30	**30–39**	**40–49**	**50–59**
50–59	140	140	135	130
60–90	145	145	140	135
90–100	150	150	145	140

scheint zumindest zu Beginn des Kurses eine Überprüfung der kardiopulmonalen Leistungsfähigkeit der Teilnehmer in Form einer Pulskontrolle vor und nach der Belastung ratsam. Die in der ▫ **Tabelle 10.5** angeführten Werte sollten von den Teilnehmern in der Belastungsphase nicht überschritten werden.

▪ Der Kursleiter muss bei der **Auswahl der Spiel- und Übungsformen** auf alle Fälle die äußeren und inneren Gegebenheiten berücksichtigen wie:
  – Raumgröße,
  – Geräteeinsatz,

- Alter,
- Belastbarkeit,
- Interesse,
- Motivation,
- Erwartungshaltung.

- Die **Leistungsanforderung** bei den nachfolgenden Spiel- und Übungsblöcken lässt sich immer ganz gruppenindividuell durch Übungsdauer und -tempo regulieren. Es können selbstverständlich auch einzelne Übungsformen ganz herausgenommen oder variiert werden.
- Zwischen zwei längeren Blöcken mit Übungsformen im Laufen sollten **zur Erholung Übungen im Gehen** eingebaut werden.
- Grundsätzliche sollten **Übungen mit tiefer Bückhaltung, Sprung- und Stoßbelastung oder ruckartigen Bewegungen vermieden werden.**
- **Spiele mit Wettkampfcharakter**, bei denen es Sieger und Verlierer gibt, **sind zu vermeiden.** Der Sieg sollte ausschließlich durch Glück, nicht durch Leistung beeinflusst werden können.
- Bei **ungerader Teilnehmerzahl** sollte der Kursleiter bei den Partnerübungen nach Möglichkeit aktiv teilnehmen, sodass alle Schüler üben können.

Bei den nachfolgenden Kennenlern- und Aufwärmspielen muss der Rückenschullehrer unbedingt auf **geordneten Ablauf** und **wirbelsäulenfreundliche Ausführung** achten, z. B:

- Weiches Abfedern beim Laufen, am besten Fußballenlauf.
- Rückengerechtes Bücken beim Aufheben von Bällen, Papierknäuel usw.
- Frontales Arbeiten beim Weiterreichen von Bällen an den/die seitlich stehenden Partner/in.
- Antippen der Luftballons nicht über Schulterhöhe, damit die Halswirbelsäule nicht ständig überstreckt ist.

Kennenlernen – Aufwärmen ohne Gerät

1. Freies Gehen im Raum, dabei Anfersen, Kniehebeln und abwechselnd unter dem linken/rechten Oberschenkel klatschen (Rücken bleibt dabei gerade), nur auf den Fersen gehen, nur auf den Fußballen gehen und dabei abwechselnd mit der rechten und linken Hand weit nach oben greifen und den Körper ganz lang machen.

2. Freies Laufen im Raum im Musikrhythmus, dabei zusätzlich mit den Fingern schnipsen, die Arme in alle Richtungen boxen, Klatschen vor/hinter dem Körper und über dem Kopf.

3. Im Laufen mit der rechten Hand einen Entgegenkommenden auf die Handinnenfläche abklatschen und seinen Namen nennen.

4. Im Vorbeilaufen andere Teilnehmer ganz leicht mit der Schulter berühren.

5. Einen Vorbeilaufenden einhaken, einmal miteinander im Kreis drehen, die Namen austauschen und wieder einzeln weiterlaufen.

6. Bei Musikstopp einen (anderen) Partner suchen, sich eventuell noch einmal vorstellen und gegenseitig nach Belieben ausfragen (ca. 20 – 30 s), bei erneutem Ertönen der Musik weiterlaufen (öfter wiederholen).

7. Partnerweise hintereinander gehen, wobei der Hintere seine Hände auf die Schultern des Vordermanns legt und die Augen schließt. Der vordere Partner sucht einen sicheren Weg durch die Gruppe. Nach einem Zeichen des Kursleiters wechseln die Aufgaben.

8. Partnerweise wie bei Punkt 7 hintereinander gehen, wobei dieses Mal der Vordere die Augen geschlossen hält und der hintere Partner den Weg bestimmt.

9. Partnerweise Rücken an Rücken in alle Richtungen gehen.

10. In Zweiergruppen läuft ein Partner voraus und der hintere soll wie dessen Schatten alle Bewegungen mitmachen (Schattenlaufen). Auf ein Zeichen erfolgt der Wechsel.

11. Beide Partner stehen hintereinander, der hintere Partner fasst seinen mit dem Rücken zu ihm gekehrten Vordermann an den Schultern und versucht, ihn wegzuschieben. Dieser wiederum erschwert ihm diese Absicht, indem er sich ganz steif macht (kein Wettkampf!). Auf ein Zeichen erfolgt der Wechsel.

12. Alle Teilnehmer laufen frei im Raum. Auf ein Zeichen des Lehrers verharren sie augenblicklich in ihrer momentanen Körperstellung. Auf ein weiteres Zeichen laufen alle wieder locker weiter.

13. Alle Teilnehmer stehen hintereinander und fassen jeweils ihren Vordermann an dessen Schultern, sodass sich eine lange Schlange bildet. Der »Schlangenkopf« versucht nun im Laufen den »Schlangenschwanz« zu erreichen. Wenn ihm dies gelungen ist, schließt er sich hinten an, der ehemals zweite Mitspieler dreht

als neuer »Schlangenkopf« ab und beginnt das Spiel von vorn.

Kennenlernen – Aufwärmen mit dem Reifen

1. Die Teilnehmer bilden einen großen Kreis und stellen sich zuerst einmal namentlich vor. Ein Teilnehmer steht in der Mitte, dreht einen Reifen und ruft einen Namen. Der Aufgerufene tauscht mit dem Mittelmann Platz und beginnt von vorne (öfter wiederholen).

2. Alle Teilnehmer stehen im Kreis und fassen sich bei den Händen. Im Kreis sind in gleichmäßigem Abstand mehrere Reifen eingeschlossen. Die Aufgabe besteht nun darin, die Reifen in eine Richtung weiterzuleiten, ohne die Hände zu lösen.

3. Alle Teilnehmer haben einen Reifen, gehen im großen Kreis hintereinander und rollen den Reifen neben sich her.

4. In Linienaufstellung mit genügend Seitabstand den Reifen vorwärtsrollen und hinterherlaufen.

5. Alle Reifen ungeordnet im Raum ablegen und frei darum herumlaufen mit der Aufgabe, nicht in die Reifen zu steigen.

6. Die Teilnehmer stellen sich im großen Kreis auf, jeder hat seinen eigenen Reifen. Nun den Reifen horizontal über den Kopf halten und wie ein Steuerrad nach links und rechts drehen. Den Kopf nicht in den Nacken nehmen!

7. Den Reifen vertikal über dem Kopf halten und den Oberkörper nach links und rechts neigen.

8. Einen Arm mit dem Reifen nach vorne halten und dann den Reifen um den Unterarm kreisen lassen. Während der Übung den Reifen auf den anderen Arm übernehmen.

9. Wie bei Punkt 8, aber den Arm zur Seite strecken. Auf beiden Seiten üben!

10. Den Reifen vor dem Körper ablegen und (am besten barfuß) mit geschlossenen Augen und mit zur Seite ausgestreckten Armen auf dem Reifen im Kreis gehen.

11. Den Reifen vor dem Körper drehen und herumlaufen, abwechselnd in beide Richtungen.

12. Auf ein Startzeichen des Kursleiters den Reifen wie bei Punkt 11 drehen und anschließend im Uhrzeigersinn auf den Platz des Nachbarn laufen.

13. Noch einmal liegen alle Reifen ungeordnet auf dem Boden und die Teilnehmer laufen dazwischen frei herum. Nun nennt der Kursleiter eine Zahl, und die Teilnehmer müssen sich in entsprechender Gruppenstärke jeweils in einem Reifen zusammenfinden. Wenn dies gelungen ist, beginnt das Spiel von vorne.

Kennenlernen – Aufwärmen mit Gymnastikball und Handtuch

1. Alle Teilnehmer bilden ein Innenstirnkreis. Ein Mitspieler wirft jeweils einem anderen den Ball zu, worauf dieser seinen Namen nennt.

2. Wie bei Punkt 1, jedoch stellt jetzt der Werfer dem Fänger eine beliebige persönliche Frage (z.B. nach dem Wohnort), die dieser beantworten soll.

3. In Kreisaufstellung mit 2–3 m Seitenabstand zum Nachbarn halten zwei sich gegenüberstehende Spieler je einen Ball. Der Kursleiters gibt ein Zeichen zum Spielbeginn, nun wird der Ball jeweils zum linken Nachbarn weitergeworfen. Ziel ist es, dass ein Ball den anderen einholt.
Der Kursleiter darf jederzeit ein Zeichen zur Änderung der Ballwurfrichtung geben.

4. Aufstellung wie bei Punkt 3, jedoch hat nun jeder zweite Teilnehmer einen Ball. Der Kursleiter gibt nun eines der folgenden Kommandos und gibt damit an, wie der Ball weitergespielt werden soll:
   - »Hipp« – den Ball zum linken Nachbarn werfen.
   - »Hepp« – den Ball zum rechten Nachbarn werfen.
   - »Tipp« – den Ball zum linken Nachbarn tippen.
   - »Tepp« – den Ball zum rechten Nachbarn tippen.

5. Alle Teilnehmer haben einen Ball und gehen in einer großen Kreisbahn. Dabei den Ball in beide Richtungen horizontal um den Körper kreisen, vertikal hinter dem Körper kreisen oder bei jedem Schritt unter dem Oberschenkel des Spielbeins durchführen (Rücken gerade halten).

6. Im Gehen auf der Kreisbahn den Ball dribbeln, auf Zeichen nur mit der rechten/linken Hand, dann im Wechsel und im Rückwärtsgehen.

7. Auf ein Zeichen den Ball auf der Stelle prellen und drumherumwandern.

8. Im freien Lauf im Raum mit der linken/rechten Hand den Ball dribbeln.

9. Freies Balldribbeln wie bei Punkt 8 mit der Zusatzaufgabe, den anderen Teilnehmern den Ball wegzutippen. Bei dem Versuch darf aber der eigene Ball auf keinen Fall außer Kontrolle geraten.

10. In paarweiser Gegenüberaufstellung einen Ball auf einem gespannt gehaltenen Handtuch zwischen den Partnern hin- und herrollen lassen.

11. Den Ball mit dem Handtuch hochwerfen und wieder auffangen.

12. Wie bei Punkt 11, dabei im Raum fortbewegen.

13. Alle Teilnehmer bilden eine Gasse und das erste Paar wirft den Ball mit dem Handtuch zum Nachbarpaar, das ihn mit dem Handtuch auffängt und dann weiterwirft, bis der Ball beim letzten Paar angekommen ist. Dieses geht dann mit dem Ball auf dem Handtuch an den Anfang und beginnt von vorne. (Es kann auch mit mehreren Bällen gespielt werden).

14. Alle Teilnehmer fassen ein großes Tuch (z.B. Bettlaken, Wolldecke, Fallschirm), auf dem sich ein Ball befindet. Durch gezieltes Anheben und Absenken des Tuches versuchen die Teilnehmer, den Ball möglichst am äußeren Rand des Tuches kreisen zu lassen.

Kennenlernen – Aufwärmen mit dem Luftballon

1. Jeder Teilnehmer bewegt sich mit einem Luftballon frei im Raum. Der Ballon wird durch Antippen mit verschiedenen Körperteilen (Kopf, Schulter, Finger, Knie, Fuß usw.) in der Luft gehalten und gleichzeitig vorwärts bewegt.

2. Wie bei Punkt 1, jetzt aber zusätzlich versuchen, einem anderen Teilnehmer den Ballon wegzutippen, ohne dass die Kontrolle über den eigenen dabei verloren geht.

3. Im Gehen mit einem anderen Teilnehmer Kontakt aufnehmen und die Luftballons in der Luft tauschen.

4. Den Luftballon auf einem Zeigefinger in Augenhöhe jonglieren und darauf achten, dass er beim Vorwärts-/Rückwärts-/Seitwärtsgehen nicht abhebt.

5. Bei Musikstopp finden sich alle Teilnehmer mit gleichfarbigen Ballons zusammen und machen sich bekannt. Während der Musik mit dem Ballon wiederum weitergehen wie bei Punkt 1.

6. Wie bei Punkt 5, aber jetzt nennt der Lehrer andere Kriterien, z.B. blaue Trainingshosen, gelbe T-Shirts, grüne Socken usw., ganz nach der Phantasie des Kursleiters und so lange, bis sich alle Teilnehmer untereinander vorgestellt haben.

7. In der Zweiergruppe wird ein Ballon unter dem Arm eingeklemmt, der andere durch abwechselndes Antippen in der Luft vorwärts befördert.

8. Partnerweise einen Ballon zwischen den Rücken einklemmen. Während der eine aufrecht stehen bleibt, macht der andere mit geradem Rücken eine leichte Kniebeuge, dann erfolgt der Wechsel usw.

9. Partnerweise einen Ballon zwischen den Hüften, den Rücken, dem Bauch und/oder dem Po einklemmen und so weiter gehen.

10. In einer Vierergruppe den Ball zwischen den Hüften einklemmen und vorwärts/rückwärts weitergehen und wenden.

11. In der Vierergruppe durch Handfassung einen geschlossenen Kreis bilden und versuchen, einen Ballon im Innenraum durch Antippen mit Fuß, Knie, Schulter oder Kopf in der Luft zu halten.

12. Wie bei Punkt 11, aber zur Erschwerung mit zwei Luftballons.

13. Alle Teilnehmer kommen zusammen und halten gemeinsam alle ihre Luftballons in der Luft. Das Spiel wird beendet und neu gestartet, wenn ein Ballon den Boden berührt hat.

Kennenlernen – Aufwärmen mit einer Zeitung

1. Jeder Teilnehmer legt sich ein doppelseitiges Zeitungsblatt vor den Bauch und geht so schnell frei im Raum, dass allein der Fahrtwind ein Herunterfallen verhindert.

> ❶ Tipp
>
> Nur bei viel Platz möglich, ansonsten die Zeitung über den linken/rechten Unterarm legen. Kein Hohlkreuz zulassen.

2. Nun legen alle ihre Zeitungen auf den Fußboden und laufen im Rhythmus der Musik um sie herum, ohne darauf oder darüber zu steigen.

3. Die Teilnehmer laufen auf ein Zeichen nicht mehr um die Zeitungen herum, sondern nach Möglichkeit über sie hinweg, ohne sie dabei zu berühren.

> ❶ Cave
>
> Wer auf die Zeitung steigt, kann mit ihr leicht wegrutschen: Verletzungsgefahr!

4. Wiederum auf ein Zeichen sucht sich jeder eine Zeitung, stellt einen Fuß darauf und wischt sie beim Gehen wie einen Putzlappen über den Boden. Abwechselnd das linke und rechte Bein dazu verwenden.

5. Nun mit beiden Füßen möglichst breitbeinig auf die Zeitung stellen und sich »wischend« fortbewegen.

6. Jeder Teilnehmer erhält nun ein weiteres Zeitungsblatt. Über jede Hand eine Zeitung gelegt, wird im Rhythmus der Musik getanzt, ohne dass eine Zeitung zu Boden fällt. Nach dem Spiel die zusätzlichen Zeitungsblätter zu einem Papierball zusammenknüllen und zur Seite legen.

7. Zu zweit auf eine Zeitung stellen und sich mit dieser fortbewegen, ohne dass sie zerreißt.

8. Noch einmal einzeln mit einem Fuß auf die Zeitung stellen und wischend vorwärts bewegen. Mit dem anderen Fuß versuchen, auf die Zeitung eines Mitspielers zu treten und diese zu zerreißen.

🛇 **Tipp**

Übergroßen Eifer bremsen!

9. Zum Abschluss alle Zeitungsblätter zu Papierbällen zusammenknüllen und diese von einer Markierung aus in einen bereitgestellten Abfalleimer werfen.

10.5.2 Methodische Übungsreihen (MÜR)

»Methodische Übungsreihen« sind Übungsfolgen, die zum Erlernen einer bestimmten motorischen Fertigkeit führen sollen. Es handelt sich also um **vorbereitende Übungen in Hinblick auf die angestrebte Zielübung** (z.B. das richtige Heben schwerer Lasten). Die Zusammenstellung der Übungsfolgen erfolgt stets nach methodischen Grundsätzen. Damit geschieht das Erlernen komplizierter Übungen schneller und effektiver.

⊘ **Beachte**

Die MÜR sollte jederzeit erkennbar einen Bezug zur Zielübung haben und innerhalb einer Unterrichtseinheit zum Endprodukt führen.

Alle nachfolgend beschriebenen MÜRs zeigen erprobte Wege auf, die schnell und effektiv zum angestrebten Ziel (z.B. »richtige Haltung beim Sitzen«) führen. Damit der Schüler beim Erlernen der meist recht komplexen Zielübungen nicht überfordert wird, sind diese zunächst in kleinere Teileinheiten »zerlegt« (Man spricht hier vom »Prinzip der Aufgliederung in funktionelle Teileinheiten«).

Bei der folgenden Darstellung der einzelnen MÜRs sind zunächst die anzustrebenden Feinziele (a, b, ...) definiert. Im Anschluss daran werden die Übungen (1., 2., ...) beschrieben, die zum Erreichen der Feinziele führen (meist werden mehrere Ausführungsvarianten vorgestellt, die alternativ oder in Kombination durchgeführt werden).

Wenn der Schüler eine Teilübung beherrscht, ist zugleich auch das damit verbundene Feinziel erreicht. Man beginnt mit der nächsten Übung.

Mit dem fortschreitenden Beherrschen der einzelnen Teilübungen nähert sich der Schüler somit Schritt für Schritt der Zielübung, bis er diese in all ihren Einzelaspekten erlernt hat.

MÜR zum Erlernen der richtigen Haltung im Sitzen

Feinziele

a Fähigkeit, die eigene Sitzposition zu analysieren.

b Kenntnis der richtigen Bein- und Fußstellung.

c Fähigkeit zur selektiven Körperwahrnehmung.

d Fähigkeit zur selektiven Einstellung von Körperabschnitten.

e Stabilisation der richtigen Sitzposition.

1. »Stoppspiel« (Feinziel: a). Es dient zur Eigenanalyse der momentanen Sitzposition in Hinblick auf die Bein-, Becken- und der Wirbelsäulenstellung.

2. Richtiges Positionieren der Beine und Füße (Feinziel: b, c, d).
 ▬ Gemäß der Erklärung durch den Kursleiter unter Eigenbeobachtung.
 ▬ Richtige Bein- und Fußeinstellung mit geschlossenen Augen.

3. Erfahren der Veränderung des Auflagendrucks auf der Sitzfläche (Feinziel: c, d)
 ▬ Hohlkreuz-Rundrücken-Schaukeln auf einer harten Sitzfläche.
 ▬ Beckenschaukel, dabei auf die Hände oder einen Gymnastikstab setzen (günstig bei beleibteren Teilnehmern oder auf sehr weicher Unterlage, da man jetzt die Sitzknochen besser spürt).

4. Erarbeiten der richtigen Beckenkippung (Feinziel: d)
 ▬ Beide Hände seitlich an die Beckenkämme anlegen und die Ventral-Dorsal-Kippung des Beckens über die Hände steuern (◻ Abb. 10.8).
 ▬ Eine Hand auf das Kreuzbein legen und die andere Hand auf den Bauch, die Fingerspitzen zeigen nach

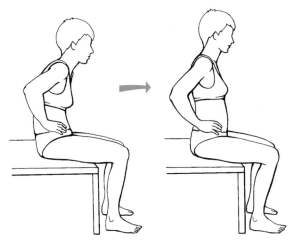

Abb. 10.8. Einstellen der physiologischen Beckenkippung

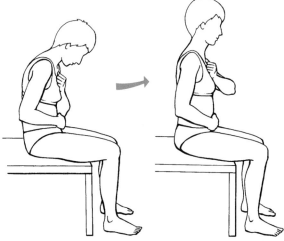

Abb. 10.9. Einstellen der Brustwirbelsäule

unten. Bei der Ventralkippung des Beckens soll die vordere Hand »schieben« und die hintere »ziehen«, bei der Dorsalkippung umgekehrt.
- Den Daumen einer Hand auf den Bauchnabel und die Mittelfingerkuppe auf den Schambeinknochen legen. Mit der Ventralkippung des Beckens den Abstand vergrößern, bei der Dorsalkippung verkleinern.

5. Erarbeiten der Brustkorbhebung (Feinziel: d)
- Mit der Vorstellung arbeiten, man sei eine Marionette und ein Faden ist am unteren Brustbein befestigt. Eine Hand fasst nun diesen Faden und zieht schräg nach vorne-oben, wobei sich die Anheftungsstelle mitbewegen muss (der Brustkorb richtet sich auf). Die physiologische Beckeneinstellung bleibt dabei unverändert.
- Eine Hand auf die Bauchdecke legen, die andere auf das Brustbein, dann den Thorax senken und das Becken dorsalkippen, anschließend den Thorax heben und das Becken ventralkippen (**Abb. 10.9**).

6. Korrektur der Kopfstellung (Feinziel: d)
- Isolierte Retraktion des Kopfes durch Nackenstreckung (»Doppelkinn machen«).
- Retraktion unter Mithilfe des Zeigefingers am Kinn. Daumen und Mittelfinger liegen an den Schlüsselbeinen (eventuell das Kinn mehrmals hintereinander vor- und zurücknehmen) (**Abb. 10.10**).

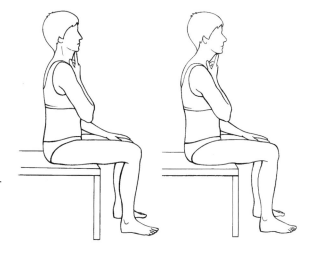

Abb. 10.10. Einstellen der Halswirbelsäule

- Retraktion des Kopfes, wobei eine Hand im Nacken einen Führungswiderstand gibt.

7. Finden der »Mitte« beim aufrechten Sitz (Feinziel: c).
Bei richtig eingestellter Wirbelsäule den Oberkörper allein aus den Hüftgelenken über die Mitte nach vorne und hinten neigen. Dabei den auftretenden Muskelspannungen nachspüren und in der spannungsneutralsten Position verbleiben.

8. Schulung der Köperwahrnehmung für die falsche und richtige Sitzposition (Feinziel: c, d)

- In falscher, runder Sitzposition eine Hand auf den Kopf legen und nun versuchen, durch Aufrichtung des Oberkörpers die Hand weit Richtung Zimmerdecke zu schieben (auch mit geschlossenen Augen und mit einem Sandsäckchen auf dem Kopf).
- Mit der Vorstellung arbeiten, man sei eine Marionette, deren Faden in der Mitte des Kopfes befestigt ist. Eine Hand fasst nun diesen imaginären Faden und zieht damit den Oberkörper in die Aufrichtung.
- Körperaufrichtung mit der Atmung verbinden: Beim Einatmen groß werden, beim Ausatmen zusammensinken.

9. Stabilisation und alltagsgerechte Anwendung der richtigen Haltung beim Sitzen (Feinziel: e)

- Bei aufrechter Sitzposition den Körper durch isometrische Spannung der Rumpfmuskulatur stabilisieren.
- Dabei zusätzlich imaginäre Fensterscheiben putzen oder Violinspielen imitieren.
- Aus der aufrechten Sitzposition an der Sitzvorderkante den Oberkörper mit gerader Wirbelsäule leicht nach vorne nehmen. Als Kontrolle für die Beibehaltung der physiologischen Wirbelsäuleneinstellung einen Gymnastikstab am Rücken anlegen. Die Berührungspunkte am Kreuzbein, BWS-Scheitel und Hinterkopf müssen bestehen bleiben.
- Bei leichter Vorneigung des Oberkörpers mit den Armen in Vorhalte kleine, gegengleiche Pendelbewegungen ausführen (◻ Abb. 7.53).
- Aus dem aufrechten Sitz auf dem Hocker den Oberkörper rückengerecht vor- und zurückneigen, dabei die angewinkelten Arme mit zur Decke zeigenden Handinnenflächen an den Oberkörper anlegen. Spielformen zum Einüben von Alltagssituationen:
- Die Teilnehmer sitzen sich in einer Gasse mit ca. zwei Armlängen Abstand gegenüber. Nun wird mit beiden Händen ein Ball in Brust-, Kopf-, Kniehöhe durch richtiges Vorneigen übergeben und wieder übernommen
- Wie oben, jetzt jedoch im »Bewegungssektor« (=Bereich zwischen den geöffneten Beinen).

MÜR zum Erlernen der richtigen Haltung im Stehen

Feinziele

a Kenntnis der richtigen Bein und Fußstellung.
b Fähigkeit, das Körpergewicht gleichmäßig auf die Füße zu verteilen.
c Fähigkeit zur selektiven Einstellung von Körperabschnitten.
d Fähigkeit zur bewussten Körperwahrnehmung.
e Stabilisation der richtigen Haltung im Stehen.

1. Richtiges Positionieren der Beine und der Füße (Feinziel: a)

- Gemäß der Erklärung durch den Kursleiters unter Eigenbeobachtung.
- Mit geschlossenen Augen.

2. Einüben der gleichmäßigen Fußbelastung (Feinziel: b)

- Gewichtsverlagerung auf die Ferse und auf den Vorfuß.
- Gewichtsverlagerung auf den linken und rechten Fuß.
- Gleichmäßige Gewichtsverteilung auf beide Füße.

3. Erarbeiten der physiologischen Beckeneinstellung (Feinziel c, d)

- Aus dem leichten Grätschstand mit etwas Kniebeugung eine Hand auf das Kreuzbein, die andere auf den Bauch legen. Nun zur Dorsalkippung des Beckens mit der hinteren Hand die Sakrumspitze unter den Körper drücken, mit der vorderen Hand den Bauch nach oben ziehen. Dann zur Ventralkippung mit der Hand auf dem Bauch schieben und am Kreuzbein »ziehen« (Mit der Vorstellung arbeiten: »Den Schwanz einziehen« – »das Kreuzbein soweit horizontal einstellen, dass man etwas darauf legen könnte«).
- Im leichten Grätschstand mit etwas Kniebeugung beide Hände jeweils seitlich an die Beckenkämme anlegen (Daumen zeigt nach hinten, die anderen Finger nach vorne) und die Beckenkippung mit den Händen steuern.
- Beide Daumen auf den Bauchnabel und die Kuppen der Mittelfinger auf die Symphyse legen. Nun die Beckenkippung einüben, indem man den Abstand zwischen Daumen- und Zeigefingerkuppen verringert (Dorsalkippung) und vergrößert (Ventralkippung).

— Die gleichen Übungen wie zuvor statt mit leichter Kniebeuge jetzt mit gestreckten Beinen.

> **! Tipp**
> Fällt den Teilnehmern mit verkürzter Becken-Bein-Muskulatur und/oder schlechtem Körpergefühl häufig sehr schwer!

4. Die Beckenkippung mit einer Thoraxhebung verbinden (Feinziel: c, d)

— Bei gleichmäßiger Gewichtsverteilung auf die Füße eine Hand auf den Bauch und die andere auf das Brustbein legen. Nun den Thorax anheben und das Becken nach ventral kippen. Die Hände wandern dabei auseinander. Bei der Gegenbewegung, wenn sich der Brustkorb senkt und das Becken dorsal kippt, wandern die Hände wieder zusammen.

— Die physiologische Beckeneinstellung halten (über den Daumen-Zeigefinger-Abstand kontrollieren) und den Thorax mit aufgelegter Hand isoliert aufrichten.

5. Korrektur der Kopfstellung (Feinziel: c, d)
Bei richtig eingestelltem Becken und Thorax den Nacken strecken, eventuell mit dem Zeigefinger die Bewegung unterstützen (»Doppelkinn, s. Abschn. »MÜR zum Erlernen der richtigen Haltung im Sitzen«).

6. Gesamteinstellung von Becken und Wirbelsäule im Stand (Feinziel c, d)
Mit dem Rücken an der Wand in die aufrechte Haltung in den Stand kommen. Dazu bei gleichmäßiger Gewichtsverteilung auf beide Füße das Becken richtig einstellen und mit der Thoraxhebung den Nacken strecken. Bei optimaler Einstellung berühren jetzt das Gesäß, die Schulterblätter und der Hinterkopf die Wand. Zusätzlich den Schultergürtel nach unten und die Arme in die Neutralstellung bringen.

> **! Tipp**
> Den Kontakt mit dem Hinterkopf nur einüben, wenn er ohne Überstreckung der HWS möglich ist!

7. Schulung der Körperwahrnehmung für die falsche und richtige Haltung im Stehen (Feinziel: a, b, c, d)

— Aus der laschen, zusammengesunkenen Gewohnheitshaltung in die richtige Haltung gelangen, indem man sich wieder als Marionette sieht, die an der Mitte des Kopfes einen Faden befestigt hat. An diesem zieht man sich selbst nach oben in die Länge.

— Sich ein Reissäckchen auf den Kopf legen und versuchen, sich ganz groß zu machen

— Beide Übungen mit geöffneten und geschlossenen Augen durchführen.

8. Stabilisation und Variation der richtigen Haltung im Stehen (Feinziel e)

— Siehe Übungen zur Rumpfstabilisation (▶ **Kap. 7.3.6**).

— Aus dem beidbeinigen aufrechten Stand das Gewicht auf ein Bein verlagern (Standbein) und mehrmals hintereinander das Spielbein anhocken und dann nach hinten unten strecken. Dabei das Becken horizontal halten und auf der Spielbeinseite nicht absinken lassen.

— Im leichten Grätschstand mit deblockierten Kniegelenken die Hände vor dem Körper in Betstellung zusammenpressen und im Wechsel vom Bauch über den Kopf und wieder zurückführen.

— Armbewegung wie bei der Übung zuvor, jetzt aber im Einbeinstand, wobei die Fußsohle des Spielbeins am Schienbein des Standbeins gehalten oder gleichzeitig mit den Hände nach oben und nach unten geführt wird.

— In einer Dreiergruppe macht sich der Mittelmann ganz steif und lässt sich nach vorne und nach hinten fallen. Seine Mitspieler fangen ihn frühzeitig ab und schubsen ihn wieder zurück, sodass er wie ein Metronom hin und her pendelt (Achtung: Nur für Gruppen mit jüngeren Teilnehmern geeignet, nur geringe »Pendelausschläge« erlaubt!!!).

MÜR zum Erlernen von richtigem Aufstehen und Hinsetzen

Feinziele

a   Fähigkeit zur bewussten Körperwahrnehmung.

b   Fähigkeit, den Körperschwerpunkt über die Füße zu verlagern.

c   Fähigkeit, den Absetz- und Aufstehvorgang jederzeit kontrolliert durchführen zu können.

d   Fähigkeit, in Schrittstellung Absetzen und Aufstehen zu können.

e   Stabilisation und Einschleifen des Aufsteh- und Absetzvorgangs.

f   Kenntnis der Übungserleichterung durch Abstützen der Arme auf den Oberschenkeln.

1. **Bewusstmachen der Notwendigkeit des Gleichgewichts zum Hinsetzen (Feinziel: a).** Im aufrechten Stand mit hüftbreiter Fußstellung rücklings ganz dicht an einen Stuhl stellen, so dass die Waden/Kniekehlen die Sitzfläche berühren. Nun unter Beibehaltung des Stuhlkontakts das Gesäß wie zum Hinsetzen soweit absenken, dass das Gleichgewicht gerade noch gehalten werden kann. Anschließend wieder in den Stand kommen.

2. **Einüben der richtigen Schwerpunktverlagerung (Feinziel: a, b).** Aus dem Stand wie oben den geraden Oberkörper (Hände mit Daumen-Kleinfinger-Kontakt zur Kontrolle auf Brustbein und Bauch) leicht nach vorne nehmen und die Knie etwas nach vorne schieben. In dieser Stellung mit dem Körper etwas vor- und zurückschaukeln, um eine gleichmäßige Gewichtsverteilung auf die Fußsohle zu erreichen.

3. **Beidbeiniges Üben unter erleichterten Bedingungen (Feinziel: b, c)**
   - Im leichten Grätschstand rücklings ganz dicht an einer erhöhten Sitzfläche (Tisch, Behandlungsbank) stehen und kontrolliert hinsetzen.
   - Jetzt aus dem aufrechten Sitz den geraden Oberkörper soweit nach vorne nehmen, bis der Schwerpunkt über den Füßen liegt (dies kann durch Vornehmen der Arme unterstützt werden) und dann in den Stand kommen.

4. **Hinsetzen und Aufstehen in Schrittstellung (Feinziel: b, c, d).** Der hintere Fuß steht unter der Kante der erhöhten Sitzfläche, der vordere mit halber Schrittlänge davor. Nun das Gewicht auf den hinteren Fuß verlagern und durch Beugen der Hüft-, Knie- und Sprunggelenke zum Sitz kommen und wieder aufstehen. Mit beiden Beinen abwechselnd üben.

5. **Üben unter Alltagsbedingungen (Feinziel: b, c, d)** Die Übungen 3. und 4. jetzt mit einem Stuhl durchführen bzw. bei der Verwendung von Behandlungsbänken diese schrittweise auf normale Sitzhöhe herunterfahren.

❯ **Beachte**

Beim Absitzen darf es zu keinem unkontrollierten »Hinplumpsen« kommen. Beim Aufstehen darf nicht durch eine schnellende Bewegung Schwung geholt werden!

6. **Übungserleichterung durch Abstützen der Arme auf den Oberschenkeln (Feinziel: f)** Als Zusatzübung oder wenn einige Teilnehmer das kontrollierte Absitzen und Aufstehen aus Mangel an Beinkraft nicht schaffen, können die Arme zu Hilfe genommen werden.

7. **Stopp-Spiel zur Schulung der Bewegungskontrolle (Feinziel: b, c, e).** Alle Schüler üben das richtige Hinsetzen und Aufstehen mehrmals hintereinander ohne Pause und müssen auf »Stopp« sofort in der momentanen Position verharren können, ohne das Gleichgewicht zu verlieren.

❗ Tipp

Gleichmäßige Fußbelastung vom Rückenschüler kontrollieren lassen!

8. **Stabilisation und Einschleifen der Bewegung (Feinziel: b, c, d, e, f)**
   - In Kreisformation werden alle Varianten noch einmal frei geübt. Jeder Teilnehmer bleibt jeweils nur kurz sitzen und steht dann gleich wieder auf, sucht sich einen freien Stuhl und probiert eine andere Art des Hinsetzens.
   - In Kreisformation sitzen alle Teilnehmer auf ihren Stühlen und fassen sich gegenseitig an den Händen. Nun wird noch einmal das Stopp-Spiel gespielt, aber diesmal synchron.
   - Ein oder zwei Schüler stehen mit einem Gymnastikball im Sitzkreis und werfen den Ball einem beliebigen Teilnehmer aus nächster Nähe zu. Dieser fängt den Ball, steht regelgerecht auf, und der Werfen nimmt den frei gewordenen Platz ein.

MÜR zum Erlernen von richtigem Bücken, Heben, Tragen und Abstellen

Feinziele

a Fähigkeit zur bewussten Körperwahrnehmung.

b Fähigkeit zur selektiven Beckenbewegung in leichter Bückstellung.

c Fähigkeit, aus dem Grätschstand Gegenstände richtig aufheben und abstellen zu können.

d Fähigkeit, aus dem Sitz am Boden befindliche Gegenstände aufzuheben.

e Fähigkeit, in weiter Schrittstellung den Oberkörper so weit nach vorn zu neigen, dass man mit den Fingern den Boden berühren kann.

f Einschleifen und alltagsgerechtes Üben von Heben, Tragen und Abstellen.

1. Bewusstmachen der Notwendigkeit, beim Bücken mit geradem Rücken in die Knie gehen zu müssen (Feinziel: a) In Zweiergruppen versucht ein Partner, bei gestreckten Beinen an die eigenen Unterschenkel zu greifen und dabei den Rücken nicht rund zu machen. Der andere Partner kontrolliert die WS-Einstellung durch Auflegen eines Gymnastikstabs auf den Rücken (mit Partnerwechsel).

2. Einstellung der physiologischen Beckenstellung in Bückstellung (Feinziel: a, b) Bei schulterbreitem Grätschstand in leichter Bückstellung (Knie leicht gebeugt, Oberkörper mit gerader Wirbelsäule etwas nach vorne geneigt) das Beckenspiel üben und die richtige Einstellung finden. (Zur Erleichterung anfangs mit beiden Händen an einer Stuhllehne abstützen).

3. Bücken, Heben und Abstellen unter erleichterten Bedingungen (Feinziel a, b, c) Aus dem breiten Grätschstand Aufheben (und Abstellen) von Gegenständen (Bälle, leere Bierkästen u.ä.) von der/auf die Sitzfläche eines Stuhls.

4. Heben aus der Sitzposition (Feinziel: d) Aus dem Sitz auf der Vorderkante oder Ecke eines Stuhls den Oberkörper gerade nach vorne neigen und den zwischen den Füßen befindlichen Gegenstand fassen. Danach den Körperschwerpunkt über die Füße bringen (das Gesäß verliert den Stuhlkontakt) und durch gleichzeitiges Strecken der Beine und Aufrichten des Oberkörpers in den aufrechten Stand kommen.

5. Aus dem Grätschstand einen am Boden befindlichen Gegenstand aufheben, wegtragen und wieder abstellen (Feinziel: c) Im freien Übungsbetrieb einen Gegenstand aufheben, ein paar Schritte durch den Raum tragen, auf den Boden abstellen und mit einem anderen »freien« Gegenstand weiterüben.

6. Üben des Aufhebens aus der Schrittstellung (Feinziel: a, e)
— Jeder Teilnehmer steht seitlich neben einem Stuhl (Tisch) und hat vor sich einen kleinen Gegenstand (Reissäckchen, Schlüsselbund o. ä.) auf dem Boden liegen. Zum Aufheben stellt er das stuhlnahe Bein innen neben das Objekt, streckt das andere Bein weit zurück und neigt dabei den Oberkörper mit gerader Wirbelsäule soweit nach vorne, dass er den

Gegenstand am Boden greifen kann. Zur Hilfe stützt er sich an dem Stuhl (Tisch) ab.
— Wie oben, das Abstützen erfolgt am eigenen Oberschenkel.

7. Aufheben, Tragen und Abstellen mit Körperdrehung (Feinziel: c, e, f)
— Mehrere leichte und schwere, kleine und große Gegenstände liegen frei verteilt auf dem Boden, auf einem Stuhl, in einem Einkaufswagen usw. Alle Teilnehmer üben gleichzeitig, indem sie einen der Gegenstand mit richtiger Technik aufheben, an einen anderen Platz tragen und dort wieder abstellen.

❯ Beachte
Immer frontal zum Objekt stehen!

— Die Teilnehmer üben allein oder in Gruppen im Stationsbetrieb, in dem alle Techniken und verschiedene Alltagssituationen (nach Phantasie des Kursleiters und Materialausstattung) nachvollzogen werden können, z. B:
  – Aus Schrittstellung mehrere Tennisbälle vom Boden aufheben und in einen Korb auf dem Tisch ablegen.
  – Aus einem Bierkasten am Boden zuerst mehrere Flaschen einzeln, dann den halbleeren Kasten auf dem Tisch abstellen.
  – Einen Stapel mit Stühlen ab- und an anderer Stelle wieder aufbauen.
  – Mehrere Gegenstände aus einem Einkaufswagen einzeln in einen am Boden stehenden Korb ablegen.
  – Zu zweit mehrere am Boden liegende Matten auf einem Tisch aufstapeln usw.

MÜR zum Erlernen von Hinlegen und Aufstehen
Feinziele
a Fähigkeit zur bewussten Körperwahrnehmung.
b Fähigkeit, aus dem Sitz den Oberkörper mit gerader Wirbelsäule kontrolliert seitlich abzulegen.
c Fähigkeit, das seitliche Ablegen des Oberkörpers mit dem Hochnehmen der Beine zu koordinieren.
d Fähigkeit, aus der Seitlage ohne Verwringung der Wirbelsäule in die Rückenlage und wieder zurückzudrehen.
e Fähigkeit, in Rückenlage den Körper schrittweise seitwärts zu bewegen.

f Fähigkeit, aus der Seitlage mit geradem Rücken in den Sitz zu kommen.

1. »Hineinhorchen« in den Körper beim falschen Hinlegen und Aufstehen (Feinziel: a). Bewusst falsch (aus dem Strecksitz) Hinlegen und wieder Aufstehen und dabei besonders auf die erforderliche Muskelarbeit, die Atmung und die Wirbelsäulenstellung achten.

Anschließend versuchen, diese Übung verlangsamt auszuführen.

2. Ablegen des Oberkörpers aus dem Sitz in die Seitlage und wieder in den Sitz kommen (Feinziel: b, f). Der Übende setzt sich aufs Bett und legt sich seitlich ab, wobei er sich mit den Armen seitlich abstützt. Die Beine werden zur gleichen Zeit hochgenommen und im »Bett« abgelegt. Nach kurzer Seitlage wieder in den Sitz kommen. (Nur in seltenen Fällen wird der Übungsraum mit einem Bett ausgestattet sein. Als Ersatz kann man evtl. einen breiten oder zwei zusammengestellte Tische oder eine Behandlungsbank verwenden, um auf diese Weise eine ausreichend große Liegefläche herzustellen).

Bei dieser Übung liegt das Hauptaugenmerk auf dem Ablegen und Aufrichten des geraden Oberkörpers mit Hilfe der Arme. Die Beine sollten aber möglichst synchron mitbewegt werden. Auf beiden Seiten üben!

3. Koordination der Oberkörper- und Beinbewegung (Feinziel: c) Der Schüler soll sich jetzt auf das Mitbewegen der Beine konzentrieren. Dazu klemmt er sich zwischen Füßen und Oberschenkeln einen Gymnastikstab ein, der mit einem Ende leichten Kontakt zu seinem Rumpf hat. Auf diese Weise lässt sich sehr gut überprüfen, ob sich die Beine und der Rumpf gleichzeitig bewegen oder nicht: Läuft das Ende während der Übung seitlich vom Körper weg, kommen die Beine zu spät (oder zu früh).

4. Drehen aus Seitlage in Rückenlage und Verlagern des Körpers zur Seite (Feinziel d, e). Aus der stabilen Seitlage mit gebeugten oder gestreckten Beinen »en bloc« auf den Rücken drehen. Aus dieser Lage mit angestellten Beinen das Gesäß etwas anheben und seitlich versetzt wieder ablegen. Die Schultern und die Beine (nacheinander) werden dann ebenfalls mit dem Gesäß in eine Linie gebracht usw. Mit dem bogenäußeren, angestellten Bein wiederum abdrücken und »en bloc« auf die andere Seite drehen. (Diese Bewegungsaufgabe kann auch gut auf einer Bodenmatte geübt werden, falls zu wenig »Betten« vorhanden sind).

5. Üben der Gesamtbewegung (Feinziel f). Hinsetzen, auf die Seite ablegen und dann auf den Rücken drehen. Jetzt den Körper seitwärts zur anderen Bettseite verlagern, auf die andere Seite drehen und über den Sitz wieder aufstehen. Diese Übung kann man an zwei Stationen in einer Art Rundlauf durchführen: An Station 1 auf die linke Seite ablegen und über die rechte aufstehen, an Station 2 umgekehrt.

Literatur

Badtke G (Hrsg) (1995) Sportmedizinische Grundlagen der Körpererziehung und des sportlichen Trainings. Barth, Leipzig Berlin

Benninghoff A, Goerttler K (1964) Lehrbuch der Anatomie des Menschen, Bd 1. Allgemeine Anatomie und Bewegungsapparat, 9. durchges. Aufl. Urban & Schwarzenberg, München

Berg F v d (1999) Angewandte Physiologie – Das Bindegewebe des Bewegungsapparates verstehen und beeinflussen. Thieme, Stuttgart

Berg F v d (2002) Angewandte Physiologie – Therapie, Training, Tests. Thieme, Stuttgart

Bernstein DA, Borkovec TD (1987) Entspannungstraining, Handbuch der progressiven Muskelentspannung. Pfeiffer, München

Binkovski H, Huber G (1989) Muskeltraining in der Sporttherapie Bd 1. Kl SchR des Deutschen Verbandes für Gesundheitssport und Sporttherapie

Binkowski W, Huber G (Hrsg) (1993) Gymnastik in der Therapie. Echo, Köln

Blum B, Wöllzenmüller F (1985) Stretching. Sportinform, Oberhaching

Bönsch M (1977) Unterrichtsvorbereitung. Don Bosco, München

Brenner H (1982) Entspannungstraining für alle. Humboldt, München

Brinkmann A, Treeß U (1982) Bewegungsspiele, Sozialarbeit, Freizeitgestaltung, Sportunterricht. Rowohlt, Reinbeck

Brockhaus, Enzyklopädie in 24 Bänden (1993), 18. Aufl. FA Brockhaus, Mannheim

Brügger A (1971) Das sternale Syndrom. Huber, Bern

Brügger A (1986) Die Erkrankungen des Bewegungsapparates und seines Nervensystems, 2. Aufl. Fischer, Stuttgart

Brügger A (1990) Gesunde Körperhaltung im Alltag. Brügger, Zürich

Buckup K (2000) Klinische Tests an Knochen, Gelenken und Muskeln. 2. erw. Aufl. Thieme, Stuttgart

Bundesministerium für Arbeit und Sozialforschung: Arbeitsplatz (1977). Neue Regelungen für Sicherheit und Gesundheitsschutz. BMA, Bonn

Bundesministerium für Arbeit und Sozialforschung (1977) Der Bildschirm-Arbeitsplatz. Die neue Bildschirmarbeitsverordnung in der Praxis. BMA, Bonn

Cotta H, Heipertz W, Hüter-Becker A, Rompe G (Hrsg) (1981) Funktionelle Anatomie, Physiologie, Allgemeine Krankheitslehre. Taschenlehrbuch Krankengymnastik, Bd 4. Thieme, Stuttgart

Cotta H, Heipertz W, Hüter-Becker A, Rompe G (Hrsg.) (1985a) Grundlagen der Krankengymnastik I. Taschenlehrbuch Krankengymnastik, Bd 1. Thieme, Stuttgart

Cotta H, Heipertz W, Hüter-Becker A, Rompe G (Hrsg.) (1985b) Orthopädie. Taschenlehrbuch Krankengymnastik, Bd 5. Thieme, Stuttgart

Delank H-W (1983) Neurologie. Reihe zur AO(Ä). Enke, Stuttgart

Döbler E, Döbler H (1985) Kleine Spiele. Volkseigener Verlag, Berlin

Duus P (1995) Neurologisch-topische Diagnostik. 6 Aufl. Thieme, Stuttgart

Dvorac J, Dvorac V, Schneider W, Spring H, Tritschler T (1997) Manuelle Medizin – Diagnostik. Thieme, Stuttgart

Dvorac J, Dvorak V (1997) Manuelle Medizin – Therapie. Thieme, Stuttgart

Evjenth O, Hamberg J (1981) Muskeldehnung, warum und wie? Teil 1 und 2. Remed, Zug, Schweiz

Evjenth O, Hamberg J (1990) Autostretching. Selber Dehnen. Alfta Rehab Förlag, Alfta

Franke P (1977) Unterricht planen – Unterricht vorbereiten. Auer, Donauwörth

Freiwald J (1998) Dehnen – Möglichkeiten und Grenzen. In: Therapeutische Umschau 55:267–272

Frick H, Leonhardt H, Starck D (1980) Spezielle Anatomie I. Thieme, Stuttgart

Frisch H (1983) Programmierte Untersuchung des Bewegungsapparates. Springer, Berlin Heidelberg New York

Gesundheitsberichterstattung des Bundes 2003, Themenheft 7

Görner C, Bullinger H-J (1995) Leitfaden Bildschirmarbeit. UV, Wiesbagen

Grell J (1978) Techniken des Lehrerverhaltens. Beltz, Weinheim Basel

Grandjeau E (1985) Sitzen Sie richtig? Schick, München

Größing S (1988) Einführung in die Sportdidaktik. Limpert, Wiesbaden

Grupe O et al. (Hrsg) (1983) Spiel-Spiele-Spielen. Sch.R. des Bundesinstituts f Sportwissenschaften Bd 49. Hoffmann, Schorndorf

Gustavsen R (1984) Trainingstherapie. Thieme, Stuttgart

Güllich A, Schmidtbleicher D (1999) Struktur der Kraftfähigkeiten und ihrer Trainingsmethoden. Dt Zeitschr f Sortmedizin 50 (7 und 8): 223–233

Heipertz W, Schmitt E (1984) Wirbelsäulenerkrankungen. Springer, Berlin Heidelberg New York

Hettinger T (1983) Isometrisches Muskeltraining. Thieme, Stuttgart

Hettinger T (1991) Schwere Lasten – leicht gehoben. Bayer. Staatsministerium für Arbeit, Familie und Sozialordnung. München

Heymen N, Leue W (1986) Lernen im Sport mit methodischen Reihen. Burgbücherei Schneider GmbH, Baltmannsweiler

Hochschild J (2002) Strukturen und Funktionen begreifen, Bd 2. LWS, Becken und Hüftgelenk, untere Extremität. Thieme, Stuttgart

Hollmann W, Hettinger Th (1990) Sportmedizin, Arbeits- und Trainingsgrundlagen. Schattauer, Stuttgart

Hollmann W (1987) Muskelkraft und Krafttraining aus sportmedizinischer Sicht. Dt Zeitschr f Sportmedizin 10:38

Hoster M (1987) Zur Bedeutung verschiedener Dehnungsarten bzw. Dehntechniken in der Sportpraxis. Die Lehre der Leichtathletik 26, Nr. 31

Ide W (2002) Muskeldehnung – wann und wie? In: Krankengymnastik 7:1094–1099. Pflaum, München

Janda V (1970) Muskelfunktionen in Beziehung zur Entwicklung vertebragener Störungen. Manuelle Medizin und ihre wissenschaftlichen Grundlagen. Verlag für physikalische Medizin, Heidelberg

Janda V (1979) Muskelfunktionsdiagnostik. Verlag für Medizin, Heidelberg

Junghanns H (1954) Das Bewegungssegment der Wirbelsäule und seine praktische Bedeutung. Arch Orthop 104

Junghanns H (1980) Wirbelsäule und Beruf. Die Wirbelsäule in Forschung und Praxis, Bd 92. Hippokrates, Stuttgart

Junghanns H (1986) Die Wirbelsäule unter den Einflüssen des täglichen Lebens, der Freizeit, des Sports. In: Die Wirbelsäule in Forschung und Praxis, Bd 100. Hippokrates, Stuttgart

Kahle W, Leonhardt H, Platzer W (1979) Taschenatlas der Anatomie, Bd 3 Nervensystem und Sinnesorgane. 3. Aufl. Thieme, Stuttgart

Kaisser PJ, Höfling S (1990) Münchner Manual zur orthopädischen Rückenschule. Springer, Berlin Heidelberg New York

Kaisser PJ, Höfling S (1992) Orthopädische Rückenschule interdisziplinär. Springer, Berlin Heidelberg New York

Kapandji JA (1985) Funktionelle Anatomie der Gelenke. Bd 1–3. Enke, Stuttgart

Kapustin P (1983) New Games und die Spielbewegung des Dt. Sport-
bundes. In: Schr.R. d. Bundesinstituts f Sportwissenschaften,
Bd 49. Hofmann, Schorndorf

Kempf H-D (1982) Die Rückenschule. rororo Sachbuch, Hamburg

Kempf H-D, Fischer J (1993) Rückenschule für Kinder. Haltungsschwächen korrigieren, Haltungsschäden vorbeugen. Rowohlt,
Reinbeck

Kempf H-D, Lutz W (1988) Das Karlsruher Rückenforum – eine Rückenschule. Krankengymnastik 40:373–376

Kempf H-D (1992) Kleine Spiele – Bedeutung, Ziele und Anwendung
in der präventiven Rückenschule. In Krankengymnastik 44:590–
608

Kempf H-D (Hrsg) (1999) Rückenschule. Urban und Fischer, München

Kempf H-D, Schmelcher F, Ziegler C (2002) Trainingsbuch Rückenschule, 6. Aufl. Rowohlt Taschenbuch, Hamburg

Kendall FP, Kendall-McCreary E (1988) Muskeln Funktionen und Test.
Fischer, Stuttgart

Klein-Vogelbach S (2000) Funktionelle Bewegungslehre. 5. Aufl.
Springer, Heidelberg Berlin New York

Knebel K-P (1989) Funktionsgymnastik. rororo Sport, Hamburg

Kraft WE (2003) Dehnen, aber richtig. In: Physiopraxis 6:32–35.
Thieme, Stuttgart

Krämer J (1986) Bandscheibenbedingte Erkrankungen. Thieme,
Stuttgart

Krämer J, Rößler A, Ternig E (1992) Die Stellung von Hüft- und Kniegelenken beim Sitzen. Krankengymnastik 5/92, 44. Jg. Pflaum,
München

Krämer J (2000) Bandscheibenschäden vorbeugen durch Rückenschule. Heyne Ratgeber 08/5332. Heyne, München

Krahmann H, Haag G (1987) Die Progressive Relaxation. Pflaum,
München

Kruse P, Pavlekovic B, Haak K (1995) Autogenes Training – der Weg
zum Wohlbefinden. Falken, Niedernhausen/Ts

Kügelgen B, Hillemacher A(Hrsg) (1989a) Die lumbale Bandscheibenerkrankung in der ärztlichen Sprechstunde. Kliniktaschenbücher,
Springer, Heidelberg Berlin New York

Kügelgen B, Hillemacher A (Hrsg) (1989b) Problem Halswirbelsäule.
Kliniktaschenbücher, Springer, Heidelberg Berlin New York

Kuprian W (Hrsg) (1990) Sportphysiotherapie. Fischer, Stuttgart

Laser T (1988a) Lumbale Bandscheibenleiden. Zuckschwerdt,
München

Laser T (1988b) Bandscheibenleiden, ein Leitfaden für alle mit
Kreuzschmerzen. Zuckschwerdt, München

Letzelter M (1985) Trainingsgrundlagen. rororo, Hamburg

Löhr R, Zwirner P (1990) Kleine Spiele. Druckatelier Gerbing GmbH,
Karlsruhe

Loeweneck H (1985) Funktionelle Anatomie für Krankengymnasten,
Pflaum, München

Marées H de (1979) Sportphysiologie. Medizin von heute, Bd 10,
Troponwerke, Köln

Mellerowicz H, Meller W (1984) Training. Heidelberger Taschen-
bücher, Springer, Heidelberg Berlin New York

Meusel H (1996) Bewegung, Sport und Gesundheit im Alter. Quelle
und Meier, Wiesbaden

Müller E (1998a) Du spürst unter deinen Füssen das Gras. Fischer,
Frankfurt/M

Müller E (1998b) Träumen auf der Mondschaukel. Kösel, München

Müller E (2001) Inseln der Ruhe. Fischer, Frankfurt/M

Nentwig CG, Krämer I, Ullrich C-H (Hrsg) (2002) Die Rückenschule,
4. Aufl. Hippokrates, Stuttgart

Nachemson A (1980) Lumbal interdiscal pressure. In: Jayson M (ed)
The lumbar spine and back pain. , Pitman Med Publ Co Ltd,
S 341–358

Neumann H-D (1986) Manuelle Medizin. Springer, Berlin Heidelberg
New York

Oldenkott P (1977) Ärztlicher Rat für Patienten mit Bandscheibenschäden. Thieme, Stuttgart

Pfund R, Zahnd F (2001) Leitsymptom Schmerz. Thieme, Stuttgart

Pitzen P, Rössler H (1984) Kurzgefaßtes Lehrbuch der Orthopädie.
16. Aufl. Urban und Schwarzenberg, München

Platzer W (1999) Taschenatlas der Anatomie, Bd 1 Bewegungsapparat,
7. Aufl. Thieme, Stuttgart

Reichelt A (1989) Therapie orthopädischer Erkrankungen. Enke,
Stuttgart

Reichel H-S (1990) Hilfe bei Rückenschmerzen. Reihe Gesundheit und
Sport. Sportinform, München

Reichel H-S (2001) Präventive Rückenschule in der Praxis. 2. Aufl.
Urban & Fischer, München

Reinhardt B (1989) Gesunder Rücken – besser leben. Perimed, Erlangen

Reinhardt B (1990) Die Beckenbalance – Grundvoraussetzung der
Rückenschule. In: Die Rückenschule Enke, Stuttgart

Reinhardt B (1991) Die große Rückenschule. Perimed, Erlangen

Rieder H, Fischer G (1986) Methodik und Didaktik im Sport. BLV
Verlagsgesellschaft, München

Schäffler A, Schmidt S (Hrsg) (1998) Biologie, Anatomie, Physiologie.
Kompaktes Lehrbuch für Pflegeberufe. 3. Aufl. Fischer, Stuttgart

Schneider V, Spring H, Tritschler T (1989) Beweglichkeit. Thieme,
Stuttgart

Schorb OA, Simmerding G (Hrsg) (1978) Sport in der Hauptschule.
Lehrerkolleg, Bd I. TR-Verlagsunion, München

Soyka M, Meholm D (Hrsg) (2000) Physiotherapie bei Wirbelsäulenerkrankungen. Urban und Fischer, München

Spring H (1986) Dehn- und Kräftigungsgymnastik. Thieme, Stuttgart

Spring H, Dvořák J, Dvořák V, Schneider W, Tritschler T, Villinger B
(1997) Theorie und Praxis der Trainingstherapie. Thieme, Stuttgart

Stegemann J (1984) Leistungsphysiologie. Thieme, Stuttgart

Stiftung Warentest (Hrsg) (1996) Gesunder Rücken, Schmerzen vorbeugen, behandeln und überwinden. Ratgeber von Test. Berlin

Tilscher H, Eder M (1989) Der Wirbelsäulenpatient. 3. Aufl. Springer,
Berlin Heidelberg New York

Tilscher H, Eder M (1994) Wirbelsäulenschule. Hippokrates, Stuttgart

Tittel K (2000) Beschreibende und funktionelle Anatomie des
Menschen. Urban & Fischer, München

Weineck J (1988) Sportanatomie. Beiträge zur Sportmedizin, Bd 9.
Perimed, Erlangen

White A, Panjabi M (1978) Clinical biomechanics of the spine.
Lippincott, Philadelphia

Wilke H-J, Neef P, Caimi M, Hoogland T, Claes LE (1999) Neue intradis-
kale In-vivo-Druckmessungen bei Alltagsbelastungen. In: Wilke
H-J, Claes LE (Hrsg) Hefte zur Zeitschrift »Der Unfallchirurg«,
Springer, Berlin Heidelberg New York

Winkel D (1988) Rückenbeschwerden. Fischer, Stuttgart New York

Winkel D, Aufdemkampe G, Meijer OG, Opitz G (1992) Nichtoperative
Orthopädie und Manualtherapie. Teil 4/1: Wirbelsäule,
Sakroiliacalgelenke, Lendenwirbelsäule. Fischer, Stuttgart

Wirhed R (1988) Sport-Anatomie und Bewegungslehre. Schattauer ,
Stuttgart

Anhang:
Kopiervorlagen für die Praxis

Verbindliche Anmeldung zum Rückenschulkurs

Name	Vorname	Geb.datum

PLZ	Wohnort	Straße	HsNr.

Beruf	Tel. privat	Tel. Arbeit

Beginn: _____

Dauer: _____

Kursort: _____

Kosten: _____

Veranstalter: _____

Kursleiter: _____

Bitte überweisen Sie die Kursgebühren bis spätestens 1 Woche vor Kursbeginn auf folgendes Konto:

Kontoinhaber: _____

Bankverbindung: _____

Kontonummer: _____ BLZ _____

Ort, Datum	Unterschrift des Teilnehmers

Allgemeine Hinweise

Zahlungsfristen

Bitte beachten Sie, dass der Kursplatz nur für Sie reserviert werden kann, wenn die Kursgebühr bis spätestens 7 Tage vor Kursbeginn auf unserem Konto eingegangen ist.

Kursabsage

Haben Sie bitte Verständnis dafür, dass bei Absagen Ihrerseits bis 14 Tage vor Kursbeginn eine Bearbeitungsgebühr in Höhe von 10% der Kursgebühr fällig wird.

Stornierung

Sollte eine kurzfristige Absage des gesamten oder eines Teils des Kurses wegen Krankheit des Referenten, zu geringer Teilnehmerzahl oder sonstiger unvorhersehbarer Gründe erfolgen muss, so wird die Kursgebühr selbstverständlich umgehend zurückerstattet.

Sonstiges

Für alle Kurse besteht eine Teilnehmerbeschränkung. Die Anmeldungen werden in der Reihenfolge des Eingangs berücksichtigt. Über Auf- oder Nichtaufnahme werden Sie von uns schriftlich benachrichtigt.

Zu Kenntnis genommen:

| Ort, Datum | Unterschrift des Teilnehmers |

Anwesenheitsliste zum Rückenschulkurs

Teilnehmer/in	Datum						
1							
2							
3							
4							
5							
6							
7							
8							
9							
10							
11							
12							
13							
14							
15							

A = anwesend;   N = nicht anwesend

Teilnahmebescheinigung

Hiermit wird bescheinigt, dass

Herr/Frau _____

wohnhaft in _____

geb. am _____

in der Zeit vom _____ bis _____

regelmäßig am Rückenschulkurs teilgenommen und die

Kursgebühr in Höhe von _____ € entrichtet hat.

Der Kurs umfasste _____ Unterrichtseinheiten.

Kursleiter: _____

_____

Ort, Datum   **Unterschrift Rückenschullehrer**

Fragebogen zur Gesundheit

Name	Vorname	Geb.datum

Haben Sie zur Zeit Beschwerden

am Rücken oder/und Nacken?   ja ( )   ( ) nein*

an den Hüften oder Beinen?   ja ( )   ( ) nein*

sonstige Beschwerden: _____

Sind Sie derzeit in Behandlung wegen des Rückens? ja ( )   ( ) nein*

Sind Sie schon operiert worden

an der Wirbelsäule?   ja ( )   ( ) nein*

an Hüfte oder Knie?   ja ( )   ( ) nein*

wenn ja, in welchem Jahr: _____

Haben Sie Herz-Kreislaufprobleme?   ja ( )   ( ) nein*

Nehmen Sie regelmäßig Medikamente   ja ( )   ( ) nein*

Welche Erkrankungen sind Ihnen bekannt?

_____

_____

Desweiteren bestätige ich, dass ich zur Zeit keine *akuten* Beschwerden und keine entzündlichen oder ansteckenden Krankheiten habe. Ich versichere, dass ich den Kursleiter sofort darüber in Kenntnis setzen werde, wenn sich an meinem Gesundheitszustand etwas ändert.

Ort, Datum	Unterschrift des Teilnehmers

* Zutreffendes bitte ankreuzen

Fragen zum Rückenschulkurs

1. Wie sind Sie auf diesen Kurs aufmerksam geworden?

_____

2. Wie war der Umfang der Kursinhalte?
zu umfangreich ( )　　　gerade richtig ( )　　　zu gering ( )

3. Wie waren für Sie die Kurszeiten?
günstig ( )　　　eher ungünstig ( )　　　Vorschlag: _____

4. Wie empfanden Sie die Kursdauer?
viel zu lang ( )　　zu lang ( )　　gerade richtig ( )　　zu kurz ( )

5. Wie war für Sie die Kursstärke?
zu groß ( )　　gerade richtig ( )　　zu klein ( )

6. Welche Inhalte haben Ihnen besonders gut gefallen?
Theorie ( )　　Gymnastik ( )　　Haltungsschulung ( )　　Entspannung ( )

7. Wie empfanden Sie die Kursleitung
gut/schlecht vorbereitet* nett ( )　　fachkundig ( )　　überzeugend ( )

8. Wie hat der Kursleiter den Stoff vermittelt?
gut verständlich ( )　　teilweise unverständlich ( )　　nicht ausreichend ( )

9. Inwieweit ist der Kursleiter auf Sie persönlich eingegangen?
jederzeit und gründlich ( )　　zu wenig ( )　　fast garnicht ( )

10. Wie fanden Sie den Medieneinsatz und die Lehrerdemonstrationen?
sehr gut ( )　　ganz gut ( )　　mittelmäßig ( )　　eher schlecht ( )

11. Wieviel hat Ihnen der Rückenschulkurs gebracht?
sehr viel ( )　　etwas ( )　　kaum etwas ( )　　garnichts ( )

Das hat m.M. nach gefehlt:

_____

Das war m.M. nach überflüssig:

_____

Vielen Dank für Ihre Mitarbeit

* Zutreffendes bitte unterstreichen

Sachverzeichnis

A

Abduktoren des Hüftgelenks   59
Adduktoren des Hüftgelenks   59
Adoleszentenkyphose   82
Aerobic   143
Affektive Lernziele   219
Aktivierung   225
Aktiv statisches Dehnen   154, 155
Anmeldeformular   213
Anspannungs-Entspannungs-Deh-
    nen   155
Anteflexionstrauma   73
Anulus fibrosus   27
Apparative Diagnostik   95
Aquajogging   143
Arachnoidea   35
Arbeitsweisen der Muskulatur   169
Articulatio atlantoaxialis   16
Articulatio atlantooccipitalis   15
Articulatio capitis costae   18
Articulatio costotransversaria   18
Articulatio cygapophysialis   15
Articulatio sacroiliaca   20
Atlantoaxialgelenk   16
Atlantookzipitalgelenk   15
Atlas   15
Aufwärmen   171
Aufwärmgymnastik   230
Ausdauerkraft   170
Autogenes Training   200
Autositz   124
Auxotonische Kontraktion   169
Axis   15

B

Bandapparat der Wirbelsäule   21
Bandscheibe   25
Bandscheibe Biomechanik   30
Bandscheibenaufbau   26
Bandscheibenernährung   27
Bandscheibenprolaps   68
Bandscheibenprothesen-Opera-
    tion   113
Bandscheibenprotrusion   67
Beckenneigungswinkel   21
Belastungskreuzschmerz   77

Bewegungsanweisung   221
Bewegungshilfe   221
Bewegungssegment   11
Bewegungssektor   237
Bildschirmarbeitsplatz   123
Bodybuilding   143
Bragard-Zeichen   94
Brustschwimmen   145
Brustwirbelsäule   16
Bücken   132
Bücktyp   131
Bügeln   136

C

Cauda equina   33
Chemonukleolyse   108
Chondrosis intervertebralis   66
CHRS-Dehnen   154
Computertomographie (CT)   96
Conus terminalis   33
Coxarthrose   85
Croos link   152

D

Deduktives Verfahren   223
Dehntechniken   154
Dehnungsübungen   150
Dehydration   28
Dermatom   36
Diadynamische Ströme   104
Differenzierung   225
Discus intervertebralis   25
Diskographie   97
Diskose   66
Dornfortsatz   15
Dura mater spinalis   35

E

Eigenmobilisation   162
Eigenreflex   39, 153
Einkommensteuer   211
Elektromyographie (EMG)   97
Elektroneurographie (ENG)   97
Elektrotherapie   103
Entlastungskreuzschmerz   77

Entspannung, Grundlagen   194
Entspannung durch Atmung   194
Epiduralraum   35
Extensionstherapie   104
Exterozeptoren   32
Extrafusale Muskelfasern   152
Extrapyramidale Bahnen   39
Extravertebraler Kreuzschmerz   84
Exzentrische Muskelarbeit   169

F

Facettensyndrom   67, 101
Fasciculi longitudinales   24
Femoralisdehnschmerz   95
Fenestrotomie   110
Fensterung   110
Flavektomie   110
Formulare   213
FT-Fasern der Muskulatur   40
Funktionsprüfung der Wirbelsäule   90
Fusionsoperation   111

G

Galvanisation   103
Gartenarbeit   140
Gebührenkalkulation   212
Gelbes Band   23
Gelenkfortsatz   15
Gewerbesteuer   211
Golfspiel   143
Golgi-Organ   152
Graue Substanz des Rückenmarks   38

H

Halsmuskulatur, prävertebrale   47
Halswirbelsäule   15
Haltung   116
Hausaufgabe   228
Heben   132
Hemilaminektomie   110
Hinteres Längsband   22
Hochfrequenzstrom   103
Hydration   28
Hypomobilität   162

13

I

Iliosakralgelenk   20
Induktives Verfahren   222
Infiltrationstherapie   106
Interferenzstromtherapie   104
Interstitium extra-, intradiskal   28
Intertransversales System   46
Intradiskaler Druck   29
Intradiskale elektrothermale Therapie
   (IDET)   109
Intrafusale Muskelfasern   152
Invasive Therapie   107
Ischiatische Fehlhaltung   69
Ischiokruralmuskulatur   57
Isometrische Kontraktion   168
Isotonische Kontraktion   168

J

Jacobson (PME)   197
Jazzgymnastik   143
Jogging   144

K

Kapitalertragssteuer   211
Kaudasyndrom   79
Kennmuskel   37, 93
Kernspintomographie   97
Kleine Spiele   230
Klingelknopfphänomen   101
Kniestuhl   124
Knorpelfaserring   27
Kofferraum beladen   141
Kognitive Lernziele   219
Kokzygodynie   84
Kommunikationsspiele   230
Kontraindikation   206
Kontraktionsformen der Muskulatur   168
Konzentrische Muskelarbeit   169
Körperschaftssteuer   211
Kraftarten   169
Kraftausdauer   170
Kräftigungsübungen Bauchmusku-
   latur   176
Kräftigungsübungen Bein- und Gesäß-
   muskulatur   183

Kräftigungsübungen HWS   191
Kräftigungsübungen Rückenmusku-
   latur   179
Kräftigungsübungen Rumpfstabilisa-
   tion   186
Krafttests   175
Krafttraining dynamisches   173
Krafttraining Grundsätze   174
Krafttraining isometrisches   173
Kreuzbein   19
Kreuzbein-Darmbein-Gelenk   20
Kryotherapie   102
Küchenarbeit   138
Künstliche Bandscheibe   112
Kurzwellentherapie   103
Kutschersitz   126

L

L3-Syndrom.   77
L4-Syndrom.   77
L5-Syndrom   77
Laminektomie   110
Laminotomie   110
Lasègue-Zeichen   93
Laserbehandlung   108
Lateraler Trakt   45
Lehrmedien   224
Lendenwirbelsäule   18
Lerninhalte   219
Lernpsychologie   224
Lernziele   216
Lernzielkontrollen   229
Lig. apicis dentis   24
Lig. cruciforme atlantis   24
Lig. denticulatum   36
Lig. flavum   23
Lig. iliolumbale   25
Lig. intertransversarium   23
Lig. longitudinale anterius   22
Lig. longitudinale posterius   22
Lig. nuchae   24
Lig. sacrospinale   25
Lig. sacrotuberale   25
Lig. supraspinale   23
Lig. transversum atlantis   24
Ligg. alaria   24
Ligg. costotransversaria superiora   23

Ligg. interspinalia   23
Ligg. sacroiliaca   25
Liquordiagnostik   97
Lohnsteuer   211
Lokales Lumbalsyndrom   75
Lokales Zervikalsyndrom   70
Lumbago   68, 76
Lumbales Wurzelsyndrom   77
Lumbale Syndrome   75
Lumbosakralwinkel   21

M

M. adductor brevis   61
M. adductor longus   60
M. adductor magnus   61
M. biceps femoris   58
M. erector spinae   42
M. erector trunci   42
M. Forestier   66
M. gastrocnemius   62
M. glutaeus maximus   58
M. glutaeus medius   59
M. glutaeus minimus   59
M. gracilis   60
M. iliopsoas   55
M. latissimus dorsi   50
M. levator scapulae   49
M. longus capitis   48
M. longus colli   48
M. obliquus capitis inferior   47
M. obliquus capitis superior   47
M. obliquus externus abdominis   53
M. obliquus internus abdominis   53
M. pectineus   60
M. pectoralis major   51
M. pyramidalis   52
M. quadratus lumborum   54
M. rectus abdominis   52
M. rectus capitis anterior   48
M. rectus capitis posterior major   47
M. rectus capitis posterior minor   47
M. rectus femoris   56
M. semimembranosus   57
M. semitendinosus   58
M. soleus   63
M. spinalis   45
M. splenius capitis   46

M. splenius cervicis   46

M. transversus abdominis   53

M. trapezius   48

M. iliocostalis   45

M. longissimus   46

Manuelle Therapie   105

Massage   103

Matratze   128

Maximalkraft   169

Maximalpunkt   91

Medien   224

Medikamentöse Therapie   106

Membrana tectoria   24

Methodik   220

Methodische Grundsätze   223

Methodische Maßnahmen   220

Methodische Übungsreihe   235

Minipause   228

Mm. interspinales   45

Mm. intertransversarii   46

Mm. levatores costarum   46

Mm. multifidi   44

Mm. rhomboidei   49

Mm. rotatores   44

Mm. semispinales   44

Mobilisationsübungen   161

Mobilisationsübungen Brust- und
    Lendenwirbelsäule   165

Mobilisationsübungen Gesamtwirbel-
    säule   164

Mobilisationsübungen Grund-
    sätze   162

Mobilisationsübungen Halswirbel-
    säule   162

Mobilisationsübungen hubfrei   167

Morbus Baastrup   80

Morbus Bechterew   83

Morbus Scheuermann   82

Motivierung   225

Motorikprüfung   93

Motorische Vorderhornzelle   38

MRI   97

MRT   97

MÜR   235

Muskeldysbalance   150

Muskeleigendehnungen   155

Muskeleigendehnung Hüftadduk-
    toren   160

Muskeleigendehnung M. erector trunci,
    Pars lumbalis   161

Muskeleigendehnung M. gastrocne-
    mius   160

Muskeleigendehnung M. iliop-
    soas   157

Muskeleigendehnung M. levator
    scapulae   157

Muskeleigendehnung M. pectoralis
    major   155

Muskeleigendehnung M. rectus
    femoris   158

Muskeleigendehnung M. soleus   161

Muskeleigendehnung M. trapezius, Pars
    descendes   156

Muskeleigendehnung Mm, ischiocrura-
    les   159

Muskelfasertyp   39

Muskelfunktionstest s. Krafttest   175

Muskelhartspann   102

Muskelrheumatismus   102

Muskelschmerz   102

Muskelspindel   152

Myalgisches Syndrom   86

Myelographie   96

Myogelosen   102

Myotom   37

N

N. femoralis   34

N. ischiadicus   34

N. medianus   34

N. radialis   34

N. tibialis   34

N. ulnaris   34

Nackenmuskeln, kurze   47

Nervenleitgeschwindigkeit   97

Nervensystem, willkürliches   31

Niederfrequenter Strom   103

NMR   97

Nordic Walking   144

Nucleus pulposus   26

O

Oberes Kopfgelenk   15

Operationsindikationen   107

Operative Therapie   107

Organisationsformen   223

Osmotischer Druck   28

Osteochondrose   66

Osteoporose   83

Ott-Test   90

P

Paschasitz   126

Passiv statisches Dehnen   155

PD-Rezeptor   152

Pendelhocker   124

Perkutane Nukleotomie   109

Pezziball   124

PIR-Dehnen   154

Plexus brachialis   33

Plexus cervicalis   33

Plexus lumbosacralis   34

Postdiskotomiesyndrom (PDS)   114

Primärprävention   206

Progressive Muskelentspannung nach
    Jacobson   197

Promontorium   20

Propriozeptoren   32

pseudoradikuläre Schmerzen   102

Pseudo Lasègue   94

Psychomotorische Lernziele   219

Pyramidenbahn   38

Q

Querfortsatz   15

R

RACZ-Katheter   108

Radfahren   144

Ramus communicans   36

Ramus dorsalis   36

Ramus meningeus   36

Ramus ventralis   36

Räumlichkeiten   209

Reflex   39

Reflexprüfung   91

Reise durch den Körper   195

Reiten   145

Repetitio maxima   170

Retraktion   236
Retroflexionstrauma   74
Reziproke Hemmung   153
Richtige Haltung   117, 120
Richtige Haltung Hinsetzen und
    Aufstehen   127
Richtige Haltung Alltag   136
Richtige Haltung Austehen und
    Hinlegen   128
Richtige Haltung Bücken, Heben,
    Tragen   131
Richtige Haltung Liegen und
    Schlafen   128
Rippen-Querfortsatz-Gelenk   18
Rippenkopfgelenk   18
Röntgenaufnahme   95
Rote Fasern   39
Rückenmark   32
Rückenmarkssegment   36
Rückenmuskulatur, autochthone   42
Rückenschwimmen   145

S

S1-Syndrom   78
Sakralanästhesie   107
Sakralwinkel   21
Sakroiliakalgelenk   20
Sakrospinales System   45
Schaufeln   140
Schlafposition   128
Schleudertrauma   74
Schnellkraft   170
Schober-Test   90
Schuhanziehen   136
Schwimmen   145
Sehnenspindel   152
Sekundärprävention   206
Sensibilitätsprüfung   93
Sitz-verkehrt   125
Sitzhaltung   120
Sitzkeil   125
Sitzknick   128
Skilauf   146
Skoliose   84
Spinales System der Rückenmusku-
    latur   44
Spinalnerven   33

Spinotransversales System   46
Spodylophyt   66
Spondylarthritis ankylopoetica   83
Spondylarthrose   66
Spondylitis   82
Spondylolisthese   81
Spondylolyse   81
Spondylose   66
Spondylosis deformans   66
Spondylosis hyperostotica   66
Sportarten   142
ST-Fasern der Muskulatur   39
Stangerbad   103
Staubsaugen   140
Stehsitz   124
Steißbein   21
Steppergang   93
Steuerfreie Einnahme   211
Steuerrechtliche Grundlagen   211
Stop-Spiel   228
Subarachnoidealraum   35
Superkompensation   172

T

Tanzen   143
Teilnehmerkreis   206
Telerezeptoren   32
Tennis   147
TENS   104
Tertiärprävention   206
Therapeutische Lokalanästhesie
    (TLA)   107
Thermotherapie   102
Thorakale Syndrome   75
Tischtennis   147
Tragen   135
Trainingsprinzipien   171
Transfer   226
Transversospinales System   43
Trigger points   102

U

Ultrareizstrom   104
Umsatzsteuer   211
Unkovertebralgelenk   16
Unteres Kopfgelenk   16

Unterrichtseinheit   226
Unterrichtsplanung   228
Unterrichtsstunde   226
Unterrichtsverfahren   222

V

Valleix-Druckpunkt   91
Veranstalter   209
Verstärkung   225
Vorderes Längsband   22
Vorderhornzelle   38
Vormachen   220
Vorzeigen   220

W

Weichteilrheumatismus   86
Weiße Fasern   40
Weiße Substanz des Rückenmarks   38
Werbung   213
Werbungskosten   212
Windsurfen   147
Wirbel   13
Wirbelbogengelenk   15
Wirbelkanal   35
Wirbelsäule Aufbau   7
Wirbelsäule Aufgabe   8
Wirbelsäule Bewegungsmöglich-
    keiten   11
Wirbelsäule Schwingungen   9
Wirbelsäule Verspannungssystem   7
Wurzelschmerz   101

Z

Zervikale Syndrome   69
Zervikobrachiales Syndrom   70
Zervikomedulläres Syndrom   72
Zervikozephales Syndrom   71

Bewegungen

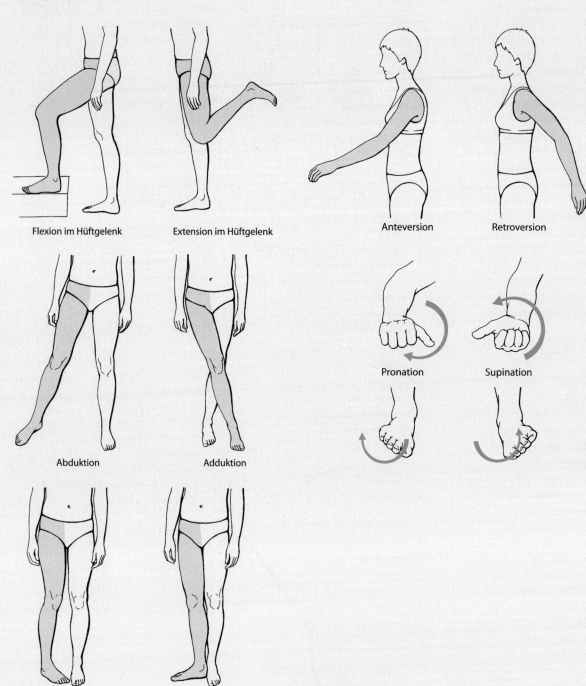

Flexion im Hüftgelenk

Extension im Hüftgelenk

Anteversion

Retroversion

Abduktion

Adduktion

Pronation

Supination

Innenrotation

Außenrotation

Bezeichnung der Bewegungen der Extremitätengelenke